吉首大学"十三五"规划立项资助项目

护理礼仪

主　编　李春梅（吉首大学医学院）
副主编　张惠娟（吉首大学医学院）
　　　　谭莉明（吉首大学医学院）
　　　　田　芬（铜仁学院）
　　　　吴　婷（益阳市卫生职业技术学校）

西南交通大学出版社
·成　都·

图书在版编目（CIP）数据

护理礼仪 / 李春梅主编. -- 成都：西南交通大学出版社，2019.5（2025.8 重印）
ISBN 978-7-5643-6763-3

Ⅰ. ①护… Ⅱ. ①李… Ⅲ. ①护理–礼仪–教材 Ⅳ. ①R47

中国版本图书馆 CIP 数据核字（2019）第 024609 号

护理礼仪

主编　李春梅

责 任 编 辑	孟　媛
封 面 设 计	原谋书装
出 版 发 行	西南交通大学出版社 （四川省成都市金牛区二环路北一段 111 号 西南交通大学创新大厦 21 楼）
营销部电话	028-87600564　028-87600533
邮 政 编 码	610031
网　　　址	https://www.xnjdcbs.com
印　　　刷	四川森林印务有限责任公司
成 品 尺 寸	185 mm × 260 mm
印　　　张	14.75
字　　　数	315 千
版　　　次	2019 年 5 月第 1 版
印　　　次	2025 年 8 月第 6 次
书　　　号	ISBN 978-7-5643-6763-3
定　　　价	38.00 元

课件咨询电话：028-81435775
图书如有印装质量问题　本社负责退换
版权所有　盗版必究　举报电话：028-87600562

前 言

伴随着社会的进步和发展，礼仪规范对现代人的影响越来越大，不少行业，特别是服务行业，已将礼仪培训作为本行业上岗培训的重要内容。随着我国医疗卫生改革的不断深入，为改善近几年来越来越紧张的护患关系，适应现代医学模式的不断变革，对医疗护理质量提出了更高的要求。这对工作在临床一线与患者接触最多、时间最长，也是医院人数最多的护理人员的要求也就越来越高。很多时候，护士的一个眼神、一个动作、一句话都会使病人对医院的技术水平和服务质量产生无限联想，进而影响病人身心康复和护患关系。护士不仅要具有高尚的思想品德、扎实的理论知识、精湛的业务技术，还要具备良好的职业形象、沟通能力及礼仪修养。因此，在迎接这些新的挑战时，护士必须从自我做起，不断加强自身的素质修养、知识修养，以及恰当运用护理工作中的各种礼仪规范。护士只有用正确的礼仪标准规范自身行为，才能提高整体素质，树立良好的护士职业形象，满足不同层次、不同文化背景患者的护理服务需求，从而更好地完成白衣天使的使命。

《护理礼仪》较为全面系统地介绍了护理工作者应当掌握的礼仪常识，包括绪论、护士日常社交礼仪、护士仪容礼仪、护士服饰礼仪、护士仪态礼仪、护士沟通礼仪、护士工作礼仪及护士求职礼仪等八个部分。主要对护理职业人员的仪容、举止、服饰、言谈等方面的礼仪要求做了全面、详细的介绍，并辅以具体的行为模拟训练，注重职业礼仪的实用性和可操作性。在校护理学专业学生通过学习与相关培训，可潜移默化地形成良好的护理职业形象。

本教材的编者均为来自护理教学一线的护理教育工作者，她们结合护理工作的实际需要，借鉴吸收国内外有关同行专家、学者的研究成果和学术观点，使本教材兼具理论性与实践性。全书内容简洁，图文并茂，通俗易懂，实用性强，并附有礼仪视频演示，用手机扫二维码便可对照练习。本书可作为各护理院校及医院护理人员礼仪培训教材使用。

本书选用的部分视频来源于网络和其他教材，为编者十多年来教学的积累，短时间无从查明其准确来源，在此对原著者表示歉意和感谢。由于编者水平有限，教学任务繁重，时间紧，内容难免有疏漏、不妥之处，恳请使用本教材的广大师生和同行予以指正，以期交流与再版完善。

李春梅

2017 年 11 月 26 日

目 录

第一章 绪 论 ··· 1
  第一节 礼仪概述 ·· 2
  第二节 护理礼仪概述 ·· 13
  第三节 如何学习护理礼仪 ·· 17

第二章 护士日常社交礼仪 ·· 24
  第一节 日常社交礼仪概述 ·· 24
  第二节 交际礼仪 ·· 28
  第三节 公共场所礼仪 ·· 46
  第四节 涉外礼仪 ·· 55

第三章 护士仪容礼仪 ·· 63
  第一节 概 述 ·· 63
  第二节 仪容修饰礼仪 ·· 66
  第三节 表情仪容礼仪 ·· 77

第四章 护士服饰礼仪 ·· 92
  第一节 普通服装礼仪 ·· 93
  第二节 护士服饰礼仪 ·· 107

第五章 护士仪态礼仪 ·· 120
  第一节 概 述 ·· 121
  第二节 护士的基本仪态 ··· 122
  第三节 护士工作仪态礼仪 ·· 138

第六章 护士沟通礼仪 ·· 149
  第一节 护士言谈礼仪 ·· 150
  第二节 护理工作中的沟通礼仪 ·· 161

第七章 护理工作礼仪 ·· 176
  第一节 接待礼仪 ·· 177
  第二节 送别礼仪 ·· 181
  第三节 临床护理工作交往礼仪 ·· 183

第四节 护士交接班工作礼仪 …………………………………… 196
第五节 护理会诊及业务查房礼仪 ………………………………… 199
第六节 同事间工作交往礼仪 ……………………………………… 201

第八章 护士求职礼仪 ……………………………………………… 207
第一节 概　述 ……………………………………………………… 208
第二节 书面求职礼仪 ……………………………………………… 209
第三节 面试礼仪 …………………………………………………… 219

参考文献 ……………………………………………………………… 228
后　记 ………………………………………………………………… 229

第一章　绪　论

【学习目标】

◇ 掌握

1. 礼仪的基本含义和特征。
2. 礼仪的基本原则和作用。
3. 护理礼仪的概念。

◇ 熟悉

礼仪的表现形式。

◇ 了解

1. 礼仪的起源与历史演变。
2. 学习礼仪的意义和方法。

【预习案例】

礼者，养也。

人无礼则不立，事无礼则不成，国无礼则不宁。孔子曰：礼者，敬人也。荀子曰：礼者，养也。

我们敬爱的周总理一生注重自身修养，具备高尚的礼仪品质，因而备受世人的爱戴和尊敬。他身为国家总理，处处以礼待人。服务员给他端茶，他一定站起并双手将茶杯接过来，且微笑点头表示谢意；外出视察工作，他总会和后勤服务人员，如厨师、警卫员和司机一一握手致谢；深夜返家途中，他也会再三关照司机礼貌行车，让外宾和他人的车先行。外国记者曾这样赞美："但凡见过周总理的人，都会觉得他有一种非凡的魅力，精明智慧，人品高尚，令人神往。"

◇ 课前问题

孔子曰："不学礼，无以立。"（《论语·季氏》篇）"不知礼，无以立。"（《论语·尧曰》篇）君子若不能学礼知礼，就不懂得如何安身立命和为人处事。

1. 何为礼仪？如何理解其内涵？
2. 礼仪的原则和特征是什么？
3. 什么是护理礼仪？对护理工作有何意义？

礼仪是人们在社交活动中形成的，为表示尊重、敬意、友好而共同遵循的行为准则和规范。礼仪是一个国家民族文化的重要组成部分，也是整个人类文明进步、发展、昌盛的标志。中国是世界公认的、历史悠久的文明古国，也是人类文明的发源地之一，素有"礼义之邦"的美称。知礼守礼是一个人立足社会、赢得他人及社会尊重的前提，也是成就事业的人生基础。

礼仪是人类历史发展进程中逐渐形成并沉淀下来的一种文化现象。它既是人类社会文明的重要标志，也是规范每个社会成员言行的标尺。在现代文明社会中，礼仪作为人际交往的润滑剂和通行证，不管是对个人还是对各行各业意义都十分重大。规范职业礼仪能提高行业服务质量，医疗卫生服务是一个特殊的服务行业，良好的医疗护理服务质量对医院的发展起着决定性作用。随着医学模式的转变、人们对健康需求的提升，良好的医疗护理不再仅仅局限于生物学的范畴，护士的言行举止都可能对患者产生直接或间接的影响，从而影响护理效果，甚至影响到医院的生存与发展。因此，作为未来医护人员的护理专业的学生，更应该学习礼仪、掌握礼仪、应用礼仪。护理礼仪是护理学专业学生必修的一门功课。

第一节　礼仪概述

礼仪是人类为维系社会正常生活而要求人们共同遵守的最起码的道德规范，它是人们在长期共同生活和相互交往中逐渐形成的，并且以风俗、习惯和传统等方式固定下来。对个人来说，礼仪是其思想道德水平、文化修养、交际能力的外在表现；对社会来说，礼仪是一个国家社会文明程度、道德风尚和生活习惯的反映，是人类不断摆脱愚昧、野蛮，逐渐走向开化、文明的标志。无论是经营管理、日常工作还是生活细节，处处都充满了礼仪，礼仪最能直接体现一个人的精神风貌和修养品性，是人生取得成功的重要素质。

一、礼仪的起源与发展

（一）礼仪的起源

礼仪作为人际交往中重要的行为规范，它不是凭空臆造的，也不是可有可无的。了解礼仪的起源，有利于认识礼仪的本质、自觉按照礼仪规范的要求进行社交活动。礼仪是社会历史的产物，随着人类的产生而产生。根据人类学、历史学的研究，人类礼仪的产生主要源于原始的宗教祭祀。它的产生源于以下因素：

1. 源于祭祀

在原始社会，由于社会生产力水平极为低下，人类认识世界的能力十分有限，对千变万化的自然和不可抗拒的自然规律无法做出科学解释，因而对自然产生了神秘感和敬畏感，并由此产生早期的以祭天、敬神为主要内容的宗教祭祀活动。东汉许慎的《说文解字》对"礼"字的解释是这样的："履也，所以事神致福也。从示从豊，豊亦声。"意思是实践约定的事情，用来给神灵看，以求得赐福。"礼"字是会意字，"示"指神。从中可以分析出，"礼"字与古代祭祀神灵的仪式有关。古时祭祀活动不是随意进行的，它是严格按照一定的程序，一定的方式进行的。郭沫若在《十批判书》中指出："礼之起，起于祀神，其后扩展而为人，更其后而为吉、凶、军、宾、嘉等多种仪制。"这里讲到了礼仪的起源，以及礼仪的发展过程。

2. 源于习俗

礼仪是由习俗演变而来。人类相袭成俗的各种惯例，渐渐演变成了后来的礼仪。人是不能离开社会和群体的，人与人在长期的交往活动中，渐渐产生了一些约定俗成的习惯，久而久之这些习惯成了人与人交际的规范，当这些交往习惯以文字的形式被记录并同时被人们自觉地遵守后，就逐渐成了人们交际固定的礼仪。遵守礼仪不仅使人们的社会交往活动变得有序、有章可循，同时也能使人与人在交往中更具有亲和力。

3. 源于劳动和交往

劳动和交往的需要主要表现在两个方面，一是同一部落、氏族的成员，在长期的共同采集、狩猎、饮食生活中，逐渐形成了习惯性语言和动作，这些语言和动作又逐渐成为日常劳动和生活方面的礼仪；二是在不同部落、氏族成员之间，彼此为了求得信任、谅解和协作，经常使用一些普遍承认和采用的语言、表情、姿势，久而久之，这些语言、表情、姿态也逐渐成为人们对外交际方面的礼仪。例如，外出打猎在路上相遇，人们便主动放下手中所拿的利器，以表示对对方的友好和信任。

4. 源于协调人类相互间的关系

随着社会分工的出现，人们在共同劳动和生活的过程中，逐步形成了在原始群体内如何处理好相互关系的意识，并由此产生了反映等级权威和协调社会关系的礼制和礼俗，从而引发出政治方面的礼仪。例如：部落之间、男女之间、等级之间等。因此，维护人类的自然人伦秩序是礼仪产生的原始动力。

5. 源于婚姻

婚姻的存在及其形态的发展，产生了婚姻礼仪。儒家认为，夫妇是家庭的基础，而婚礼则使夫妻关系得以正式确立。婚礼是人伦之本、风教之始，所以必然要有庄重而严格的程序，严其男女之别，而后才可以使夫妻关系有一个稳固的基础。

从礼仪的起源可以看出，礼仪是在人们的社会活动中，为了维护一种稳定的秩序，为了保持一种交际的和谐而应运产生的。一直到今天，礼仪依然体现着这种本质特点与独特的功能。

（二）礼仪的发展

1. 中国礼仪的发展

礼仪的形成和发展，经历了一个从无到有、从低级到高级、从零散到完整的渐进过程。从历史发展的脉络看，中国礼仪文化的演变大致可分为以下五个阶段：

（1）礼仪的起源时期：夏朝以前。

整个原始社会是礼仪的萌芽时期，礼仪较为简单而虔诚，还不具有阶级性。依据考古学、民俗学等方面的研究材料显示，这一时期，社会中已经形成了一些对后世颇有影响的礼仪规范。原始的宗教礼仪、婚姻礼仪等已具雏形。其中，敬神礼仪更为突出。汉语中的"礼"，本身就含有敬神的意思。

（2）礼仪的形成时期：夏、商、周三代。

在新石器时代晚期，人际交往礼仪初具规模。半坡遗址和姜寨遗址提供的民俗资料表明，当时人们在交往中已经注重尊卑有序、男女有别了。在家庭中，家庭成员按照长幼男女席地而坐，老人坐上边，小辈坐下边；男人坐左边，女人坐右边。他们用两根中柱把主室分为两边，右边中柱是女柱，左边中柱是男柱，男女成年时在各自的柱子前举行成年仪式。今天的纳西族仍然保留着这种古老的成年礼仪式。

在黄帝时期，礼仪的内容日渐丰富。历史上有过"礼理起于大一，礼事起于燧皇，礼名起于黄帝"之说。《商君书·画策》说："神农既没，以强胜弱，以众暴寡。故黄帝作为君臣上下之义，父子兄弟之礼，夫妇妃匹之合，内行刀锯，外用甲兵，故时变也。"足见当时礼仪之盛。

到了尧、舜时代，国家已具雏形，同时民间交往礼仪也得到进一步发展。延续几千年的重要礼节，如拜、揖、拱手等，此时已广泛运用于社交活动之中。此外，此时的礼仪已经具有了系统性。如典籍中有"五礼""五典"。"五礼"即吉礼、凶礼、军礼、宾礼、嘉礼；"五典"即父子有亲、君臣有义、夫妇有别、长幼有序、朋友有信。

这一阶段约从公元前两千多年到春秋战国时期。在这一时期，我国传统礼仪飞速发展，迅速形成。礼仪被典制化，礼仪内容涵盖政治、宗教、婚姻、家庭等各个方面，奠定了中华传统礼仪的坚实基础。

夏朝以前，交际礼仪多无从考证，而夏、商、周三代的礼仪则在典籍中多有记载，且有大量的出土文物可以佐证。这个时期礼仪的思想基础是对鬼神、天命的迷信，而礼仪的内容和形式，则更加突出了君臣、父子、兄弟、亲疏、尊卑、贵贱等等级关系，而且形成了典制传统。

在西周，出现了中国历史上第一部记载"礼"的书籍——《周礼》。《周礼》和《仪礼》《礼论》一起，统称"三礼"，是中国最早的礼制百科全书。其中《周礼》偏重政治制度，《仪礼》偏重行为规范，《礼论》则对礼的各个分支做出符合统治者需要的理论说明。"三礼"是中国古代礼仪形成的标志，并对后世的礼仪产生了重大的、深远的影响。

（3）礼仪的变革时期：春秋战国时期。

春秋战国时期，中国社会经历了深刻的变革，奴隶制逐渐走向没落和崩溃，封建制代之而起。与此相适应，夏、商、周三代的礼仪文化也经历着历史的变革，三代之礼在许多场合废而不行，一些新兴利益集团开始提出创造符合自己利益，有利于提高本集团社会地位的新礼。学术界百家争鸣，以孔子、孟子、荀子为代表的思想家们从理论上阐述了礼的起源、本质和功能等问题，第一次全面、深刻地阐述了社会等级秩序的划分及其意义，以及与之相适应的礼仪规范。

（4）礼仪的强化时期：秦汉到清末时期。

这一阶段大约是指公元前221年的秦、汉时期到清末、民初。封建礼仪形成于秦汉时期，以后逐步发展，在唐朝得到了进一步的强化，到清末时期封建礼仪日渐衰落。这一时期礼仪的一个重要特点是：尊君抑臣、尊父抑子、尊夫抑妻、尊神抑人。西汉思想家董仲舒总结秦王朝覆灭的教训，要求统治者采取德治和法治两种手段，着重以封建的仁义道德去教化民众，并主张"罢黜百家，独尊儒术"，把以孔子为代表的儒家思想作为封建社会的统治思想。他在儒家"仁、义、忠、信""君、臣、父、子"思想的基础上，提出了"三纲""五常"说。"三纲"即"君为臣纲，父为子纲，夫为妻纲"，"五常"即"仁、义、礼、智、信"。他认为"三纲""五常"是天意的表现，"三纲"的主从关系是绝对不可改变的。

在漫长的封建历史时期，董仲舒的这一学说一直被视为人们日常行为的礼仪准则。它一方面起着调节、整合、润滑人际关系的作用，作为一种无形的力量制约着人们的行为，使人们循规蹈矩地参与社会生活；另一方面它又是妨碍人们个性自由发展，阻碍人们平等交往，限制、禁锢思想自由的精神枷锁。

（5）近现代礼仪的发展时期：1911年以后。

这一阶段指民国初期至今，这是中国现代礼仪的形成和发展时期。随着清王朝的覆灭，封建礼仪迅速走向崩溃。五四运动吹响了反帝、反封建的号角，对传统礼仪进行了猛烈的抨击，特别是新文化运动的兴起，直接为近现代礼仪的产生创造了条件。1949年中华人民共和国的成立，确立了新型的社会关系和人际关系，标志着中国的礼学和礼仪进入了一个崭新的历史时期。一些落后的传统礼仪被抛弃，优秀的传统礼仪则被保留。特别是改革开放的大潮，为现当代礼仪的发展开辟了广阔的天地。

2. 西方礼仪的起源与发展

西方礼仪文化也有着自身产生和历史演变的过程。

（1）西方礼仪的起源。

西方国家的"礼仪"一词始于法语"etiquette"，原意是"法庭上的通行证"。在过去的法国，法庭规则通常被写在进入法庭的通行证上，发给进入法庭的每个人，让他们了解在进入法庭后应如何做。后来，"礼仪"一词进入英语，演变成"人际交往的通行证"。

（2）西方礼仪的发展。

① 古典礼仪阶段。在古希腊、古罗马的诗歌典籍中，在荷马史诗中，在苏格拉底、柏拉图、亚里士多德等哲学家的著述中，都有关于礼仪的论述。产生于斯堪的

纳维亚地区的古代史诗《伊达》，对于社交场合的礼宾秩序、餐桌上的用餐规矩、酒席中的持杯祝酒、交谈中的辞令修辞都有较为详尽的说明。同时，对不能遵守各种礼仪规范的人，还规定了一定的处罚规则。

②宗教礼仪阶段。中世纪教会礼仪盛行，教会一方面用很多仪式和规定束缚着教徒的社会交往和人际关系，另一方面又对教徒们为人处世提出了礼仪的要求，例如教徒要崇敬众人、孝敬父母、顺从遵守、行为光明等。

③近现代礼仪阶段。文艺复兴运动冲击了神权，把人们从封建枷锁中解放出来。宗教礼仪逐渐失去了主导地位，自由、平等、博爱思想进入礼仪文化，这不仅使西方传统礼仪，而且使人类历史上的传统礼仪发生了重大变化。历史发展到今天，各个国家和民族都形成了自己独具特色的礼仪文化和礼仪规范。

二、礼仪的含义和特征

（一）礼仪的含义

"礼"的含义是尊重。孔子云："礼者，敬人也。"礼是一项做人的基本道德标准。"仪"的含义是规范的表达形式。任何"礼"的基本道德要求都必须借助于规范的、具有可操作特征的"仪"，才得以表现。

广义的礼仪指的是一个时代的典章制度。

狭义的礼仪指的是在长期的人际交往中由社会全体成员约定俗成、共同遵守的行为规范。礼仪是规范言行的标尺，是对生活和工作中的礼貌、礼节及仪态的规范性要求，体现个人的教养、风度及魅力，涉及穿着、交往、沟通、情商等方面的内容。

礼仪是一定社会上层建筑中政治制度的一部分；礼仪是社会统治集团维护社会秩序、协调人际关系的准则；礼仪是顺利进行人际交往与社会交流的工具和通行证；礼仪是社会的一种文化现象；礼仪是一个民族精神文明的重要标志。

关于礼仪的理解，不同的专家站在不同的角度，对礼仪的含义可以做出种种相应的界定。

从个人修养的角度来看，礼仪可以说是一个人内在修养和素质的外在表现，也就是说，礼仪即教养、素质在一个人行为举止中的体现。

从道德的角度来看，礼仪可被界定为为人处世的行为规范，或行为准则、目标准则。

从交际的角度来看，礼仪是人际交往中实用的一种艺术，也可以说是一种交际方式或交际方法。

从民俗的角度来看，礼仪是在人际交往中必须遵循的律己敬人的习惯形式，也可以说是约定俗成的对人尊重、友好的习惯做法。简而言之，礼仪是待人接物的一种惯例。

从传播的角度来看，礼仪可以说是在人际交往中进行相互沟通的一种技巧。

从审美的角度来看，礼仪可以说是一种形式美，它是人们心灵美的必然外化。

礼仪是一个人、一个组织乃至一个国家或民族内在精神文化素养的显示，也是协调人际关系的约定俗成的行为规范。礼仪具有丰富的内涵，尽管其含义随着社会的发展越来越宽泛，表述形式越来越多样，但含义的核心是统一的，即礼仪是交往艺术、是沟通技巧、是行为规范、是待人接物的标准化做法。

严格来说，礼仪有别于"礼貌"和"礼节"。"礼貌"是指在人际交往中，通过语言、动作向交往对象表示谦虚和恭敬。侧重表现于人的品质与素养、文化与文明的程度。"礼节"是人们在交际场所表示互相尊重、友好而惯用的形式，是礼貌的具体表现形式。总之，礼貌是礼仪的基础，礼节是礼仪的基本组成部分。

（二）礼仪的特征

特征是指某一事物有别于其他事物的显著标志。礼仪的本质特征是它的文化性，它属于上层建筑中的道德范畴，具有道德的一般特征，但作为道德的一个特殊方面，它具有其自身的特征，这主要表现为礼仪的规范性、广泛性、自律性、传承性、差异性和社会性。

1. 规范性

礼仪是一种规范，是人们在交际场合中待人接物时必须遵守的行为规范。这种规范性约束着人们在交际场合的言行举止，使之符合礼仪要求。礼仪也是用来衡量他人和判断自己是否自律、敬人的一种尺度，是人们在交际场合中必须采用的一种"通用语言"。因此，任何人在交际场合中要想表现得符合礼仪，获得他人的尊敬、理解和接受，就必须无条件地遵循礼仪规范。

2. 广泛性

礼仪是一种社会规范，是调整社会成员在社会生活中相互关系的行为准则，是全人类共同的需求。所以礼仪被人们广泛地运用于各种场合，可以说礼仪无处不在。尽管不同国家、不同地区、不同民族的礼仪内容不同，反映的情况也不同，但对礼仪的需求是共同的。

3. 自律性

礼仪的自律性特征表现在它的应用主要靠人们自我要求、自我约束、自我对照、自我反省，自觉地遵守各种规范，而不需要他人的提示和监督。一般情况下，礼仪虽没有明文规定，但它对人们的各种行为有很广泛的约束力。这种约束力不是强制性的，它不像法律那么威严、道德那样肃然。遵守礼仪是靠自我克制，严格按照礼仪标准，规范自己的言行举止，"不失足于人，不失色于人，不失口于人，言语之美，穆穆皇皇"。即在人际交往中，行动上不要出格，仪态上不要失态，言语上不要失礼，说话时要谦恭文雅，注重行为美、语言美，否则会令自己处于尴尬局面。

4. 传承性

任何一种文化现象都有继承性。礼仪属于精神文化，它不仅是个人长期形成的心理习惯和行为习惯，更是一个民族代代相传、积淀而成的心理习惯和行为习惯。礼仪是一个国家、民族传统文化的重要组成部分，任何国家、民族的现代礼仪都是在本国、本民族古典礼仪的基础上继承、发展起来的，因而都具有鲜明的民族特色。所以，现代礼仪与传统礼仪有着无法分割的传承关系。

5. 差异性

尽管礼仪作为一种行为规则或规范是约定俗成的，但礼仪的内容和形式在不同场合、面对不同对象，都会有细微的差别。这种差异主要有三种表现：一是同一礼仪形式因时间、地点不同而出现差异。例如：在20世纪初，一些海外学子归来，以鞠躬礼替代跪拜礼被视为异端，而今鞠躬礼已盛行起来；二是礼仪作为社会历史发展的产物，它具有鲜明的时代特征。不同的时代、同一时代的不同历史阶段，不仅礼仪的形式会有变化，礼仪的内容也会有所不同。三是同一礼仪形式在不同场合，针对不同对象，也会有所差别，例如同是打招呼，不同民族、不同地区会有不同的方式；同是握手，男女之间的力度要求也不同。

6. 社会性

礼仪作为一种文化形态，有着广泛的社会性。礼仪有别于法律和道德，贯穿人类社会的始终，只要有人类社会和社会关系，就会有交往，也就有礼仪。同时，在现实生活中，礼仪遍及社会的各个领域，渗透于各种社会关系中，只要人与人的关系存在，就会有作为行为准则和规范的礼仪。

三、礼仪的原则与内容

（一）礼仪的原则

礼仪的原则是指人们在人际交往活动中普遍的、共同的和指导性的规则。学习和掌握礼仪的原则有助于更好地运用礼仪、规范礼仪行为，减少交往活动中出现的失误。

1. 遵守原则

在社会交往中，每一位参与者都必须自觉地遵守礼仪规则，以社会认同的礼仪规则去规范自己在交际中的言行举止。任何人，无论职务大小、身份高低、财富多寡都应自觉地遵守、应用礼仪，否则就会受到公众的指责。

2. 自律原则

礼仪是一种社会交往中自然形成的公共规则，要靠每个人自觉地自我约束、遵守来实现。礼仪要求人们从内心树立良好的道德信念和行为准则，并以此约束自己，做到自我要求、自我约束、自我对照、自我反省，而无须他人的提示和督促。

3. 尊重原则

尊重原则就是要求人们在交际活动中，用友好的礼仪形式来表达对他人的尊重和友善，以实现人际交往的良好沟通。尊重是礼仪的灵魂和基础，包括尊重自己和尊重他人。在人际交往中只有相互尊重，人与人之间的关系才会融洽、和谐。

4. 宽容原则

宽容原则就是要求人们在交际活动中既要严于律己，更要宽以待人。礼仪的基本要求是尊重人。人际交往中，尊重他人，实际上就是要尊重其个人选择。多容忍、体谅，多理解他人，不要求全责备、斤斤计较、过分苛求、咄咄逼人。中国俗语："宰相肚里能行船""小事讲风度，大事讲原则"。

5. 平等原则

平等是礼仪的核心，只有平等相交，才能体现出对人的尊重。对任何交往对象都应一视同仁，给予同等程度的待遇，这便是平等的原则。不能因为年龄、性别、种族、文化、职业、身份、地位、财富等方面有所不同而厚此薄彼，给予不同待遇。

6. 从俗原则

由于国情、民族、文化背景不同，在人际交往中，实际上存在"十里不同风，百里不同俗"的局面。入乡随俗，与绝大多数人的习惯保持一致，便是对大多数人的一种尊重，也就是从俗原则。不可目中无人，自以为是，随意批评，否定他人。

7. 真诚原则

真诚原则就是要求人们在运用礼仪时，务必以诚待人，表里如一。真诚是人与人相处的基本态度，是一个人外在行为与内在道德的统一，人际交往中要诚实无欺，言行一致。礼仪需要真诚，不能为了真诚而疏于礼仪，更不能为了礼仪而忘记真诚。

8. 适度原则

适度原则即要求应用礼仪时必须注意把握分寸，注意技巧，合乎规范。遵循适度原则应当做到感情适度，谈吐适度，举止适度等。

（二）礼仪的内容

1. 礼仪的基本要素

礼仪的基本要素包括：礼仪的主体、客体、媒体、环境四个方面。

（1）主体：指礼仪活动的操作者和实施者。

（2）客体：指礼仪活动的指向者和承受者。

（3）媒体：指礼仪活动所依托的某些媒介。

（4）环境：指礼仪活动特定的时空条件，分为礼仪的自然环境和社会环境。

2. 礼仪的基本内容

礼仪的基本内容包括以下几个方面：

（1）个人礼仪：个人礼仪是学习各种公共礼仪和专业礼仪的基础。几千年的人类文明史证明，人们对文雅的仪风和悦人的仪态一直孜孜以求。而今，随着现代社会人际交往的日渐频繁，人们对个人礼仪更是倍加关注。从表面看，个人礼仪仅仅涉及个人的穿着打扮、举手投足之类无关宏旨的小节小事，但小节之处显精神，举止言谈见文化。个人礼仪，作为一种社会文化，不仅涉及个人，而且事关全局。若置个人礼仪规范不顾，自以为是，我行我素，必然授人以柄，小到影响个人的自身形象，大到影响社会组织乃至国家和民族的整体形象。

个人礼仪的基本要素：

第一，以个人为支点。个人礼仪是对社会成员个人自身行动的种种规定，而不是对任何社会组织或其他群体行为的限定。但由于每个群体都是由一定数量的个体所组成，每一个社会组织也都是由一定数量的组织成员所构成。因此，个人行为的良好与否将直接影响一个群体、社会组织乃至整个社会的生存与发展。从此意义上看，强调个人礼仪，规范个人行为，不仅是为了提高个人自身的内在涵养，更重要的是为了促进社会的有序与文明发展。

第二，以修养为基础。个人礼仪不是简单的个人行为表现，而是个人的公共道德修养在社会活动中的体现，它反映的是一个人内在的品格与文化修养。若缺乏内在的修养，礼仪对个人行为的具体规定，也就不可能自觉遵守、自愿执行。只有"诚于中"方能"行于外"，因此，个人礼仪必须以个人修养为基础。

第三，以尊敬为原则。在社会活动中，讲究个人礼仪、自觉按个人礼仪的诸项规定行事，必须奉行尊敬他人的原则。"敬人者，人恒敬之"，只有尊敬别人，才能赢得别人对你的尊敬。个人礼仪不仅体现了人与人之间的相互尊重和友好合作的新型关系，而且还可避免或缓解某些不必要的个人或群体之间的冲突。

第四，以美好为目标。遵循个人礼仪，尊重他人的原则，按照个人礼仪的文明礼貌标准行动，是为了更好地塑造个人的自身形象，更充分地展现个人的精神风貌。个人礼仪教会人们识别美丑，帮助人们明辨是非，引导人们走向文明，它能使个人形象日臻完美，使人们的生活日趋美好。

第五，以长远为方针。个人礼仪会给人们以美好，给社会以文明，但不可能立竿见影，也不是一日之功所能及的，必须经过个人长期不懈的努力和社会持续不断的发展。因此，对个人礼仪规范的掌握切不可急于求成，更不能有急功近利的思想。

（2）家庭礼仪：家庭关系是社会关系中最普通的关系，也是维持最长久的关系。家庭生活的行为规范和准则，就是家庭礼仪。在中国的传统文化背景下，家和万事兴，家庭在人们生活中的地位尤其重要。家庭不仅仅是人们吃、喝、住的场所，同时是有着丰富伦理内容的情感港湾。在家庭中讲礼仪，才能造就良好的家庭氛围，使人感受到家庭的幸福和温馨。反之，不讲礼仪，很容易引起矛盾和摩擦，久而久之，影响相互之间的感情，造成家庭矛盾。

（3）社交礼仪：社交礼仪是指人们在人际交往过程中所具备的基本素质、交际能力等。社交在当今社会人际交往中发挥的作用愈显重要。通过社交，人们可以沟通心灵，建立深厚友谊，取得支持与帮助；通过社交，人们可以互通信息，共享资源，对取得事业成功大有裨益。

（4）公务礼仪：公务礼仪是指国家公务员在从事工作和一切公务活动中，应当遵循的约定俗成、合乎规范的礼仪程序和惯例规则。在礼仪的一般原则指导下，其存在自身的特殊性，把握公务活动过程中特殊的礼仪规范，可以提高公务活动的效率和成功率。

（5）礼仪文书：礼仪文书是指为某些礼仪目的或在礼仪场合使用的文书。礼仪文书包括贺卡、请柬、名片、祝贺信、慰问信、感谢信、喜报、祝酒词、祝寿词、礼笺、对联等。本书指的是礼仪方面的外交文书和对外文书，礼仪文书是常用的应用文写作文体之一。

（6）商务礼仪：指在商务活动中体现相互尊重的行为准则。商务礼仪的核心是一种行为准则，用来约束日常商务活动的方方面面。商务礼仪的核心作用是体现人与人之间的相互尊重，可以用一种简单的方式来概括商务礼仪，即它是商务活动对人的仪容仪表和言谈举止的普遍要求。

（7）涉外礼仪：涉外礼仪是涉外交际礼仪的简称，即在对外交际中，用以维护自身形象、对交往对象表示尊敬与友好的约定俗成的习惯做法。

四、礼仪的作用与形式

礼，视之不可见、听之不可闻、泯然于无形，但在日常生活中却是必不可少的准则，相比法律条文更加持久，相比武力更易于为人们接受，且使用范围更广，帝王将相或黔首百姓，庙堂之高又或江湖之远，无一不受礼仪规范的影响。

（一）礼仪的作用

礼仪是人们在社会交往中共同遵守的行为举止规范。它要求人们在人际交往中要文雅、自尊并尊重他人，从而创造出令人愉快的交际环境。人们创造礼仪是为了能和谐相处。

1. 引导教育

礼仪具有推动社会进步、建设精神文明的作用。礼仪是一个国家、一个民族文明程度、社会风尚和道德水准的重要标志；是一种高尚、美好的行为方式，可以净化人的心灵、陶冶人的情操、提高人的品位、完善人的人生，属于文化范畴。通过学习礼仪，可以提高自身的道德修养，更好地彰显自身的优雅风度和良好形象。礼仪通过评价、示范、劝阻等教育形式去矫正人们的不良行为和习惯，而各种礼仪仪式，更具有强化、教育、示范的作用。

2. 人际交往的钥匙

实践证明，任何成功的人际交往都与交往双方热情问候、亲切微笑、文雅谈吐、友善目光和得体举止等以礼相待的言行密切相关。因此，礼仪是人类交流感情、达成共识、建立友谊和开展群体活动的纽带，是人们按规范进行人际交往必须借助的沟通工具。

3. 情感交流的纽带

礼仪作为人们社会交往活动中的一种润滑剂和人际关系建立发展的调节器，对构建新型人际关系，并使之具有友爱、团结、平等及互助等特色起着十分重要的作用。人们交往时充分利用礼仪的这种作用，就可取悦、尊重对方，同时产生信任好感，缓和冲突矛盾，加强紧密合作，进而达到个人亲切友好、群体团结互助的目的。

4. 事业发展的关键

职业是人们在社会上谋生、立足的一种手段。讲究礼仪可以帮助人们实现事业成功，可以促进全体员工团结互助、敬业爱岗、诚实守信，可以增强人们的交往从而推动各项事业的发展。讲究礼仪的人，可以实现自我价值，使自己在激烈的社会竞争中处于不败之地。

5. 塑造良好形象的手段

礼仪是塑造形象非常重要的手段。在日常交往过程中，尤其是在与人的初次交往时，一定要注意给人留下美好的第一印象。要做到这一点，首先，要注重仪表风度，一般情况下人们都愿意同衣着干净整齐、落落大方的人接触和交往。其次，要注意言谈举止，不卑不亢，举止优雅，这样才会给人留下难以忘怀的印象。

6. 社会文明进步的载体

礼仪是中华民族的传统美德，从古到今，源远流长。随着社会交流的日益扩大，真诚、文明、富有魅力的交往礼仪已成为扩大交流、增进友谊、加强合作、促进发展的重要手段。遵守礼仪规范，不仅有效弘扬了我国优秀的文化传统，而且加强了社会主义精神文明建设，是文明礼仪宣传教育中的一项重要内容。

（二）礼仪的形式

礼仪的内涵需要通过人的仪表、仪态和行为等表现出来。礼仪的表现形式有多种，一般可分为四种形式：语言礼仪、仪表礼仪、体态礼仪和媒体礼仪。

1. 语言礼仪

语言礼仪即用语言形式表现出来的礼仪。语言包括口头语言和书面语言两类。语言礼仪包含用词、修辞、语气等多方面。在应用语言礼仪时，要学会用敬语与谦语，谈吐要得体幽默、把握好分寸，说话时的口吻、语调要符合自己的身份和当时的环境，正确运用表情、手势、眼神等特殊语言，力求语言文雅和避免忌讳，做到坦率而不粗俗。

2. 仪表礼仪

仪表礼仪即人们在其外表（包括姿态、容貌、风度等方面）表现出来的礼仪，它将人的内在美和外在美有机地融合在一起。在仪表礼仪中，需注意服饰和妆容要与自己的年龄、职业、身份、身材、气质和出席场景相符合。

3. 体态礼仪

体态礼仪即人们在动作、表情等方面表现出来的表达一定含义的礼仪。体态礼仪是一种无声却有形的语言，它可表达人的思想、展示人的修养。体态礼仪一般受不同民族、不同文化、不同风俗习惯的影响，存在着较大的差异。在应用体态礼仪时禁忌松垮、冷淡、傲慢和轻佻。

4. 媒体礼仪

媒体礼仪即通过媒介物体间接展现出来的礼仪，如通过名片、信函、请柬、礼品等媒介展现出来的礼仪。在使用媒体礼仪时需注意以下禁忌：送礼不考虑对象，不择礼品；礼仪媒体粗俗；以礼行贿；重礼轻义等。

第二节 护理礼仪概述

护理礼仪是一种职业礼仪。职业礼仪是指从事某种职业的人在职业生活中应遵从的礼仪规范以及与之相适应的礼仪准则，是对护理人员的行为举止、待人接物、服饰等提供的模式和标准。护理礼仪是护患沟通的桥梁。以何种方式为病人服务，如何接待病人，怎样与他们交流，护士应该注意哪些礼仪方面的问题，如护士的言谈、举止、仪表、服饰等，都属于护理礼仪学研究的范畴。

一、护理礼仪的概念

护理礼仪是指护理工作者在进行医疗护理和健康服务过程中，形成的被大家公认的和自觉遵守的行为规范和准则。它既是护理工作者修养素质的外在表现，也是护理人员职业道德的具体表现。它源于护理实践，又直接运用于护理服务活动，具有很强的实践性和应用性，对提高护理服务的质量和优化护理团队的职业形象、促进护理工作的有效开展、实现护理工作目标等起着举足轻重的作用。

二、护理礼仪的特征

1. 规范性

护理礼仪是护理人员必须遵守的行为规范，是对护理人员的待人接物、律己敬人、行为举止等方面规定的模式或准则。

2. 可行性

护理礼仪注重的是切实有效、可行实用。随着医学、护理模式的发展，医疗和护理不仅仅局限于生物学的范畴。护理人员的形象以及言谈举止，都可能对服务对象产生直接或间接的影响，从而影响护理效果。

3. 综合性

护理礼仪是一种专业的文化模式，是研究护理交往艺术的学问。它是护理服务科学性与艺术性的统一，是人文与科技的结合，是伦理学与美学的结合。

4. 强制性

护理礼仪是护理人员必须遵循的行为规范，它既是约定俗成的，又是在一定法律、规章制度、道德规范的基础上形成的，因此，带有一定的强制性和约束性。

5. 适应性

护理礼仪要求护理人员面对不同的服务对象应具有一定的适应能力。随着国际交往的增多，护理对象的文化、信仰、习俗等各不相同，护理人员要主动去适应，在工作中应充分尊重患者的文化、信仰、习俗等。

三、护理礼仪的作用

护理工作是一门艺术，护士温和的态度、礼貌的言语、文雅的举止和规范的行为会给人一种美感，同时赢得患者和同行的尊重和信任。护理礼仪要求护理人员在整个护理过程中塑造良好的个人形象和良好的组织形象。良好的护理礼仪不仅能使护理人员在护理实践中充满自信心、自尊心、责任心，而且可以营造一个温馨、和谐、诚信的人文环境，使患者在心理上得以平衡和稳定，对其身心健康将起到非药物所能起到的效果。

长期的护理实践告诉我们，一名好护士，首先要有崇高的品德，这是基础；其次要有精湛的护理技术，这是核心。但是仅有这两条还不够，还需要有服务艺术，这样才能更好地为患者服务。服务艺术即护理礼仪，加强护理人员礼仪修养的培养，已成为提高护理人员综合素质的一个重要内容。

1. 护理人员完成护理工作的保证

护理人员不仅要关心患者身体上的疾病，还要关注由身体疾病引发的各种心理问题，把心理护理作为促进患者康复的重要护理手段。护理礼仪在这个过程中所起的作用是巨大的，一句温暖的话语，一种文雅、健康的姿态，一个自然、亲切的表情，都可以促使患者把心里话讲出来，便于护理人员发现患者存在和潜在的心理问题，使患者与护士在沟通中得到安慰、理解、帮助和鼓励。护理礼仪不仅决定了护理水平的高低，甚至决定了护理工作的成败。

2. 协调医护、护患关系的润滑剂

护理礼仪能帮助护士巧妙、艺术地处理医护、护患之间各种复杂的关系，减少交往之间的冲突，避免摩擦，促进和谐，为医院创造一种宽松、融洽的氛围，让医院赢得患者的信赖与支持。

3. 医院良好形象的体现

良好的护理礼仪可以体现出护理人员的文化修养、审美情趣及知识涵养，是个人自尊自爱的表现。护士在工作中注意自己的礼仪也反映出自己敬岗、爱岗、对岗位工作的高度责任心和事业心。礼仪服务还可以带给患者一个整洁、舒适的居住环境，同时创造一个友善、亲切、健康向上的人文环境。从某种意义上说，护理人员的形象提高了，同时也塑造了医院整体的良好形象。特别是在医院竞争日益激烈的今天，护理礼仪作为医疗服务的内在因素，已为大多数医院所接受，并且它作为技术服务的附加服务越来越被病人关注，成为影响医院在公众总体形象的关键，成为人们选择医院的一大考虑要素。

4. 医院护理质量提升的保障

护理质量取决于两个方面：一是护理技术，二是护理礼仪。护理技术的好坏直接决定质量的高低，但如何使护理技术在应用中起到最佳效果，还取决于护理人员的职业礼仪。如对待肿瘤病人时，许多病人情绪低落，心情绝望，对治疗无信心，不管在治疗还是护理上都有抵触情绪。此时病人容易发生不礼貌的言行，护理人员应忍让克制，让病人倾诉内心的忧虑和恐惧，使郁闷情绪得以宣泄。此时，护理人员应怀着一颗爱心，安排疏导病人，给予人性化的护理和情感上的支持，关心和鼓励病人，稳定病人情绪，使其保持平衡的心态。护士精湛的技术、广博的知识、端庄的仪表及行为，将使病人提高对治疗的信心。同时，护理人员应加强心理护理，多与病人及家属交流，了解病人的心理状况，关心病人，取得病人的信任，使其树立战胜疾病的信心，这样更有利于病人康复。

5. 满足病人心理需求的有效行为方式

现代护理管理以整体护理为核心，护理人员不仅要掌握娴熟、高超的护理技术，相应的医疗和护理知识，还应有渊博的人文知识、很好的涵养和良好的行为规范。良好的护理礼仪服务对满足病人的心理需求具有十分重要的作用。当病人入院时，护理人员应报以微笑。微笑是人际交往的钥匙，作为白衣天使的微笑是美的象征，是爱心的体现，能给病人生的希望，它能改善同事间、护患间的关系。

四、护理礼仪的内容

1. 护士的日常礼仪

日常礼仪是人们在日常工作、生活和社交活动中所共同遵守的行为规范。使言行举止符合人情事理、礼节和仪式的要求,是护理人员应严格遵守礼仪的基本要求。

2. 护士的仪容礼仪

仪容是形成良好礼仪形象的基本要素。仪容是指人的容貌,是由发式、面容及人体没被服饰遮盖的肌肤所构成的。仪容在人的仪表美中占有举足轻重的作用,它能反映出人的精神气质、思想修养。在人际交往中,仪容会引起交往对象的特别关注,并影响到对方对自己的整体评价。护士仪容不仅是自尊、自重、自爱的表现,也是对病人尊重的体现。

3. 护士的服饰礼仪

服饰是人们对所穿衣服、饰物和携带品的总称。服饰是一种文化,它可以传递人的思想和情感,能体现一个人的文化修养和审美情趣。护士的穿着得体、适度、规范,不仅能表现出护士严谨的工作态度,还能映射出所在医院的精神面貌、规范化管理水平,也向病人表达了一种特殊的礼貌和尊敬,有利于促进护患关系的和谐发展。

4. 护士的仪态礼仪

仪态,又称"体态",指人在行为中的身体姿态和风度。姿态是身体所表现的样子,风度是内在气质的外在表现。护士仪态,即护士在工作中身体所呈现出的各种姿态和风度。护士良好的仪态既能体现护士仪表的外在美,又能反映护士内在的涵养素质,同时也是护士良好职业道德的具体表现。

5. 护士的工作礼仪

随着人类社会的发展和人类文明的进步,世界多元文化不断融合,人们对健康的认识和需求逐渐增加,对护理人员所提供的服务也有了更高的要求。护理工作既是科学的,又是艺术的。护士除了要具备丰富的理论知识、精湛的技能外,还要具备良好的护理礼仪修养,这是为护理服务对象提供优质护理服务的关键。

6. 护士的人际沟通礼仪

沟通是指人们运用语言或非语言符号进行信息交流的过程。沟通礼仪是人与人之间信息和情感交换的有效媒介,形成人际关系活动的重要特质。护士沟通礼仪是构成有效护患沟通的支持要素,也是构建和谐护患关系的核心内容。护理工作者在护理实践中运用良好的言语交流技巧,是护士为服务对象解决健康问题的重要手段。

7. 护士的涉外礼仪

涉外礼仪是涉外交际礼仪的简称,是指人们在长期的国际交往中,为各国人民所认同的，用以维护国家及自身形象，向交往对象表示尊敬和友好的约定俗成的行为规范和各种礼节、仪式的总称。随着我国对外开放的不断扩大深入，各级医疗卫生机构与国际的交流、合作越来越多。护理学科的发展和各国对护理人员的需求，使更多的护士走出国门，到国外去进行学术交流、学习及就业。此外，随着我国经济的发展，越来越多的外国人到我国旅游、经商、定居，所以医院接收的外籍病人也逐渐增多，护理人员应掌握良好的涉外礼仪以便更好地为外籍病人服务，增进国际间的友谊，促进护理事业的发展。

第三节　如何学习护理礼仪

一、学习护理礼仪的意义

护理礼仪是从公共礼仪发展而来的，其学科经历了从无到有、从不规范到系统发展的过程，它虽然没有很深奥的理论，但对培养护理人员的素质非常重要，是培养其良好职业形象的重要手段。

1. 护士必备的基本素质

护士的礼仪不仅反映护理工作人员的外在精神状态，更是其内在思想素质、道德品质、敬业精神和自身修养等深层次的体现。护理工作的服务对象是一个特殊的群体（老、弱、病、伤、残等），他们比正常人更加需要尊重、安慰、关心和理解，而恰当的仪表、仪态、言行举止不仅能密切医患关系，还能对病人的康复起重要的作用。因此，礼仪修养是护士必备的基本素质。

2. 护士自身心理健康的需要

良好的护理礼仪服务不但能给病人治疗提供积极的支持，而且还对护理人员自身的心理保健有一定的积极作用。临床护理人员长期面对病人，病人的病痛、泪水、抱怨、无礼的谩骂，都可能会给护理人员心理上造成不良的情绪反应。因此，护理人员做好自我心理保健非常重要。护理人员的衣着、仪态、表情不仅会对病人产生影响，也会影响护理人员自身的心理状态。拥有良好的护理礼仪，可使护理人员在为病人提供服务的同时，保持健康的心态，进而维持自身的心理健康。

3. 护士形成完美人格的需要

礼仪对于一个人形成完美的人格具有不可低估的作用。英国哲学家、戏剧家约翰·洛克指出："礼仪的目的与作用本在使得本来的顽梗变得柔顺，使人们的气质变温和，使他敬重别人，和别人合得来。没有良好的礼仪，其余一切就会被看成骄傲、自负、无用和愚蠢。"健康的人格特征包括：和谐的人际关系、良好的社会适应能力、正确的自我认识、乐观向上的生活态度和良好的情绪调控能力。

4. 社会主义精神文明建设的需要（见视频 1-1）

反映个人教养的礼仪，是人类文明的标志之一。一个人、一个单位和一个国家礼仪水准的高低，往往反映着这个人、这个单位和这个国家的文明程度和整体素质。古人曾指出"礼义廉耻，国之四维"，将"礼"列为立国的精神要素之本。在日常交往之中，诚如约翰·洛克所言："没有良好的礼仪，其余的一切成就都会被人看成骄傲、自负、无用和愚蠢"。荀子也曾强调："人无礼则不立，事无礼则不成，国无礼则不宁。"

视频 1-1 护士礼仪培养

5. 协调护患关系的需要

礼仪是社会活动中的润滑剂，它对营造一个平等、团结、友爱、互助的新型人际关系起着不可忽视的作用。长期以来，护患关系一直停留在单纯的打针、发药，机械地执行医嘱和简单的生活护理上，护患之间缺乏应有的沟通和交流。随着护理事业的发展，护患关系不再是单纯的病人与护士关系，而是建立在平等、信任、合作之上的新型关系。良好的护士礼仪所表达的是尊重，无论是对病人，还是对病人家属来说，护士整洁的仪容、亲切的语言、优雅的举止，都能使人产生亲切感、温暖感、信任感。

6. 不忘初心，牢记使命，做好新时代新青年的需要

在党的十九大的报告中，习近平总书记对当代大学生和青年人提出了明确要求，作为新时代的新青年，要有思想、有本领、有担当。争做新时代的新青年，学会必要的礼仪知识是其中一个方面。那么如何在与人交往中，给人留下好印象呢？起码的一点就是多学一点社交礼仪，它可以免除你交际场上的胆怯与害羞，它可以指点交际场中的迷津，给你平添更多的信心和勇气，做一个有教养、有礼貌、受人欢迎的现代人。

二、学习护理礼仪的途径

礼仪修养不是与生俱来的，也不是短期学习就能够马上实现的，而是要靠后天的不懈努力和精心教化才能够逐渐形成的。护理礼仪要真正成为护士的一种自觉、自然的行为是一个渐进的过程。因此，护理人员良好礼仪修养的养成需要长期的知识积累、情操陶冶和不断实践。

1. 理论学习

充分利用课堂听课、课下翻阅图书资料、接触广播电视和互联网络等方式系统地、全面地学习有关礼仪规范的知识。理论学习是护理人员学习礼仪的首要环节。

2. 实践学习

实践是检验真理的唯一标准，同时也是学习护理礼仪最好的教师。交往的成功，往往有赖于必要的经验。护理人员只有在工作实践中有意识地培养、锻炼自己的礼仪修养，改正自己不符合护理礼仪的行为，才能不断提高自己的礼仪品质。

3. 他人学习

这里所指的他人，可以是教师、培训专家、礼仪顾问，也可以是在某些方面有经验或所长者。护理人员要自觉地寻找这些人，并善于向他们学习，这样才能快速提升自身的礼仪修养水平。

三、学习护理礼仪的方法

礼仪学习，不是动作的表演、姿态的训练及语言的规范化，它必须以一个人良好的素质为基础。一种没有内在素质的礼仪只不过是一种缺乏内涵的机械模仿。

1. 充分发挥主观能动性

主观能动性亦称"自觉能动性"，它指人的主观意识和实践活动对于客观世界的反作用或能动作用。主观能动性是形成自身良好礼仪风范的基本前提，护理人员只有自身认识到学习礼仪的重要性并愿意主动学习礼仪和实践礼仪，才能在实践中充分发挥自我监督的作用，将学习和运用礼仪成为个人的自觉行动和习惯做法。

2. 加强理论与实际的结合

礼仪本身就是一门应用科学，所以学习礼仪必须要坚持知行合一。礼仪看似虚无抽象，其实包含在每一天的生活和工作中。任何学习都不能是走过场，只要用心，任何学习都会有所收获。学习也不是理论知识的单纯积累，而是要运用到工作实践中去。如果说你原本还很自信自己一直做得都还算不错的话，通过学习你才知道什么是差距。只有在实践中刻苦地学习礼仪知识，并将学到的一些规范、要求反复运用和重复体验，并不断进行总结，才能真正掌握相应的礼仪规范。

3. 努力提升自身修养

礼仪学习，不是简单的动作的展示、姿态的训练及语言的规范化，礼仪学习必须以个人良好的素质为基础。一个人无论其先天条件多么优越，后天受过的训练多么严格，如果不努力提升自身的内在素质、养成良好的礼仪习惯，那么礼仪学习也只是一种缺乏内涵的机械模仿。因此，护理人员必须不断努力提升自身的道德修养，严格遵守护理职业道德规范，纠正行业的不正之风，自觉维护"白衣天使"的崇高形象。

4. 加强自我磨炼和约束

礼仪不是先天具备的，而是后天学习的结果。每个护理人员都可以通过自己的努力和不断磨炼培养良好的礼仪修养。古人云"吾日三省吾身"，意思就是说一个人每天需对自己的言行反省三次，其中主要是对自己的所言所行是否符合礼仪规范进行反思自省。这实际上就是一个自我监督的过程，要善于找出自己言行失检之处并加以改正。因此，在礼仪学习过程中要加强自我磨炼、自我养成、自我监督、自我约束等能力的培养，让自己真正变成一个具有良好礼仪素养的"白衣天使"。

【知识拓展】

你的身边究竟是一张"渔网"还是一张"蜘蛛网"？如果长途跋涉，你是选择道路曲折还是鞋中有沙？"君子和而不同"，每个人都是社会关系的总和。人的成长成熟终究是"个性"与集体"共性"的磨合。礼仪渗透于生活的各个层面，是文明社会的一种标志。

"礼者敬人也，仪者形式也"，真正的礼仪，是内容与形式的高度统一。礼仪是礼貌、礼节、仪表、仪式的统称，是一种行为准则，受文化传统、风俗习惯、宗教信仰和时代潮流的影响。无礼有两种形式：第一种是不会表达或者过度表达；第二种是错误的表达，如淡漠、高傲、吹捧、逢迎、忸怩等。

护理礼仪作为一种职业礼仪，是护理人员在医疗护理工作和健康服务过程中所遵循的行为标准，是护理人员素质、修养、行为、气质的综合反映，也是职业道德的具体表现。护理人员不仅要掌握娴熟的护理技术，相应的护理知识，还要有渊博的人文知识，较高的涵养和行为规范。医疗机构的护理服务是对外的一个重要窗口，良好的礼仪可创造一种和谐、融洽的气氛，让患者倍感温暖，并对医院产生一种良好的印象，从而提高医院服务态度和人文环境的价值。

【内容概述】

1. 礼仪的形成源于祭祀、习俗、劳动和交往、协调人类相互关系、婚姻的需要。

2. 中国礼仪的历史演变经历了五个阶段，即礼仪的起源时期：夏朝以前；礼仪的形成时期：夏、商、周三代；礼仪的变革时期：春秋战国时期；礼仪的强化时期：秦汉到清末时期；现代礼仪的发展时期：1911年以后。外国礼仪的历史演变经历了古典礼仪阶段、宗教礼仪阶段、近现代礼仪阶段。

3. 礼仪指的是在长期的人际交往中由社会全体成员约定俗成、共同遵守的行为规范。

4. 礼仪具有规范性、广泛性、自律性、传承性、差异性、社会性六大特征。

5. 礼仪的基本原则为遵守原则、自律原则、尊重原则、宽容原则、平等原则、从俗原则、真诚原则和适度原则。

6. 礼仪的基本要素包括礼仪的主体、客体、媒体、环境四个方面。

7. 礼仪的基本内容包括个人礼仪、家庭礼仪、社交礼仪、商务礼仪和涉外礼仪。

8. 礼仪的作用：引导教育、人际交往的钥匙、情感交流的纽带、事业发展的关键、塑造良好形象的手段、社会文明进步的载体。

9. 礼仪的表现形式主要是语言礼仪、仪表礼仪、体态礼仪和媒体礼仪。

10. 护理礼仪是指护理工作者在进行医疗护理和健康服务过程中，形成的被大家公认的和自觉遵守的行为规范和准则。

11. 护理礼仪的特征主要有规范性、可行性、综合性、强制性和适应性。

12. 护理礼仪的作用：是护理人员完成护理工作的保证，是协调医护、护患关系的润滑剂，是医院良好形象的体现，是医院护理质量提升的保障，是满足病人心理需求的有效行为方式。

13. 护理礼仪的内容包括护士的日常礼仪、护士的仪容礼仪、护士的服饰礼仪、护士的仪态礼仪、护士的工作礼仪、护士的人际沟通礼仪和护士的涉外礼仪。

14. 学习护理礼仪的意义：是护士必备的基本素质、是护士自身心理健康的需要、是护士形成完美人格的需要、是社会主义精神文明建设的需要、是协调护患关系的需要和争做新时代新青年的需要。

15. 学习护理礼仪的途径主要有理论学习、实践学习和他人学习。

16. 学习护理礼仪的方法主要有充分发挥主观能动性、加强理论与实际相结合、努力提升自身修养、加强自我磨炼和约束。

课后强化练习

一、选择题

1. 礼仪的形成源于（　　）。
   A. 某种制度　　　　　B. 统治阶级的意愿　　　　C. 某人的想法
   D. 原始社会　　　　　E. 风俗习惯

2. 规范性是礼仪的基本特征之一。它告诉我们（　　）。
   A. 礼仪规范是法律规范的一部分
   B. 礼仪一旦形成就不会改变
   C. 各国和各民族的礼仪是一致的
   D. 礼仪是人们在交际场合中待人接物时应该遵守的行为规范
   E. 讲礼仪与遵纪守法一样，须强制执行

3. 在人际交往中，应根据不同的场合、不同的对象，恰当地把握好社交距离和情感尺度。这需要遵循的原则是（　　）。
   A. 适度原则　　　　　B. 平等原则　　　　　　　C. 真诚原则
   D. 自律原则　　　　　E. 从俗原则

4. 下列不属于礼仪表现形式的是（　　）。
   A. 语言礼仪　　　　　B. 沟通礼仪　　　　　　　C. 仪表礼仪
   D. 体态礼仪　　　　　E. 媒体礼仪

5. 礼仪的首要原则是（　　）。
   A. 尊重的原则　　　　　B. 平等的原则　　　　　C. 宽容的原则
   D. 诚信的原则　　　　　E. 自律的原则
6. 中国历史上第一部记载"礼"的书籍是（　　）。
   A. 《礼记》　　　　　　B. 《周礼》　　　　　　C. 《仪礼》
   D. 《五礼》　　　　　　E. 《宾礼》
7. 中国人把配偶经常称为"爱人"，但在英文里，"爱人"是"情人""第三者"的意思，容易被人误解。这也体现了礼仪的（　　）特征。
   A. 规范性　　　　　　　B. 多样性　　　　　　　C. 传承性
   D. 差异性　　　　　　　E. 社会性
8. 责任护士小丽在新住院病人王大妈入院时拍着胸脯说有任何问题都可以去找她求助。但第二天王大妈因有眼疾行动不便，想请小丽告知主管医生会诊时，小丽却拒绝说："这是医生的事情，不是我管的事情！"小丽的做法违反了礼仪基本原则的（　　）。
   A. 适度原则　　　　　　B. 平等原则　　　　　　C. 真诚原则
   D. 自律原则　　　　　　E. 从俗原则
9. 管子曾经指出："礼义廉耻，国之四维，四维不张，国乃灭亡。"一个国家有没有完备的礼仪规范，人们能不能自觉地遵守，是衡量其社会秩序状况的一个重要尺度。而护士学习并遵守护理礼仪的过程也体现了礼仪（　　）。
   A. 是护士必备的基本素质　　　　B. 是护士自身心理健康的需要
   C. 是护士形成完美人格的需要　　D. 是社会主义精神文明建设的需要
   E. 是协调护患关系的需要
10. 古人所云"己所不欲，勿施于人"，其内涵为礼仪基本原则的（　　）。
    A. 适度原则　　　　　B. 自律原则　　　　　C. 真诚原则
    D. 平等原则　　　　　E. 从俗原则
11. 凡事过犹不及，因此在运用礼仪时要遵守礼仪的（　　）基本原则。
    A. 遵守的原则　　　　B. 自律的原则　　　　C. 从俗的原则
    D. 适度的原则　　　　E. 宽容的原则
12. 在中国漫长的封建历史时期，"三纲""五常"一直被人们奉为日常行为的礼仪准则，它是由（　　）提出的。
    A. 老子　　　　　　　B. 董仲舒　　　　　　C. 孟子
    D. 王阳明　　　　　　E. 孔子
13. 护理人员需要学习并养成良好的礼仪修养，最关键的基本前提是（　　）。
    A. 充分发挥个人的主观能动性
    B. 注重理论联系实际
    C. 善于发现自身不足并努力改进

D. 采用多种途径进行礼仪规范的学习

E. 努力提高自身修养

14. 中国的现代礼仪开始于下列（　　）历史事件。

　　A. 五四运动　　　　　B. 义和团运动　　　　C. 洋务运动

　　D. 太平天国运动　　　E. 新文化运动

15. 为现代礼仪的产生直接创造了条件的是（　　）。

　　A. 洋务运动　　　　　B. 五四运动　　　　　C. 新文化运动

　　D. 新中国成立　　　　E. 太平天国运动

二、思考题

案例：

某外企货运公司场地构造有点特殊，公司财务吴总监被安排在进门玄关旁边的座位办公。公司刚入职的一个大学毕业生，每次进门首先看见吴女士，她以为吴女士只是前台阿姨，所以她从不打招呼，直接进入公司上班。后来过了几天，这位大学生搞清楚吴女士并非是接电话、收快递的阿姨，而是掌管她每个月工资的"财政大臣"，她猛地开始殷勤了起来，每天一进门就满脸微笑，"吴老师"叫得既亲切又响亮。

讨论：请分析这位大学生在礼仪行为中的不当之处。

第二章 护士日常社交礼仪

【学习目标】

◇ 掌握

1. 日常社交礼仪的原则,涉外护理礼仪的基本原则和基本规范。
2. 介绍、称谓、名片、鞠躬、电话、会议、乘车等日常社交的礼仪要求及注意事项。

◇ 熟悉

介绍、握手的基本类型,名片的类别,鞠躬礼的场合。

◇ 了解

日常社交礼仪的概念,名片的用途,涉外礼仪的概念、本质、功能和意义。

【预习案例】

为迎接"5.12"国际护士节,丰富护理人员的文化生活,促进护患的沟通与理解,某医院特组织"护患交往小品大赛"。要求通过小品故事来呈现护患交往过程中需要注意的事项、可能存在的问题,并借此机会在护理队伍当中宣传交往礼仪,为进一步做好护患交流与沟通奠定良好的基础。

◇ 课前问题

1. 称谓的原则有哪些?称谓时有哪些避讳?
2. 与病人交往的基本原则有哪些?
3. 护理人员在工作中,应该如何运用交往礼仪建立良好的护患关系?

第一节 日常社交礼仪概述

社会关系是人们互相交往的产物,是人们在生产、生活过程中形成的,不以人的意志为转移的客观关系。作为联结人与人之间纽带的社交礼仪,并非只是点头鞠躬、抱拳作揖的交际行为,它有其产生的条件与基本特点,也有其禁忌和应当遵循的基本原则。社交有了礼仪规范，才使得纷繁复杂的人际关系能奏出和谐共鸣的音符。

一、社交礼仪的产生

人类社会产生后有了人与人之间的交往，社交礼仪也随之产生和形成。在原始社会，"礼"最初是一种意向与习惯。例如，当不同部落的人相遇时，如果双方都无恶意，便伸出手掌，让对方抚摸手掌心，表示没有武器。这一动作从偶然地表示某种意向到成为习惯，已逐渐演变成如今非常普及的握手礼，表示对别人的友好与接纳。

二、社交礼仪的基本原则

社交是社会上人与人之间的交际往来，是文明社会的需要。社交礼仪就是人们在社会交往活动过程中形成的应共同遵守的行为规范和准则，从而使交际双方能够愉快合作、相互理解，达到交际的目的，实现和谐的愿望。

在日常生活工作中，我们常常用办事的成功率来评价一个人的社交魅力，这是有一定道理的。人们的各种交际活动自始至终都有一些具有普遍性、共同性和指导性的规范可循，这就是人际交往的一般原则。这些办事顺利的人，在很大程度上都取决于他们对这些原则的掌握和运用。只有这样才能在社会人际交往中一帆风顺、得心应手。

1. 热情真诚原则

热情待人、以诚相见是人际交往的基本原则之一。在人际交往中，我们必须抱有积极热忱、以诚待人的态度。热情，就是提倡微笑待人。人的一生中处处需要他人的帮助，热情周到、主动和善会让人感到温暖，但热情过度，轻易许诺自己办不到或不能办的事情来显示自己对别人的热情，也是不妥的。失信的承诺好比一张空头支票，只能取悦一时。真诚是对人对事的一种实事求是的态度，是待人真心实意的表现。因此，在社交中要不说谎、不虚伪，信守约定、讲究信用。为此，要做到以下三点：一是谨慎许诺，一切从自己的实际能力以及客观可能出发，切勿轻易许诺。二是如约而行，承诺一旦做出，就必须兑现，做到"言必信、行必果"。三是对失约致歉，有约难履行要及时如实地做出解释，并郑重其事地向对方致以歉意。唯有如此，才能赢得交往对象的好感和信任，也才能被交往对象理解和接受。

2. 尊敬平等原则

在社交活动中，礼仪必须讲究尊敬平等的原则。在日常的社交活动中，不可伤害他人的尊严，更不能侮辱他人的人格，不能因自己优于别人而傲视一切、我行我素、忘却应有的礼仪，也不能因他人比自己优越就屈膝相迎、忘记人与人之间人格上的平等。不要厚此薄彼，更不能以貌取人，或以职业、地位、权势压人。而是应该处处时时平等待人、主动帮人。可以说掌握了平等待人原则就等于掌握了礼仪的灵魂。

3. 宽容自律原则

宽容是感情的黏合剂，是一条重要的社交原则。它需要宽宏大度，需要严于律己，需要容人之短。宽容的实质是宽宏，是克制自己尊重他人。一般来说，交往双方由于立场、观点、思想存在一定的差距，这种差距会在交往者之间产生思想隔阂，甚至会使关系僵化。如果处处斤斤计较，时时以怨报德，则会很快破坏人际关系，妨碍社交活动的顺利开展，因此人际交往中必须做到宽容忍让。当然，宽容忍让绝不是要人们放弃原则，去迁就不良现象。宽容忍让是表现出一种得理且让人的高尚境界。得理不让人，则反变为"失礼"。在社交场合中，一方面要坚持求同存异，不求全责备，不过分苛求，正所谓"水至清则无鱼，人至察则无徒"。另一方面要用内心的道德信念和行为修养准则来约束自己的行为，严于律己，实现自我管理、自我教育，为双方的交往创造一种良好的氛围。

4. 主动适度原则

社交活动要积极参与、力争主动，促使社会中人与人之间的联系更密切。这样既可获得各种信息，增强社交的适应性，又能为社会的发展施展自己的才华。如亲友有困难时主动相帮，节假日邻里之间互相串串门、谈谈心等，以此来增进友谊，拓展社交的渠道。但是，凡事过犹不及。运用礼仪时要适度、因人而异，要统筹考虑时间、地点、环境等因素。如在与人交往时，要自尊但不能自负；要坦诚但不能粗鲁；要信人但不能轻信；要活泼但不能轻浮；要谦虚但不能拘谨；要老练稳重但不能圆滑世故。也就是说社交活动要注意分寸、要符合社交规范的要求。如有些人在见面时握手时间过长，或是见谁都主动伸手，不讲究主次、长幼、性别；告别时一次次地握手或不停地感谢。

三、社交礼仪的特点

1. 普遍性

社交礼仪的存在具有普遍性。古今中外，凡是有人类生活的地方，就存在各种各样的礼仪规范。从政治、经济、文化领域，到人们的日常生活，礼仪无处不在，无时不有。它不以人的意志为转移，它约束着人们的行为规范，反映着人们对真善美的追求愿望。如最简单的问候语"你好""再见"等，这几乎是全世界通用的一种问候礼节。

2. 规范性

社交礼仪的规范性，是指人们在社交场合待人接物时必须遵守的行为要求。在人际交往的具体细节上，怎样做才符合礼仪，有其约定俗成的具体规定。这种规范不仅支配着人们的各种行为，而且也是衡量他人、判断自己是否自律、敬人的惯用形式。如在得到他人的帮助时，应说声"谢谢"；赴约一定要准时等。

3. 多样性

社交礼仪是一种规范，不同领域、不同行业都有相应的行为规范要求。由于社交礼仪是随着人类社会的发展和进步而逐渐形成的，因而其表现形式也是多种多样、丰富多彩的。军队有军队礼仪，服务行业有服务行业礼仪。从语言表达礼仪到文字表达礼仪，从风俗礼仪到宗教礼仪等，在不同的国家、不同的场合，其表达方式也有所不同。如在人们常见的交往礼仪中，仅见面时的礼节就有握手礼、点头礼、拱手礼、合掌礼、亲吻礼等，这些都反映出礼仪的多样性。

4. 民族性

由于各地区、各民族文化与习俗存在差异，不同的民族就形成了不同的礼仪。社交礼仪在不同的民族有不同的表现形式，各民族都有特定的社交礼仪。"入乡随俗""客随主便"等谚语就说明了社交礼仪具有民族性的特点。因此，人们应当相互学习、相互尊重、求同存异。

5. 双向性

社交礼仪有相应的交际对象，具有两个或两个以上的人才能构成交际的最基本单位。单个人所进行的活动虽然会涉及其他人，但不属于交际。交际的一方发出的信息刺激会引起另一方心理和行为上的反应，这种反应又会作为新的信息刺激作用于前者，由此产生双方的相互作用与相互影响。

6. 目的性

人类按照自己的目的进行某种交际是客观的要求，因而人的任何交际活动都是由特定的交际动机推动的，是为了满足某种需要。动机所指向的目标可能是物质的也可能是精神的。这种交际的目的性是人类区别于其他动物的显著标志。

四、社交礼仪的意义

随着现代社会文明程度的提高，人们对社交礼仪越来越重视，学习社交礼仪也就显得极为重要。其意义主要有：

1. 协调人际关系，促进事业成功

美国著名成人教育家卡耐基曾经说过："一个人事业的成功，只有15%由他的专业技术所决定，另外的85%则是靠人际关系。"而礼仪规范、礼仪活动对人际关系的调节有着重要的作用。一方面，礼仪作为一种规范、秩序，对人们之间的相互关系起着固定、维护和及时调整的作用。如父母爱子女，子女敬父母，君子有成人之美等。另一方面，如果人际关系中出现不和谐，或者需要与不熟悉、不了解的人合作，就要借助某些礼仪形式、礼仪活动去化解矛盾，建立新的人际关系。因此，社交礼仪在促进交往的进一步发展，造就和谐、完美的人际关系方面起着非常重要的作用。

2. 加强信息传递，适应发展需求

礼仪是一种信息性很强的行为，每一种礼仪行为均可以表达一种甚至多种信息。如一句问候语、一次握手、一身服饰打扮等礼仪行为，在不同的场合所传递的信息是截然不同的。如何在这种交往的条件下，实现有礼有节的人际交往，实现"人和"的境界，学好礼仪显得尤为重要。

3. 推进文明建设，优化社会环境

建设社会主义精神文明，是社会主义现代化事业不可缺少的重要内容，这是需要全体社会成员参与的极其宏伟的系统工程。习近平总书记对精神文明建设高度重视，提出精神文明建设一定要"虚功实做"。一般而言，在社会交往中，礼仪行为反映一个人的教养、整体素质和文明程度。提倡礼仪的学习、运用，与推进社会主义两个文明建设和公民道德建设是相互的、一致的。所以，遵守社交礼仪，运用社交礼仪，将有助于净化社会风气、优化社会环境。

第二节　交际礼仪

一、介绍礼仪

所谓介绍，就是自己主动沟通或是通过第三人从中沟通，使双方建立关系的社交形式。它是社交中最常见也是最重要的礼仪之一。介绍在人与人之间起到了桥梁与沟通作用，几句得体的介绍能为彼此的深入交往奠定基础。

（一）介绍的作用

1. 人与人交往的起点，能缩短彼此的距离

初次见面，彼此互不认识，陌生人之间或多或少总有些隔阂、疏远或防范的感觉。而这些感觉只有通过介绍，彼此知道对方的基本情况之后才会逐渐消失。比如新老师的第一堂课，如果能先做一番诙谐的自我介绍，便能一下拉近与同学们之间的距离，有利于将来教学工作的开展。

2. 社会交际活动的关键环节，是进入社交大门的一把钥匙

在许多社交场合，人们通过介绍迅速建立起信任和了解，为深层次交往起到铺垫作用。

3. 能扩大社交的范围，加快彼此之间的了解

在一个较为陌生的社交场合，许多人相互不认识，看到别人谈笑风生，自己无从插话时会感到索然无味。但通过他人的介绍后，社交的范围立即扩大了，对那些

原本陌生的人开始有所接触，也为今后的联系创造了条件。

（二）介绍的形式和内容

在现实生活当中，介绍的形式非常多，一般可以分为正式介绍和非正式介绍、自我介绍和他人介绍、集体介绍和个别介绍、要点介绍和一般介绍。这里只谈自我介绍和他人介绍。

1. 自我介绍

自我介绍是在必要的场合自行担任介绍的主角，将自己介绍给其他人，使对方了解、认识自己。自我介绍实际上就是一种自我推荐。人与人之间的相识交往，都是以自我介绍为起点。良好的自我介绍可促使社交活动更顺利地开展。

自我介绍的内容很多，一般说来有姓名、籍贯、年龄、职业、工作单位、毕业学院、工作经历、特长爱好等。确定自我介绍的内容要根据实际的需要或繁或简。护理人员在医院导诊、在护士站迎接患者、到外单位联系工作、演讲、会议发言之前以及参加朋友聚会时的自我介绍都应有所区别。自我介绍时要注意方式方法。粗俗无礼的自我介绍会引起对方的不快，甚至会被关闭交往的大门。工作时的自我介绍，表情要真诚、坦然、亲切，眼睛要看着对方，不要毛手毛脚、不知所措、面红耳赤，更不能表现出一种随随便便、满不在乎的样子。例如在护理站，病人来了之后，护理人员应赶快起身迎上去并进行自我介绍："您好，我叫××，是内科护士，需要帮助的话，我会随叫随到。"

2. 他人介绍

他人介绍指通过第三人为相互不认识的双方引见、介绍的一种形式。在他人介绍中，为他人做介绍的第三人为介绍者，而所介绍的双方是被介绍者。在为他人做介绍时，介绍者应当恰当谨慎地处理介绍的内容。

（1）正规性介绍：通常指在正式、郑重的场合中进行的介绍，内容多是双方的姓名、单位、职务等。例如："我来给两位介绍一下。这位是某医院的内科主任某某医生，这位是内科的护士长某某女士。"

（2）一般性介绍：指在非正式的社交场合中所做的介绍，内容往往相对简单，一般只介绍姓名，甚至只需要提到姓氏，接下来则由被介绍者见机行事。例如："我来介绍一下，这位是小张，这位是老黄，你们互相认识一下吧。"

（3）有重点的介绍：在比较正规的场合，介绍者有备而来，有意将某人推荐给他人，在内容方面除了介绍被介绍者的姓名之外，往往还会强调其优点。例如："这位是李丽护士，这位是 A 公司的董事长王亮先生。李护士毕业于上海医科大学护理系，是我科护理技术督导，现在是您的责任护士。"（如图 2-1、2-2，见视频 2-1）

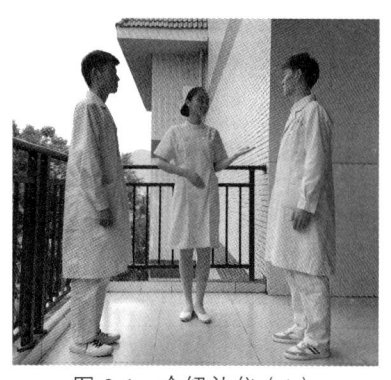
图 2-1 介绍礼仪（1）
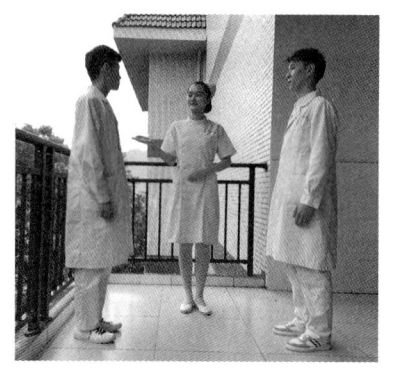
图 2-2 介绍礼仪（2）

视频 2-1
介绍礼仪

（三）介绍的要求及注意事项

介绍时要注意称呼。在社交场合，对男性成年人尊称"先生"，对已婚女性应该尊称"夫人"，"女士"是对一般女性的尊称。若有职称或领导职务，则称呼职称或者领导职务更显尊敬。如果在非正式场合，或者大家都是年轻人，可以不那么拘泥。

在具体介绍时，护理人员应该有礼貌地举右手示意，做到自然、诚恳、亲切；而且眼神要随手势投向被介绍的对象，而不应该用手指指划，或显得不耐烦、不庄重、过分随便，否则是对被介绍方的失礼。

作为介绍者，介绍前就应该了解被介绍双方的姓名和工作单位等详细情况，否则是最大的失礼行为。

在做介绍时语音要清晰，语言要得体。只有话语清晰自然，语言文雅得体、合乎礼节，才能让对方听清听懂。

二、握手礼仪

握手是社交活动中重要的礼仪规范。在社交活动中，握手礼仪体现的是优良的文化传统和高尚的道德风貌。

握手，看似普通的礼节，内涵却十分丰富。如见面寒暄，别离告辞，祝贺慰问等都会使用。有时，在某些特殊的场合也会习惯以握手为礼，它是人们在社交场合常用的礼仪，是沟通思想、交流感情、增进友谊的重要方式。

（一）握手的原则

握手遵循国际上通用的"尊者决定"的基本原则，即通常由位尊者先伸手，反之则是失礼的表现。

（二）握手的场合

遇到较长时间没见面的熟人；在比较正式的场合和认识的人道别；在以本人作

为东道主的社交场合,迎接或送别来访者时;拜访他人后在辞行的时候;被介绍给不认识的人时;在社交场合偶然遇上亲朋故旧或上司的时候;别人给予你一定的支持、鼓励或帮助时;表示感谢、恭喜、祝贺时;对别人表示理解、支持、肯定时;得知别人患病、失恋、失业、降职或遭受其他挫折时;向别人赠送礼品或颁发奖品时等。

(三)握手的次序

握手应该讲究先后次序。通常情况下,若对方是长者、贵宾、领导,则最好等对方先伸出手来,再与之相握,切不可伸手求握。

1. 男女之间

作为女性,一般不要主动与男性握手,如果是社交场合的需要,则应先伸出右手,轻轻一握即可。倘若男性已先伸出右手,出于礼仪,就应伸手呼应,避免对方尴尬;实在不愿与之握手,也要向对方点头示意或鞠躬致意,或者说"对不起,我的手弄脏了,真是不好意思"来掩饰,避免对方不悦。

2. 主宾之间

宾客来访时,通常情况下,主人可以先向宾客伸出手来握手以示欢迎;而在客人告辞时,则应由客人首先伸出手来与主人相握用来表示再见之意。

3. 上下级之间

上下级之间握手一般应由上级先伸手,下级方可与之相握。如果上级不止一个人,握手顺序应由职位高低来决定,如职位相当则可按一般的习惯顺序,也可由一人介绍,再一一与之相握。

(四)握手的要领

1. 握手的仪态

与人握手时,应面带微笑,注视对方双眼,并且神态专注、表情友好自然,同时向对方问好;握手者应起身站立,彼此间距离为一米左右为佳,以表示对对方的尊重,但与悲伤者、失败者握手时表情要自然,不能微笑。

2. 握手的时间

握手的时间在 3 秒钟以内。如果是普通关系,则握手时间较短;如果关系比较亲密,可上下轻摇数次,但一般不超过 3 秒钟。

3. 握手的力度

握手时力量应适度。如果是一般关系,双方握手时只需稍稍用力一握即可;如需要向交往对象表示友好,应当稍许用力;如果在正式场合或彼此关系密切,所用的力量可稍大一些,并可上下轻摇几下;而与异性或初次相识者握手时,则不可用力过大。

4. 握手的方式（见视频2-2）

（1）单握式。

① 平等式握手：手掌垂直于地面，拇指与其余四指略分开，四指并拢，手掌和手指全面接触对方的手，适当用力相握。此方式最为常用。（如图2-3）

视频2-2
握手礼仪

② 抠心式握手：两手相握，双手掌相互缓缓滑离，手指在双方手心适当停留，此方式常用于关系亲密者之间。（如图2-4）

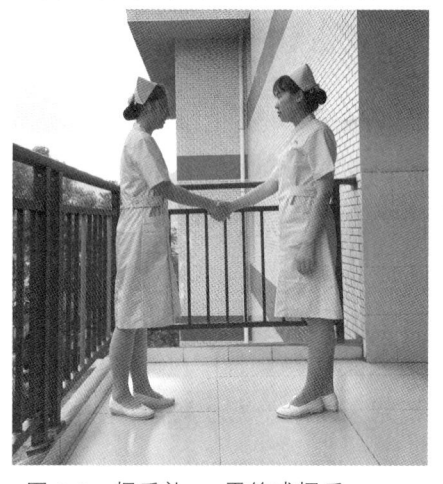

图2-3 握手礼 平等式握手

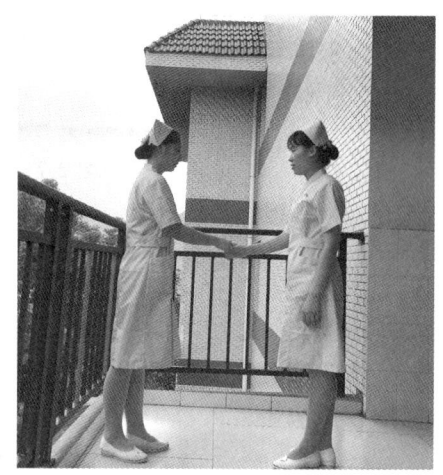

图2-4 握手礼 抠心式握手

③ 控制式握手：掌心向下握住对方的手，表现摇出较强的控制欲，一般不可随意采用这种方式握手。（如图2-5）

④ 亲密式握手：双方掌心相握，此方式常用于爱人之间。（如图2-6）

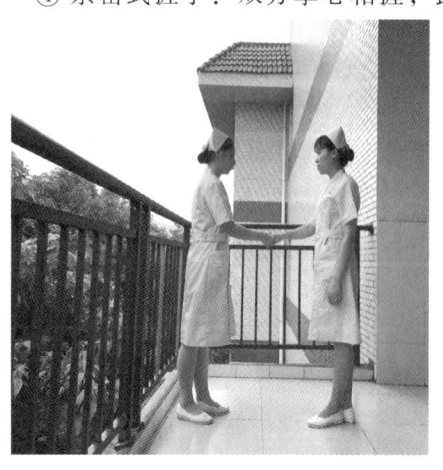

图2-5 握手礼 控制式握手

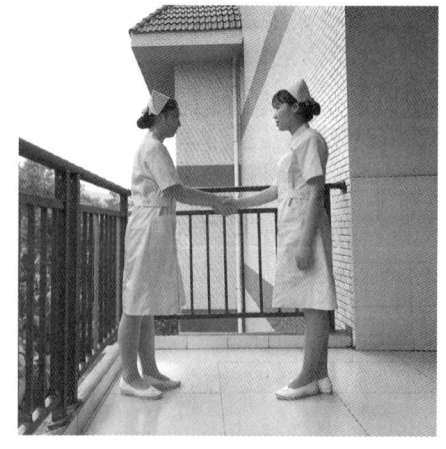

图2-6 握手礼 亲密式握手

（2）双握式：用右手握住对方右手后，再以左手握住对方右手的手背。这种方式适用于下级对上级、晚辈对长辈，也适用于亲朋旧故之间，能够表达热情、诚挚之情和友好、敬重之意。在西方，这种方式又称为"外交式握手"。政治家们为了笼

络人心，表现出自己的亲和力，一般也会采用这种方式握手。（如图2-7）

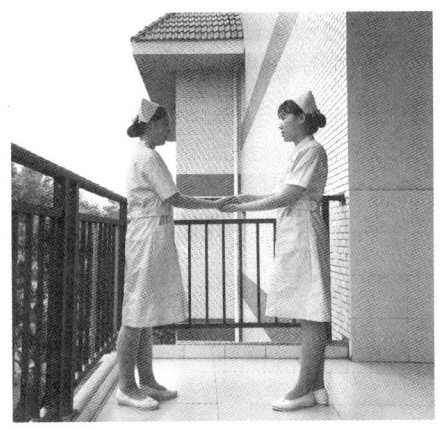

图2-7 握手礼 双握式握手

（五）握手的禁忌

我们在行握手礼时应努力做到合乎规范，避免犯下述失礼的禁忌。

1. 忌左手相握

不要用左手相握，尤其是和阿拉伯人、印度人打交道时，因为在他们看来左手是不干净的。右手相握时，左手也不要放在衣袋里。

2. 忌戴手套、墨镜握手

不要在握手时戴着手套或墨镜，只有女士在社交场合戴着薄纱手套握手才是被允许的。

3. 忌仅握手指尖

不要在握手时仅仅握住对方的手指尖，好像有意与对方保持距离。正确的做法是握住整个手掌，即使对异性也应这样。

4. 忌拒绝握手

一般不要拒绝握手，即使有手疾、汗湿、弄脏了手等不便与之握手或者实在不愿与之握手情形，也要向对方点头示意或鞠躬致意，还要向对方说一声"对不起，我的手现在不方便"，以免对方不悦。

三、称谓礼仪

称谓，指人们在日常交往之中彼此间的称呼语。称谓是在对亲属、朋友、同事或其他有关人员称呼时所使用的一种规范性礼貌语，它能恰当地体现出当事人之间的隶属关系，是表现律己、敬人的一种行为准则，也是个人素质和修养的外在表现。

不同的称谓常常能传递某种特殊的礼仪，它能直接传达出你对待对方的态度。

一个小小的称呼就能让对方感受到你的敬意、你的热情。你的态度是友善的还是敌对的，是尊敬的还是轻慢的，是热情的还是冷漠的，都能从你的称呼以及相应的语气中表达出来。所以一个得体的称呼会令交际双方如沐春风，为以后的交往打下良好的基础，而一个不恰当或者错误的称呼，可能会令对方心里不悦或引起对方的反感，而直接影响到彼此以后的交往及亲疏关系。

（一）称谓礼仪的内容

人际交往，礼貌当先；与人交谈，称谓当先。选择正确、适当的称呼，既反映了自身的教养，又体现出对他人的重视程度，有时甚至还体现出双方关系所发展到的具体程度。

1. 通行称，也称为"泛尊称"

它通常适用于各类被称呼者，如"同志""师傅""老师"。而在交往对方身份不明确的情况下，可以以性别相称，如"某先生""某女士"；对文艺界、教育界人士以及有成就、有身份的人，称"老师"；对有身份的人或年纪大的人，应称"先生"。

2. 姓氏称

对年长者称呼要恭敬，为表示亲切，不要直呼其名，可在姓氏前加"老"或"大"对其称呼，如"老刘""大王"等；对德高望重的人，可在姓氏后加"公"或"老"，如"李老""张公"。称呼时态度要诚恳，表情要自然，体现出你的真诚。称呼朋友、熟人，应亲切、友好，才能不失敬意。对关系密切的平辈，或者是长辈对晚辈，年纪较大、职务较高、辈分较高的人对年龄较小、职务较低、辈分较低的人可直呼其姓名或不带姓直呼其名，这样会更显得亲切，也可以在姓氏前加"小"，如"小谭"；对任何朋友、熟人，都可以用人称代词"你""您"相称。以"您"称呼他人，是为了表示自己的恭敬之意。对长辈、平辈，可称其为"您"；对待晚辈，可称为"你"。

3. 职位称

在人际交往中，此类称呼最为常用。意在表示交往双方身份有别，用于正式场合的交往，如"老板""经理"等。也可加上姓，如"王老板""李经理"。对政界人士的称呼，可以用姓氏（或姓名）+行政职务的方式，如"陈书记""薛主任""王护士长"等。

4. 职称称

对于具有技术职称者，特别是具有高、中级技术职称者，在工作中可直称其技术职称，以示对其敬意有加，如"教授""工程师"等。也可在前面冠以其姓，如"李教授""王工程师"等。某些极其正式的场合，也可在职称前冠上全名，以免与同姓者混淆。

5. 职业称

对教师、法官、律师、医生这些社会地位较高、受人尊敬的职业，可以用姓氏+

行业名称的称呼,例如"王律师""李医生"等。

6. 头衔称(学衔、军衔、警衔)

在高校中,一般以学衔作为称呼,可增加被称呼者的权威性,也可在学衔前加上姓氏或姓名,如"王博士",但对学士和硕士不称呼学衔。对军人,可以用姓氏+军衔的称呼,如"王将军";也可用军衔+先生称呼,如"少将先生";还可直呼军衔,如"上尉""少校"等。

7. 亲属称或类亲属称

对于邻居、至交以及长辈的朋友,可用令人感到信任、亲切的称谓,如"爷爷""奶奶""伯伯""大妈""大爷""叔叔""阿姨"等类似血缘关系的称呼。也可以在这类称呼前加上姓氏,如"王爷爷""李奶奶""赵叔叔""郭阿姨"等。有时称对方"兄""姐",自己未必比对方年龄小。如对方为女性,且比自己年龄大,可通称为"阿姨""大姐",这种称呼避免了对方是否结婚的问题。但需要注意的是,很多人都希望自己比实际年龄小,所以称呼时一般按年轻的称呼去称呼对方。

(二)称谓的顺序

尊长、后辈、上级、下属各有各的一套称呼,在需要同时称呼多名交往对象时,要注意称呼顺序,一定要分清主次、由主到次、依次而行。从称呼顺序中我们可以看到国人对尊卑长幼等礼法习俗的重视。

1. 由尊而卑

称呼多名人士时,应当从其地位较高者开始称呼,自高而低,按顺序进行。

2. 由疏而亲

被称呼的多名人士与自己存在亲疏之别时,为避嫌疑,一般应当先称呼其中与自己关系生疏者,再称呼其中与自己关系亲近者。

3. 由近而远

有时不便细分多名被称呼者的尊卑、亲疏,那么则不妨以对方距离自己的远近来进行,即先称呼距离自己最近者,然后依次称呼距离自己较远者。

4. 统一称呼

在一些特殊情况下,对多名称呼者不必一一称呼,或者不便一一称呼时,则可采用统一称呼对方的方式作为变通。例如,以"诸位""大家""各位来宾""女士们""先生们"等方式直接称呼对方。

(三)不宜使用的称呼

1. 无称呼

在需称呼接待对象时,一定要有适当的称呼。不用任何称呼,或者代之以"喂"

"下一个""那边的"以及具体数字代号，都是极不礼貌的。

2. 替代性称呼

在任何情况下，当面以绰号称呼他人，都是不尊重对方的表现。对于关系一般的，不要自作主张给对方起外号，更不能用道听途说的外号去称呼对方，不能随便拿别人的姓名开玩笑，也不能以生理特征称谓。比如称呼"秃子""胖子""瘸子""四眼"等，都有失尊重。

3. 容易引起误会的称呼

因为习俗不同、关系不同、文化背景不同，容易引起误会的称呼平时不要随便使用。同志是我们很传统的一个称呼，同志就是志同道合者。有相同的政治信仰、理想、爱好等，都可称为同志。而在海外的一些地方，它就不适于使用了。"同志"有了一种特殊的含义——同性恋。还有"小姐"一词，在《现代汉语词典》中，"小姐"被解释为对未婚女子的称呼。在50多年前，一名女性被称为小姐，要么是大家闺秀，要么是小家碧玉，而现在"小姐"一词因为其暗含的贬义而被很多女性所忌讳。

4. 不当的简称

在正式场合，称呼不宜随意简化。例如，把"张局长""王处长"称为"张局""王处"，把"范局长"称为"范局"就显得不伦不类。

5. 距离不当的称呼

在接待活动中，若是与仅有一面之缘者称兄道弟，便是使用距离不当称呼的表现，应当避免使用此种称呼，尤其是在正式交际场合，某些称呼不宜使用，如"兄弟""朋友""哥们儿""姐们儿""死党"等。这些称呼让人感觉不正规，当然，在私下里某些轻松的场合是可以使用的。

（四）称呼的禁忌

1. 错误的称呼

一忌误读。一般表现为念错被称呼者的姓名。有些姓氏是多音字，不知道的人很容易犯下错误，引起不必要的尴尬。比如"芮""查""盖""单"等，这些姓氏就极易弄错。为了避免这种情况的发生，对于不认识的字，事先要有所准备；如果是临时遇到，就要谦虚请教。

二忌误会。主要指对被称呼者的年纪、辈分、婚否以及与其他人的关系做出了错误判断。比如，将未婚妇女称为"夫人"会让对方很不高兴。相对年轻的女性都可以称为"女士"，或"美女"等这样对方也乐意听。

2. 不通用的称呼

有些称呼具有地域性特征，不宜不分对象、不分地域地滥用。在中国，东西南北地域不同，称呼就有很大的差异性。比如山东人喜欢称呼"伙计"，但南方人把"伙计"理解为"打工仔";北方人习惯称呼成年女性为"大姐",男性为"大哥",而南方人习惯称呼为"小姐""女士"和"先生"。东西方国家也有差异,中国人把配偶经常称为"爱人",但在外国人的意识里,"爱人"是"第三者"的意思。

3. 使用不当的称呼

工人可以称呼为"师傅",北京人到现在还喜欢称呼"师傅",如"王师傅""李师傅",听起来很是亲切;道士、和尚、尼姑可以称为"出家人"。但如果用这些来称呼其他人,可能会让对方产生自己被贬低的感觉。

四、名片礼仪

名片是一个人身份的象征,是重要的书面介绍材料,当前已成为人们社交活动的重要工具。因此,名片的递送、接受、存放要讲究社交礼仪。

(一)名片的递送

在社交场合,名片是自我介绍的简便方式。交换名片的顺序一般是:"先客后主,先低后高"。当与多人交换名片时,应依照职位高低的顺序,或是由近及远依次进行,切勿跳跃式地进行,以免对方误有厚此薄彼之感。名片的递送应在介绍之后,在尚未弄清对方身份时不应急于递送名片,更不要把名片视同传单随便散发。递送名片要建立在双方均有结识意愿并想保持联系的前提下,如果在对方并没有意愿的情况下递送名片,则有故意炫耀之嫌。

递交名片时应起身站立,名片举至胸前,上身前倾15度左右,注视对方,面带微笑,以双手(有些国家用右手,但切不可用左手)拇指和食指执名片两角递给对方;递出名片的同时顺带说一句:"我叫×××,这是我的名片""我的名片请您收下""请多多关照"之类的客气话。此外,自己的名字中如有生僻字或特别读法的字,在递送名片时不妨加以说明,也顺便把自己"推销"一番,使人有亲切感。递出名片后要给对方留足读名片的时间,之后再问对方:"我能拥有一张您的名片吗?"(如图 2-8,见视频 2-3)

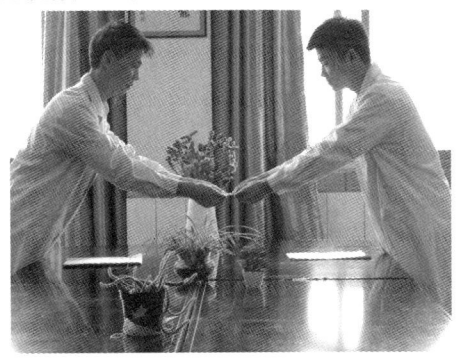

图 2-8 名片礼仪

视频 2-3 名片礼仪

（二）名片的接受

名片代表主人，所以应该像其主人一样得到尊重。当他人表示要递名片给你或和你交换名片时，应立即停止手中所做的事情，起身站立或欠身，面含微笑，目视对方，用双手的拇指和食指接住名片下方两角，并说"谢谢"之类的客气话。随后有一个认真阅读名片的过程，用半分钟左右的时间从头至尾认真默读一遍。遇有显示对方荣耀的职务、头衔时可轻轻读出声，以示敬仰。若遇到不会读的字，可当场请教对方。阅读名片最好依此程序：看名片—看对方—再看名片，把名片与人对应起来，使对方产生一种受重视的满足感。然后，回敬一张本人的名片，如身上未带名片，应向对方表示歉意。

（三）名片的存放

接过别人的名片切不可随意摆弄或扔在桌子上，也不要随便地塞在口袋里或丢在包里。应放在西服左胸的内衣袋或名片夹里，以示尊重。

（四）名片的索要

1. 交易法

这是一种很常见的方法。先把自己的名片递给对方，并说："我叫××，这是我的名片"。根据礼节上"有来有往"的原则，对方也会回递名片。

2. 谦恭法

当自己与对方之间的地位有落差时，可以用激将法，但是一定要注意说话的语气，做到委婉、谦虚，比如可以说："尊敬的××先生，很高兴认识您，不知是否有幸跟您交换一下名片？"出于礼貌，对方一般会递送名片。

3. 联络法

就是以保持联络为由向对方索要名片，比如可以说："认识您很高兴，不知道怎么跟您联系比较方便？"对方明白用意，自然会递送名片。

五、鞠躬礼

鞠躬礼即弯身行礼，它源于中国的商代，是一种古老而文明的对他人表示尊敬的郑重礼节。

（一）鞠躬礼的分类及适合场合

1. 三鞠躬

身体上部向前下弯约 90 度，然后恢复原样，如此连续三次。三鞠躬的使用场合比较严谨，仅在婚丧礼仪中使用。

婚嫁场合的三鞠躬，又称为三叩拜。即"一拜天地"——表示感谢天地提供了生存环境，为婚姻祝福；"二拜高堂"——表示感谢父母的养育之恩，让父母接受祝福；"三拜对方"即"夫妻对拜"——表示双方不但接受对方的优点更要接受对方的缺点，互敬互爱、共同祝福、相伴永远。

丧事场合的"三鞠躬"即"三叩首。""一鞠躬"——敬畏天地；"二鞠躬"——哀悼死者；"三鞠躬"——抚慰家属。

2. 深鞠一躬

身体上部向前下弯约15度至90度，几乎适用于一切社交和商务活动场合。

普通的社交场合，晚辈对长辈、学生对老师、下级对上级、表演者对观众等都可行鞠躬礼。领奖人上台领奖时，向授奖者及全体与会者鞠躬行礼；演员谢幕时，对观众的掌声常以鞠躬致谢；演讲者也用鞠躬来表示对听众的敬意。

（二）鞠躬礼仪的要求

1. 鞠躬有先后

鞠躬一般是在相对的两个或两部分人之间进行。虽然双方可以同时向对方行鞠躬礼，但更多的是有先有后的。一般来说，应该是由辈分、地位或职务较低的一方先向辈分、地位或职务较高的一方行鞠躬礼，然后才是对方反过来鞠躬还礼。

2. 受礼需回礼

无论什么人在接受鞠躬礼后都应该有所回应。如果受礼之后不回应，或是熟视无睹，则是对施礼者的不尊重或藐视，是极不应该的。

3. 鞠躬有深浅

所谓的深浅，是指鞠躬时身体弯曲的角度有大有小、可大可小。一般身体弯曲角度的大小与两个因素有关，一是与表达情意的轻重程度成正比，角度越大情意越重。二是与施礼者的地位高低成反比。角度越大者则地位越低，角度越小者则地位越高。比如，师生之间行鞠躬礼，学生应该先向老师鞠躬，而且鞠躬要比较深；教师随后回礼，但鞠躬比较浅，甚至只需欠一欠身或点点头。

4. 鞠躬要认真

行鞠躬礼时双脚要并拢，呈立正姿势，男士双手自然下垂贴放于身体两侧，女士的双手下垂搭放在腹前。面带笑容，目视受礼者，以腰部为轴，整个腰及肩部向前倾15度至90度，目光向下，同时问候"您好""早上好""欢迎光临"等问候语，尔后恢复立正姿势，并双眼礼貌地注视对方。戴帽者应先取下帽子再行鞠躬；鞠躬时不可嚼口香糖或其他东西；在有些场合（如参加葬礼、追悼会）行鞠躬礼时表情要严肃、庄重，不可嘻嘻哈哈。（如图2-9，见视频2-4）

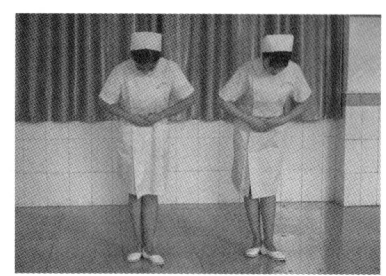

图 2-9 鞠躬

视频 2-4 鞠躬

六、通信礼仪

通信礼仪通常分为：手机电话礼仪、短信礼仪、电子邮件礼仪、社交软件（微信、QQ）礼仪。

（一）手机电话礼仪

在当今社会，电话已日益普及，它是人们进行社交活动不可缺少的工具，人们越来越依赖使用电话来进行交流。如果不懂得拨打电话的礼节和要求，就会直接影响社交的效果。

1. 接电话的要求（见视频 2-5）

电话铃声响起就应该立即接听，尤其是急诊的 120 电话。一般来说，在电话铃响三遍之前就应该拿起话筒，三遍以后就该道歉说："对不起，让您久等了"。这是避免让打电话的人产生不良印象的一种礼貌。如果电话响了三遍后才做反应会导致对方感到焦急或不愉快，会对社交活动产生不利的影响。

视频 2-5
接听电话礼仪

接电话时要仔细聆听对方讲话。作为受话人，在通话过程中，要细心听对方讲话，并及时作答，给对方以积极的反馈。在接急诊电话时，由于病情危急，家属往往心慌意乱，有时会出现只讲人病急，最后连家庭详细地址，如楼房、单元、房号都未说明的现象，此时护理人员一定要追问地址方位、病人急症大致情况，并准确记录，以便采取相应措施。若通话听不清或者意思不明白时，要马上告诉对方。若接到打错的电话也要轻声告知对方再挂电话。

要掌握好接听电话的态度和语气。打电话时看不见对方的表情反应，只能借助对方的反应做出判断。因此接听电话时应拿捏好应诺的语气、态度、音量，态度要热情，语气要柔和。如果语气粗暴或者音量过小，对方会认为你不愿意接听对方的电话，是有失礼仪的行为。

接完电话时要让对方先挂电话。如果有特殊情况要先结束通话应加以解释、致歉。通话结束，在对方放下话筒后，再轻轻地放下电话。如果对方没有讲完，自己先挂断电话，是极不礼貌的表现。

热情代转电话，做好笔记。如果对方请你代转电话，应该弄明白对方是谁，要找什么人。要准备笔记本，记录内容，并将这些内容完整地转告给要接电话的人。

2. 打电话的要求

打电话的时间要适宜。打电话的时间要尽量避开上午 7 点前，晚上 10 点以后。同时还应该避开吃饭时间。对于有午休习惯的人，也应该避开其午休时间段。此外，电话交谈的时间不宜过长，应言简意赅，事情说清楚就可以了。

打电话要注意语言和语调。特别注意语气要自然温和、吐字清楚、语调适中，能使对方听清楚听明白。同时，还要注意礼貌用语。

利用电话作为社交手段时，主要应该注意：礼貌用语、语言简练、逻辑性强。只有这样，才能与现代文明相吻合。

3. 公共场合的电话礼仪

手机铃声不要选择怪异声音，公共场合最好调成振动模式。

聚餐时，不要埋头玩手机，不要将手机摆在桌面上。有来电要接或拨打电话时，要向其他人说一声："抱歉，我出去一下"。如果你的电话来电太频繁，要把手机调成静音或者干脆关机，等用餐结束再回复。

（二）邮件礼仪

电子邮件属于重要文档，通常被人们视为信件的代替品，也可以成为法律上的证据，因而电子邮件的重要性不容小觑。一封好的电子邮件需使用和现代书信一样的格式：顶格写敬语称呼——冒号；另起一行缩两格（问好）——正文——结尾空两格写（此致、顺祝、恭祝）——另起一行顶格写（安好）——署名——日期。电子邮件发完，建议打电话确认是否收到邮件。

（三）社交软件礼仪

微信、QQ 是普及性很高的社交软件，和其他通信方式比，它们有个特点是可以使用表情符号。遇到不好回答、一下子不知道如何回应的时候，可以用一些有意思的表情符号展示你的幽默与亲近。现在很多人通过微信来问候，微信的问候内容比短信内容可以稍长一些，格式相似。别人转发的问候语只能借鉴，不能完全复制，那样显得没有诚意。

七、馈赠礼仪

礼物，是一种友情的表示，中国早就有"投之以桃，报之以李"的诗句。在日常交际中，人们喜欢以馈送礼物的形式来表达彼此间的情谊。"千里送鹅毛，礼轻情意重。"礼物已成为人际交往中传递情感、表达友谊不可或缺的媒介。赠送礼物不仅能起到沟通感情和保持联系的作用，还能表现馈赠者的品质和诚意。

馈赠是人们在交往过程中通过赠送给交往对象礼物来表达对对方的尊重、敬意、友谊、纪念、祝贺、感谢、慰问、哀悼等情感与意愿的一种交际行为。得体的馈赠，恰似无声的使者，给交际活动锦上添花，给人们之间的感情和友谊注入新的活力。认真研究和把握馈赠的基本原则，是馈赠活动顺利进行的重要前提条件。因此，馈赠应遵循一定的馈赠礼仪规范。

（一）礼物的选择

馈赠礼物是一门艺术，自有其约定俗成的规矩，送给谁、送什么、怎么送都很有讲究，绝不能瞎送、胡送、滥送。根据古今中外一些成功的送礼经验和失败的教训，我们应该注意下述原则：

1. 轻重原则——礼轻情意重

礼物有贵贱厚薄之分，有善恶雅俗之别。礼物的贵贱厚薄，往往是衡量交往双方的诚意和情感浓烈程度的重要标志。然而礼物的贵贱与其价值并不总成正比。因为礼物是言情寄意表礼的，是人们情感的寄托物。人情无价而物有价，有价的物只能寓情于其身，而无法等同于情。

也就是说，就礼物的价值含量而言，礼物既有其物质的价值含量，也有其精神的价值含量。"千里送鹅毛"的故事在我国妇孺皆知，被标榜为礼轻情意重的楷模和学习典范。"折柳相送"也常为文人津津乐道。我们提倡"君子之交淡如水"，提倡"礼轻情意重"。一般情况下，我们既要注意礼轻情意重，又要入乡随俗地择定不同轻重的礼物。

2. 时机原则

就馈赠的时机而言，及时适宜是最重要的。中国人很讲究"雨中送伞""雪中送炭"，即要注重送礼的时效性，因为只有在最需要时得到的才是最珍贵的，才是最难忘的。

我国是一个节日较多的国家，在传统节日相互赠送相应的礼品，会使双方感情更为融洽。另外，在对方的某些纪念日，以礼品相送也会起到很好的效果。

因此，要注意把握好馈赠的时机，包括时间的选择和机会的择定。一般说来，时间贵在及时，超前滞后都达不到馈赠的目的；机会贵在事由和情感及其他需要的程度。"门可罗雀"时和"门庭若市"时，人们对馈赠的感受会有天壤之别。所以，对于处境困难者的馈赠，其所表达的情感就更显真挚和高尚。

3. 实用原则

同一切物品一样，当礼以物的形式出现时，礼物本身也就具有了价值和实用价值。就礼物本身的实用价值而言，人们经济状况不同、文化程度不同、追求不同，对于礼物的实用性要求也就不同。

一般说来，物质生活水平的高低，决定了人们精神追求的不同。在物质生活较为贫寒时，人们多倾向选择实用性的礼品，如食品、水果、衣料、现金等；在生活水平较高时，人们则倾向于选择艺术欣赏价值较高、趣味性较强和具有思想性、纪念性的物品为礼物。

因此，应视受礼者的物质生活水平，有针对性地选择礼物。如古人说："宝刀赠壮士，红粉送佳人。"

4. 意义原则

礼物是感情的载体。任何礼物都表示送礼人的特有心意，或酬谢、或求人、或联络感情等。所以，选择的礼物必须与心意相符，并使受礼者觉得礼物非同寻常，倍感珍贵。实际上，最好的礼物应该是根据对方兴趣爱好选择的，富有意义、耐人寻味、品质不凡却不显山露水。因此，选择礼物时要考虑它的思想性、艺术性、趣味性、纪念性等多方面的因素，力求别出心裁，不落俗套。

5. 习俗原则

因人因事因地施礼，是社交礼仪的规范之一，对于礼物的选择，也应符合这一规范要求。礼物的选择，要针对不同的受礼对象区别对待。一般说来，对家贫者，以实惠为佳；对富裕者，以精巧为佳；对恋人、爱人、情人，以纪念性为佳；对朋友，以趣味性为佳；对老人，以实用为佳；对孩子，以启智新颖为佳；对外宾，以特色为佳。

（二）馈赠的要素

赠送礼物时要考虑馈赠对象、馈赠目的、馈赠内容、馈赠时机、馈赠场合、馈赠方式六个要素，使馈赠达到最佳效果。

1. 馈赠对象

馈赠对象即馈赠客体，是赠物的接受者。馈赠时要考虑到馈赠对象的性别、年龄、职位、身份、性格、兴趣、品味等因素。

2. 馈赠目的

馈赠目的即馈赠动机。任何馈赠都是有目的的，或为表达友谊，或为祝颂庆贺，或为酬宾谢客，或为慰问哀悼。馈赠动机应高尚，以表达情谊为宜。

3. 馈赠内容

馈赠内容即馈赠物，是情感的象征或媒介，包括赠物和赠言两大类。赠物可以是一束鲜花、一张卡片或一件纪念品。赠言则有多种形式，如书面留言、口头赠言、临别赠言、毕业留言等。馈赠时，应考虑赠物的种类、价值的大小、档次的高低、包装的式样、蕴含的情义等因素。

4. 馈赠时机

馈赠时机即馈赠的具体时间和情势，主要应根据馈赠主客体的关系和馈赠形式来把握。

5. 馈赠场合

馈赠场合即馈赠的具体地点和环境，主要应区分公务场合与私人场合，根据馈赠的内容和形式来选择适当的场合。

6. 馈赠方式

馈赠方式主要有亲自赠送、托人转送、邮寄运送、电话委托赠送等。

(三) 馈赠的规范

要使交往对象愉快地接受馈赠，并不是件容易的事情。因为即便你是在馈赠原则指导之下选择了礼品，如果不讲究赠礼的艺术和礼仪，也很难使馈赠成为社会交往的手段，甚至会适得其反。那么，馈赠时应注意哪些艺术呢？

1. 注重礼品的包装

精美的包装不仅使礼物的外观更具艺术性和高雅的情调，并显现出赠礼人的文化和艺术品位，而且还可以使礼品产生和保持一种神秘感，既有利于交往，又能引起受礼人的兴趣和探究心理及好奇心理，从而令双方愉快。好的礼物若没有讲究包装，不仅会使礼物逊色，其内在价值也会大打折扣，使人产生"人参变萝卜"的缺憾感，而且还易使受礼人轻视礼物的内在价值，而无谓地折损了由礼品所寄托的情谊。

2. 选择赠礼的场合

赠礼场合的选择是十分重要的，尤其那些出于酬谢、应酬或有特殊目的的馈赠，更应注意赠礼场合的选择。通常情况下，当众只给一群人中的某一个人赠礼是不合适的。因为那会使受礼人有受贿和受愚弄之感，而且会使没有受礼的人有受冷落和受轻视之感。给关系密切的人送礼也不宜在公开场合进行，只有那些能表达特殊情感的特殊礼品，方才在公众面前赠予，因为这时公众已变成你们真挚友情的见证人。如一本特别的书，一份特别的纪念品等，最好当着受礼人的面赠礼。赠礼是为巩固和维持双方的关系，赠礼也必须是有针对对象的。因此，赠礼时应当着受礼人的面，以便于观察受礼人对礼品的感受，并适时解答和说明礼品的功能、特性等，还可有意识地向受礼人传递你选择礼品时独具匠心的考虑，从而激发受礼人对你一片真情的感激和喜悦之情。

3. 讲究赠礼的姿态

只有那种平和友善的态度、落落大方的动作和伴有礼节性的语言表达，才是令赠受礼双方所能共同接受的。那种做贼式地悄悄将礼品置于桌下或房中某个角落的做法，不仅达不到馈赠的目的，甚至会适得其反。

4. 注意赠礼的时机

一般说来，应在相见或道别时赠礼。

(四) 受礼的规范

1. 欣然接受,深表谢意

受礼者应在赞美和夸奖声中收下礼品,并表示感谢。一般应赞美礼品的精致、优雅或实用,夸奖赠礼者的周到和细致,并致以感谢之辞。双手接过礼品,视具体情况或拆看或只看外包装,还可伴有请赠礼人介绍礼品的功能、特性、使用方法等的邀请,以示对礼品的喜爱。

2. 学会拒绝,委婉谦和

因某种原因,不能接受他人赠送的礼物时,应用委婉、不失礼的语言,向对方暗示难以接受对方的好意,或说明缘由,以使赠送者不再坚持。如果当场不好拒绝,还可采用事后退还法或礼物交换法,给对方留有情面,以免尴尬。退还礼物最好在接受礼物24小时以内完成,切勿将退还的礼物私下拆封,更不可用过之后再退还。

3. 礼尚往来,平等交往

只要不是贿赂性礼品,一般不要拒收,找机会回礼就是了。接受他人礼物后,可在适当的时候、以合适的方法回赠对方。回赠的时间可在客人临别时,或登门回访时,也可以在对方有婚事、喜事时作为贺礼回赠。赠品可选择大致等价的礼物,或能表达谢意或敬意的礼物还礼。

(五) 馈赠的禁忌

各个民族、国家的不同礼品有着不同的象征意义,因而在挑选礼品时,要充分考虑到这些特点。馈赠前一定要了解受礼者的喜好,尤其是禁忌。

1. 数字禁忌

中国人普遍有"好事成双"的说法,因而凡是大贺大喜之事,所送之礼,均好双忌单。西方人普遍忌讳"13";印度人不喜欢"6"和"8",他们认为"6"代表疾病,"8"代表死亡。

2. 色彩禁忌

白色虽有纯洁无瑕之意,但中国人比较忌讳,因为在中国,白色常是悲哀之色和贫穷之色;同样,黑色也被视为不吉利,是凶灾之色、哀丧之色;而红色,则是喜庆、祥和、欢庆的象征,受到人们的普遍喜爱。欧美人也不喜欢黑色,但喜欢白色,他们认为白色象征纯洁。巴西人不喜欢紫色和黄色,认为紫色是悲伤,黄色是凶色。法国人认为黄色代表不忠诚。泰国人和德国人忌讳红色。日本人不喜欢绿色。

3. 物品禁忌

我国人民还常常讲究给老人不能送"钟",给夫妻或情人不能送"梨",因为"送钟"与"送终","梨"与"离"谐音,是不吉利的。我国的佤族,在日常生活中还忌讳以辣椒、鸡蛋为馈赠物。这是因为旧时部落间交战，常以送辣椒表示宣战，复仇则先送给对方鸡蛋，因而平时忌讳送这两种物体。

类似的习俗在西方也有。在西方习俗中，不能以手帕、刀剑和伞作为礼物。在日本，不能把梳子送人。因为日文中的梳子发音与"苦死"相同，意为极其辛苦。在欧美国家的风俗中，一般忌讳送服饰、香皂、内衣等物品。送这类物品，会被认为涉及个人的私生活。欧美人尤其忌讳向妇女赠送内衣、香水，除非夫妻、情人之间，否则会被看作是很失礼的。

4. 图案禁忌

英国人忌用大象图案，瑞士人忌用猫头鹰图案，阿富汗人忌讳猪狗图案，澳大利亚人忌讳兔子图案，馈赠时切忌把这些图案送给这些国家的人。

送礼时切记不要冒犯对方的禁忌，否则不仅会让人误会、令人不快，甚至可能引起纠纷和冲突。受礼方的禁忌，就是因某原因（尤其是文化因素）而对某些事物所产生的顾忌。礼物禁忌按照产生的原因大概可分为两种：一是纯粹由受礼人个人原因所造成的禁忌，例如某些方面的自尊和偏见造成的禁忌。二是因风俗习惯、宗教信仰、文化背景以及职业道德等形成的公共禁忌，这一点在送礼物给外国人、外地人时尤其要注意。

第三节　公共场所礼仪

一、交通礼仪

（一）何谓交通礼仪

交通礼仪是指在道路交通活动中，交通参与者以约定俗成的程序方式来表现的律己敬人的过程。公共交通是大众集中的一个地方，注重礼仪很重要。

（二）交通礼仪的本质

交通礼仪的实质归纳起来有三个字："敬""让""畅"。

1. 敬

"敬"就是要在道路交通活动中尊重社会，敬畏生命，尊敬每一个人，包括交通警察、交通设施维护者、司乘人员和路人。

2. 让

"让"就是要相互礼让和谦让，车行于人行横道前应礼让行人，在狭窄道路会车时谦让对方，遇消防车、救护车等特殊车辆执行紧急任务时靠边让道，乘坐公共交通工具时为有需要的人士让座。

3. 畅

"畅"就是指交通的顺畅和心情的舒畅。

因为"让",少了乱插乱挤,少了剐蹭,少了堵塞,带来的是快捷的、高效率的交通生活。出行顺畅了,交通参与者的心也就舒畅了。

"敬"、"让"、"畅"是由内心意识到外在言行,再到呈现结果,既是一种因果关系,也是一种良性循环。

(三) 交通礼仪的具体要求

1. 候车时的文明礼仪

候车时要在站台或指定地点等候车辆,不要站在车道上候车。排队候车,按先后顺序上车,不要拥挤。

2. 上下车的文明礼仪

等车辆停稳后,依序上下车,不要争先恐后。遇太拥挤的车辆不要强行上车,若强行攀上车门,容易发生危险。上下车时,先下后上,不要争抢;由前门上车,后门下车。礼让妇女、老人和孩子先上车。上下车要礼让,不乱跑,不乱跳。扶助老弱妇孺、残障者先上车。下车后不要从车前或车后穿越道路,等车开走后才可通过。

3. 车内的文明礼仪

上车后尽量往里走,不要站在车门口。乘客乘车应文明礼貌,主动给老、弱、病、残、孕及抱婴者让座。上车后应当注意乘车安全和妥善保管好所带财物,不要把头、手、胳膊伸出窗外。乘客应遵守公共道德,不要在车内嬉戏、大声喧哗,车厢内禁止吸烟,不得随地吐痰,乱扔果皮纸屑等杂物,不得兜售商品和散发广告。在车厢内不要和司机闲谈及妨碍驾驶员正常操作。不要为同伴预占座位。保持车厢和站点的环境卫生。雨雪天妥善放置所携雨具,以免影响他人。

4. 自驾车的文明礼仪

自驾车时,要自觉遵守道路交通安全法规,服从交通信号、交通标志和交通警察的指挥,不随意停放。对待交警要礼貌、友善,发生纠纷时不要纠缠或采取粗鲁、过激的言行。驾车者要相互礼让,不抢道、不斗气、不来回穿梭。当有人超车时,应放慢速度为其提供方便。其他驾驶员遇到困难时,应及时伸出援手。礼让行人优先通行。下雨天经过积水路面时,应放慢速度行驶。只有在最需要的时候才使用喇叭,并且尽量少按、轻按。

5. 乘坐小轿车时座次安排的基本礼仪

如果是专职司机驾车,则贵宾专座应为后排右座,后排左座次之;如果是朋友亲自驾车,客人应坐在副驾驶位置以示对主人的尊重。

二、餐饮礼仪

有人说，判断一个人的教养只需要看他的吃相就行了。这说明在社会交往中，用餐礼仪也是衡量一个人礼仪教养的重要方面。

（一）中餐进餐礼仪

1. 宴请礼仪

在宴会的组织与进行过程中，公共关系人员或主人应注意一些礼节和行为规范，主要有以下几个方面：

（1）迎接宾客：公共关系人员应提前到达宴会地点，在一切安排就绪后，到门口准备迎宾。宾客到达时，作为主人应在门口热情相迎，问候、握手、寒暄几句以表示欢迎。

（2）引宾入席：基本上按照以右为尊的原则，将主宾安排在主人的右侧，次主宾安排在主人的左侧。一般是先引主宾，后引一般来宾依次入座。如果有女宾，则先引女宾后引男宾入座。参加人数较多的宴会，主人应安排桌签以供客人确认自己的位置。

（3）上菜：主宾及大部分客人落座后便可上菜。上菜一般是从女主宾开始，如果没有女主宾则从男主宾开始。上菜一般从主宾的左边上，饮料从右边上。新上的菜要先放在主宾面前，并介绍名称。如果上全鸡或全鱼菜时，应将其头部对准主宾或主人。宴会行将开始时，应为所有来宾斟酒。

（4）交流：宴会是一种社交场合，在餐桌上要关心别人，尤其要招呼两侧的女宾；口内有食物时应避免说话和敬酒；宴会上应营造和谐温馨的氛围，避免涉及死亡、疾病等影响用餐气氛的话题。

（5）布菜：主人可为身边的客人布菜。布菜应使用公勺或公筷。布菜时要照顾到客人的饮食偏好，如果客人不喜欢或者已经吃饱，不宜再为客人夹送。

（6）敬酒：主人先为主宾斟酒，若有长辈或者贵客在座，主人也应先为他们斟酒。主人为客人倒酒时，客人以手扶杯表示恭敬和致谢。首次敬酒由主人提议，客人不宜抢先；敬酒以礼到为止，各自随意，不宜劝酒。

（7）散席：一般由主人表示宴会结束，主人、主宾离座后，其他宾客方可离开。当主宾及客人休息片刻准备告辞时，主人及接待人员应送到门口，握手话别。

2. 赴宴礼仪

（1）仪表：应注意仪表修饰，尽可能整齐、干净、美观地赴宴。

（2）守时：遵守时间，既不要过早，给人急于就餐的感觉；又不能迟到，对主人和来客不礼貌。可以比主人约定时间提前一会儿到。

（3）到达：到达赴宴地点后应向主人打招呼，并对其他宾客笑脸相迎。如果需要，应在接待桌上签名。

（4）交流：宴会开始前，可与邻近来宾交谈、自我介绍，不要把自己封闭起来不与他人交流。

（5）入席：入席要遵守主人的安排，不要随意乱坐。如果邻座是女性或年长者，应抽开座椅，主动协助他们先坐下。

（6）进食：无论何类宴会，入座后要等主人招呼后才可以开始进餐。当主人为自己夹菜时应礼貌道谢。

（7）敬酒：当主人起身敬酒时，应暂停进餐，注意倾听。碰杯时，主人和主宾先碰。人多时可同时举杯示意，不一定碰杯。

（8）散席：散席时要与主人道别，不要悄无声息地离开。在没有宣布宴席结束时，即使吃饱了，也不要擅自离席。

在中餐礼仪中，无论是宴请礼仪还是赴宴礼仪，都应特别注意一些用餐礼仪细节。用餐时，注意自用餐具不可伸入公用餐盘取菜舀汤，应使用公筷公匙；筷子不能一横一竖交叉摆放，也不能插在饭碗里，用餐途中因故离开餐桌，要把筷子轻轻搁在餐盘边；在品尝菜肴后再决定是否添加佐料，未尝之前就添加佐料被视为对烹调者的不尊重；夹菜应看准下筷，不宜随意翻拣；小口进食，避免大口嚼咽；切忌用手指剔牙，可以使用牙签并以手或手帕遮掩，牙签使用后折断放在接碟中；喝汤时不要使劲地喝，如果汤太烫，可稍后再喝或用汤勺，切勿用嘴去吹；若不慎将汤汁、酒水溅到他人衣物上，应表示歉意，如对方是异性，不必亲自为其擦拭，请服务员帮助即可；如吃到不洁或有异味的食物，不要大呼小叫，应取用餐巾纸吐出包好后处理掉；结账时，应避免争抢付账，未征得主人的同意，不宜代付账。

（二）西餐礼仪

在社会交往日益广泛的今天，西餐对于我们来说已经并不陌生。西餐是对西式饭菜的一种约定俗成的统称，其基本特点是要用刀叉进食。总体上讲，西餐的礼节比中餐更为严格。根据社交礼仪的规范，要吃好西餐并不失风度，就必须对西餐的菜序、西餐的餐具和西餐的进餐要求有一定程度的了解。

1. 西餐的菜序

西餐的菜序是指西餐用餐的先后顺序。与中餐相比，西餐的菜序有明显的不同。中餐往往是一桌子菜，上满了大家慢慢吃，而西餐是吃一道上一道。通常，一顿便餐由下列五道菜肴构成：开胃菜、汤、主菜、甜品、咖啡。

（1）头盘。

头盘也称开胃菜，一般有冷盘和热盘之分，常见的品种有鱼子酱、鹅肝酱、熏健鱼、鸡尾杯、奶油鸡酥盒、焗蜗牛等。

（2）汤。

汤大致可分为清汤、奶油汤、蔬菜汤和冷汤四类。品种有牛尾清汤、各式奶油汤、海鲜汤、美式蛤蜊汤、意式蔬菜汤、俄式罗宋汤、法式葱头汤等。

（3）副菜。

通常水产类菜肴与蛋类、面包类、酥盒菜肴均称为副菜。西餐吃鱼类菜肴讲究使用专用的调味汁，品种有秘粗汁、荷兰汁、酒店汁、白奶油汁、大主教汁、美国汁和水手鱼汁等。

（4）主菜。

肉、禽类菜肴是主菜。其中最有代表性的是牛肉或牛排，肉类菜肴配用的调味汁主要有西班牙汁、浓烧汁精、蘑菇汁、白尼丝汁等。禽类菜肴的原料取自鸡、鸭、鹅。禽类菜肴最多的是鸡，可煮、可炸、可烤、可焗，主要的调味汁有咖喱汁、奶油汁等。

（5）蔬菜类菜肴。

蔬菜类菜肴可以安排在肉类菜肴之后，也可以与肉类菜肴同时上桌。蔬菜类菜肴在西餐中称为沙拉，一般用生菜、番茄、黄瓜、芦笋等制作。还有一类是用鱼、肉、蛋类制作的，一般不加味汁。

（6）甜品。

西餐的甜品是主食后食用的。从真正意义上讲，它包括所有主菜后的食物，如布丁、冰淇凌、蛋糕、水果等。

（7）咖啡。

饮咖啡一般要加糖和牛奶。

注意没有必要全部菜式都点，点太多却吃不完反而显得失礼。前菜、主菜加甜点是最恰当的组合。

2. 西餐的餐具

不同国家、地区的菜肴，在用餐时借助的餐具往往大不相同。有的餐式要用筷子，有的餐式要用刀叉，有的则需要直接用手来取食。使用刀叉进餐是西餐最重要的特征之一。除了刀叉之外，西餐的主要餐具还有餐匙、餐巾等。

（1）刀叉。

刀叉是对餐刀、餐叉两种餐具的统称。二者既可以配合使用，也可以单独使用。不过，在更多的情况下，刀叉是同时配合使用的。

① 刀叉的摆放拿取：在正规的西餐宴会上，通常讲究吃一道菜更换一副刀叉。也就是说，吃每道菜时，都要使用专门的刀叉。既不可以胡拿乱用，也不可以从头至尾只用一副刀叉。

在一般情况下，享用西餐正餐时，每位用餐者面前餐桌上的刀叉主要有：吃黄油所用的餐刀、吃鱼所用的刀叉、吃肉所用的刀叉、吃甜品所用的刀叉等。它们不但形状各异，更重要的是其摆放的具体位置也各不相同，这一点对于正确地区分它们尤为重要。吃黄油所用的餐刀没有与之相匹配的餐叉，它的正确位置是横放在用餐者左手的正前方。吃鱼所用的刀叉和吃肉所用的刀叉，应当餐刀在右、餐叉在左分别纵向摆放在用餐者面前的餐盘两侧。餐叉应处于吃黄油所用餐刀的正下方。有时，在餐盘左右两侧分别摆放的刀叉会有三副之多。要想不把它们拿错，其实一点儿也不困难。关键是要记住，应当依次分别从两边由外侧向内侧取用。吃甜品所用的刀叉，应于最后使用。它们一般被横向放置在用餐者面前的餐盘的正前方。

② 刀叉的使用：使用刀叉，一般有两种常规方法可供借鉴。其一，叫作英国式。它要求在进餐时，始终右手持刀，左手持叉，一边切割，一边叉而食之。人们通常认为此种方式较为文雅。其二，叫作美国式。它的具体做法是：右手拿刀左手拿叉，一口气把餐盘里要吃的东西全部切割好，然后把右手中的餐刀斜放在餐盘前方，将左手中的餐叉换到右手里，用餐叉进食。

在以刀叉用餐时，不论采用上述哪一种方式，都应注意以下五点：第一，在切割食物时，不可以弄出声响；第二，在切割食物时，要切记双肘下沉，切勿左右开弓。否则，一是有碍于人，二是举止不雅，三是可能使正在被切割的食物"脱逃而去"；第三，被切割好的食物，应刚好适合一次入口，切不可叉起食物之后，再一口一口咬着吃。应当以叉铲着食物吃，不能用刀扎着吃；第四，要注意刀叉的朝向：将餐刀临时放下时，不可刀口外向；双手同时使用刀叉时，叉齿应当朝下；右手持叉进食时，则应叉齿向上；第五，掉落到地上的刀叉切勿再用，可请侍者另换一副。

③ 刀叉的暗示：使用刀叉，可以向侍者暗示用餐者是否吃完了某一道菜肴。具体方法是：与人攀谈时，应暂时放下刀叉。将刀放在右边、叉放在左边，刀口向内、叉齿向下，呈汉字的"八"字形状摆放在餐盘之上。它的含义是：此菜尚未用毕。但要注意，不可将其交叉放成"十"字形。西方人认为，这是令人晦气的图案。如果吃完了，或不想再吃了，则可以刀口内向、叉齿向上，刀右叉左地并排纵放，或者刀上叉下地并排横放在餐盘里。这种做法等于告知侍者，请他连刀叉带餐盘一块收走。

（2）餐匙。

匙也叫调羹，品尝西餐时，餐匙是一种不可或缺的餐具。学习餐匙的使用应重点掌握其摆放、用法两大问题。

① 餐匙的摆放。

在西餐的正餐里，一般至少会出现两把餐匙，它们形状不同、用途不一，还有各自的既定摆放之处。一把个头较大的餐匙叫作汤匙，通常它被摆放在用餐者右侧的最外端，与餐刀并列纵放。另一把个头较小的餐匙则叫作甜品匙，在一般情况下，它应当被横向摆放在吃甜品所用刀叉的正上方，并与其并列。如果不吃甜品，用不上甜品匙的话，有时它也会被个头同样较小的茶匙所取代。

② 餐匙的用法。

使用餐匙，有下述几点必须予以高度重视。第一，餐匙除可以饮汤、吃甜品之外，尽量不要直接舀取其他食物。第二，已经开始使用的餐匙，切不可再放回原处，也不可将其插入菜肴、主食，或是令其"直立"于甜品、汤盘或红茶杯之中。第三，使用餐匙时，要尽量保持其周身的干净。第四，用餐匙取食时，动作应干净利索，切勿在甜品、汤或红茶之中搅来搅去。第五，用餐匙取食时，务必不要过量，而且一旦入口，就要一次将其用完。不要反复品尝一餐匙的食物。餐匙入口时，应以其前端入口，而不是全部放入口中。第六，不能直接用茶匙去舀取红茶饮用。

3. 餐巾

餐巾，在西餐餐具里，是一个发挥多重作用的重要角色。以下，将主要介绍餐巾的铺放和餐巾的用途两个方面的问题。

（1）餐巾的铺放。

西餐里所用的餐巾，通常会被叠成一定的图案，放置于用餐者右前方的水杯里，或是直接平放于用餐者右侧的桌面上。它们面积上有大、中、小之分，形状上也有正方形与长方形之别。不论是大是小，还是何种形状，餐巾都应被平铺于自己并拢的大腿上。使用正方形餐巾时，应将它折成等腰三角形，并将直角朝向膝盖方向。若使用长方形餐巾，则可将其对折，然后折口向外平铺。尤其要注意，在外用餐时，一定不要把餐巾掖于领口，围在脖子上，塞进衣襟内，或是担心其掉落而将其系在裤腰上。

（2）餐巾的用途。

在正餐里，餐巾所发挥的作用主要有如下几方面：

① 用来为服装保洁。将餐巾平铺于大腿之上，就是为了"迎接"进餐时掉落下来的菜肴、汁汤，以防止其弄脏自己的衣服。

② 用来擦拭口部。在用餐期间与人交谈之前，应先用餐巾轻轻地揩一下嘴。女士进餐前，可以用餐巾轻印一下口部，以除去唇膏。以餐巾揩口时，其部位应大体固定，最好只用其内侧。通常，不应以餐巾擦汗、擦脸或擦手。特别要注意，不要用餐巾去擦餐具，那样做等于向主人暗示餐具不洁，会让主人感到难堪。

③ 用来掩口遮羞。在进餐时，尽量不要当众剔牙，也不要随口乱吐东西。万一非做不可时，应以左手拿起餐巾挡住口部，然后以右手剔牙，或是以右手持餐叉接住口中之物，再将其移到餐盘前端。倘若在这些过程中没有遮掩，是颇为失态的。

④ 用来进行暗示。在用餐时，餐巾可用来进行多种特殊暗示。最常见的暗示又分三种：

第一，暗示用餐开始。西餐大都以女主人为"带路人"，当女主人铺开餐巾时，就等于是在宣布用餐开始了。

第二，暗示用餐结束。当主人，尤其是女主人把餐巾放到餐桌上时，意在宣告用餐结束，请各位离桌。其他用餐者用餐结束，亦可以此法示意。

第三，是暗示暂时离开。若中途暂时离开，一会儿还要回来继续用餐，可将餐巾放置于本人座椅面上。见到这种暗示，侍者就不会马上"撤席"，而会维持现状不变。

（三）西餐的进餐要求

吃西餐，尤其是参加正式的西餐宴会，礼仪方面的要求既繁多又严格。扼要而论，一般人在吃西餐时，须谨记的礼仪要求有如下四点。

1. 举止高雅

由于正统的西餐礼仪出自古代宫廷，要求用餐者严格约束个人举止，力求高雅。

进餐时和用餐具时不要发出声音。

2. 衣着考究

吃西餐时，特别是赴宴时，西方人非常讲究个人的穿着打扮。根据用餐规模、档次的不同，用餐时的衣着也不尽相同。大体上说，可有礼服、正装、便装之分。目前，在隆重的宴会上，往往要求穿礼服；在普通的宴会上，通常要求穿正装；在一般性的聚餐时，可以穿便装。

3. 尊重女性

如果说中餐礼仪讲究尊重长者的话，西餐礼仪则讲究尊重女性。通常体现在下列三方面：第一，在西餐宴请活动中，女主人往往处于"第一顺序"。第二，在吃西餐时，不论是否相识，男士都有扮演"护花使者"的义务，要处处积极、主动地对女士多加照顾。第三，正规的西餐厅里是一概不使用女侍的。

4. 积极交际

参与西餐宴会，除了品尝美食之外，不要忘记进行适当的交际活动。不要只吃不说，或是只找老朋友、年轻貌美的异性交谈，而对其他人不置一词，积极与周围的人进行交谈才比较礼貌（见视频2-6）。

视频 2-6
日常交往礼仪

三、会议礼仪

会议礼仪，是参会人员在召开会议前、会议中、会议后应注意的事项，是职场中人必须掌握的基本礼仪之一。其基本的礼仪规范有六个方面。

1. 会议前精心准备

（1）会议之前要确定会议主题与议题，明确会议目的。

（2）确定会议的最佳时间，考虑主要领导人能否缺席。

（3）确定会议所需用品和设备，必备用品包括文具、桌椅、茶具、扩音设备、照明设备、空调设备、投影和音像设备。

（4）确定与会人员名单：根据会议的性质、议题、任务来确定与会人员，包括出席会议和列席会议人的名单。

（5）确定会议地点：根据会议的规模、规格、内容来确定，同时还要考虑政治、经济、环境等因素。

（6）拟发好会议通知：提前一定时间发好会议通知，让与会者有所准备。会议通知必须写明时间、地点、会议主题、会议期间的活动安排等内容。

2. 会前周到细致的接待

比较正规的会议，从筹备时起，就必须安排专人负责接待工作，这是会议能否举行成功的重要因素之一。选择知礼守礼和执行能力强的人员负责接待工作,组成接待小组,会议接待方必须要有一个接待行程的安排。这个安排一般应包括:对来客基本情况的介绍,一般应该准备一份来客名录,内容应包括姓名、性别、年龄、民族、单位、部门、职务。这些内容中最重要的,一是年龄,接待方据此将安排食宿和行程,如果来者年龄偏大,则不应安排过于紧张的行程;二是职务,接待方据此落实相应的接待标准;三是民族,接待方据此便于安排合适的食宿。

3. 会议的座次安排

国内会议座次安排一般都遵循"中央为上和前排为上"的原则,通俗的规范说法是:"中央高于两边,前排高于后排,左边高于右边",这是所有职场礼仪中最通行的一种礼仪规范。但是国际礼仪及涉外社交礼仪中的座次规范遵循的三项基本原则是:中央为上、前排为上、右边(指中央之人的右手边)为上。

4. 会议主持人的选择

会议能否取得成功,在很大程度上取决于主持人的水平和应变能力。譬如在会议进行之中,突然有代表提出异议,作为主持人是拒绝还是因势利导,能否顺势而为灵活处置,都考验他的应变能力。优秀的主持者要本着确保会议成功的宗旨,因势利导地处理好会议期间发生的任何突发性事件。

会议的主持一般分为两种:一是规格较高的商务或国际会议,以及所有高层次的政务会议,一般应选职位较高且具有一定声望的人来担任,这样做主要是为了彰显对会议的重视程度。二是一些商务会议、群众集会,可以选一些虽然没有什么职务职称,但却有一定影响和经验的人来担任,譬如可以选电视主播或电影演员之类的人,也可选具有一定知名度的人来担任。

5. 发言礼仪

发言顺序的排定可以有三种选择:一是无论政务、商务还是国际礼仪都遵循一般的排序原则,即由职务低者先讲,依次由低到高进行排序。二是某些特殊的场合,可以考虑按职务大小、地位高低,由高往低进行排序。特殊情况下,也可随机调整。三是纯艺术和学术的研讨会、各类协商协调会则不必拘礼,不分职务高低、年龄大小、男士女士,均可自由发言,甚至在意犹未尽之时可重复发言。

如果是按座席签依位次安排就座者的发言,可由主持人点名发言。发言者应当口齿清晰、抑扬顿挫、简明扼要、富有激情。如果发言者是从台下上台发言,则要求衣冠整洁、步态自然、刚劲有力、节奏有度。如果是书面发言,应当先抬头扫视一下会场再行开讲,切不可低头读稿、旁若无人,给人缺乏自信的感觉;如果是脱稿发言,应当正面注视听众,侃侃而谈,语速不可过快,以免给人紧张和缺乏经验的感觉,但语速也不可过慢,因为过慢会给人准备不周、腹中无物的感觉。讨论会上的自由发言,应当先行自我定位,寻找恰当时机再行发言,不能不顾一切地抢先发言。发言应当简短，观点应当鲜明，态度应当平和，忌词不达意、面无表情、咄咄逼人、啰啰唆唆。针对别人的批评发言时不能失态，应沉稳沉着，如确需解释的应当用平和的语调、诚恳的表情并选择适当时机发言。特别需要注意的是：无论哪种发言，在开讲前和结束时都必须使用形体语言和肢体语言（譬如鞠躬、挥手、鼓掌等）向听众致意和致谢。

6. 与会者的礼仪规范

所有与会者都必须衣着整洁、仪态大方、按时到会、进出有度、依照会议安排入席就座，不要与邻座小声说话，不要拨打或接听手机，也不要看与会议内容无关的材料或书籍，更不要在会议桌上打盹。每听完别人的发言时应当鼓掌致意，中途因故退场时应当设法向主持人或到会领导请假，得到同意后应轻手轻脚离开，以防影响旁人。

第四节　涉外礼仪

随着改革开放的不断发展，我国的涉外交往也日益增多，医院的对外交往也日益频繁，护理工作与国际的交流也不断增多。在对外交往过程中，护理工作者如何维护自身的形象，恰当地与交往对象沟通与交流显得越来越重要，因此，护理工作者应掌握外交活动中的礼仪规范，了解基本的涉外礼仪知识，适应涉外护理事业的发展和需要。

一、涉外礼仪的概念

涉外礼仪是涉外交际礼仪的简称，是指人们在涉外交往中，用以维护自身形象向交往对象表示尊敬与友好的约定俗成的习惯做法，其基本内容往往是国际交往惯例。

二、涉外礼仪的基本原则

1. 维护国家利益和保守机密原则

在对外交往中，应自觉维护国家、民族的利益，在尊重对方国家民族礼仪习俗、宗教信仰的同时，应当自觉维护国家尊严和利益。严守外事纪律，不随意同外国人谈论我国的内部消息，以免泄露党和国家机密。在接待外国患者和参观洽谈业务时，应从实际出发，划清机密与非机密的界限，注意内部信息和技术的保密。

2. 重视个人形象原则

在对外交往中，要十分重视个人的形象，养成良好的卫生习惯，言谈举止从容得体、堂堂正正、豁达开朗。对任何交往对象一视同仁、不卑不亢。因为个人的言行、举止、表情不仅真实地体现个人修养，还代表着地区、民族、国家的形象。

3. 实事求是原则

由于文化的差异，东方人待人接物一般讲究含蓄委婉、虔诚客套，而西方人却喜欢直率坦诚，对东方人的谦虚客套很不适应，在国际交往中常常由此产生误会，甚至闹出笑话、造成不快。因此，在与西方人打交道时，不能过分自谦，必须实事求是，有一说一，有二说二；既要讲优点、成绩，也要说缺点和不足之处，既报喜也报忧。实事求是不但不失面子，还能获得对方的信任和尊重。

4. 入乡随俗原则

世界各国的文化传统与我国有很大不同，在礼仪习俗上与我国存在很大差别。即使就欧美国家而言，不同的国度、民族，甚至同一国家的不同区域，其习俗也有区别。这就要求在与外宾进行交往时，首先需要了解和掌握对方的一些礼仪习俗和禁忌，做到入乡随俗、因人施礼，才不至于造成误解，甚至招惹麻烦。只有广泛了解外国礼仪礼节、风俗习惯，才能更好地交往和沟通。

三、涉外礼仪的具体要求

1. 信守约定

在人际交往中，应遵守"信守时间"的原则，这一点在国际交往中尤其重要。在跨国家、跨地区的人际交往中取信于人，是奠定交往对象彼此之间良好关系的基石。信守时间，遵守约定，是取信于人的一项基本要求。

2. 尊重隐私

在言谈话语中，要遵守"维护个人隐私"的原则。个人隐私，泛指个人不想告诉他人或不愿对外公开的个人情况，在许多国家，它是受到法律保护的。因此在与国际友人交往时应有意回避关于个人隐私的问题，如收入支出、年龄大小、家庭住址、个人经历、工作性质、宗教信仰、恋爱婚姻等。

3. 讲究礼宾次序

按照国际惯例，对出席活动的国家、团体、人士的位次按某些惯例进行排列，这种排列的先后次序被称为礼宾次序，为使国际交往顺利进行，必须讲究礼宾次序。

（1）在国际交往中，礼宾次序主要按宾客的身份与职务高低依次排列。在多边活动中，有时可按姓氏顺序排列；有时可按参加国的字母顺序（一般以英文字母为准）排列；有时可按代表团抵达活动地点的时间先后排列等。

（2）以右为尊。

所谓以右为尊即在涉外交往中，一旦涉及位置排列，原则上讲究右尊左卑。也就是说，右侧的位置在礼仪上总是要比左侧的位置尊贵。但在佩戴勋章时例外。勋章通常佩戴于左侧的衣襟上。

4. 尊重妇女，女士优先

在涉外社交活动中，应遵守女士优先原则。在社交场合，要求每一位成年男子，要尽可能地尊重妇女、体谅妇女、帮助妇女、照顾妇女、保护妇女，还要想方设法地替妇女排忧解难。

5. 热情有度，谦虚适当

与外国人交往时，我们要尽量表现出中华民族热情好客、友善谦虚的优良传统，但也要注意把握分寸，做到热情有度、谦虚适当，不要太过自谦。尤其是在护理过程中，过分的热情反而易使对方无所适从。

【知识拓展】

我国知名礼仪与公共关系专家、博士生导师金正昆教授曾说过："尊重上级是一种天职，尊重同事是一种本分，尊重下级是一种美德，尊重客户是一种常识，尊重所有人是一种教养。"

握手的起源：关于握手的起源有一些有趣的传说，其中比较流行的一种是：握手最早发生在人类刀耕火种的年代。那时，在狩猎和战争时，人们手上经常拿着石块或棍棒等武器。他们遇见陌生人时，如果大家都无恶意，就要放下手中的东西，并伸开手掌，让对方抚摸手掌心，表示手中没有武器。随着时代的变迁，这个动作就逐渐演变成今天的握手礼节。握手是我们日常生活中最常用的礼节。

不宜握手的几种情况：其一，对方手部有伤；其二，对方手里拿着较重的东西；其三，对方忙着别的事，如打电话、用餐、主持会议、与他人交谈等；其四，对方与自己距离较远。

鞠躬起源于中国。商代有一种祭天仪式"鞠祭"：祭品（猪、牛、羊等）不切成块，而将整体弯卷成圆形再摆到祭处奉祭，以此来表达祭祀者的恭敬与虔诚。这种习俗在一些地方一直保持到现在。人们在现实生活中，逐渐沿引这种形式来表达自己对地位崇高者或长辈的崇敬。

乘电梯礼仪口诀：

扶手电梯：靠右立，左通行。握扶手，企定定（站定不动）。顾长幼，策安全。遇跌落，按制动。升降电梯：先出后入，切勿拥挤。女士先行，礼让老弱。先入靠里，面门而立。门口按钮，顺手服务。如被等候，真心致谢。切勿高声，禁止吸烟。

乘飞机：首先，飞机起飞前要收好桌面，扶正椅背，并系好安全带，直到安全指示灯显示可以打开安全带为止。其次，空服人员会播放救生衣的使用及安全逃生的影像资料或亲自示范,要注意聆听讲解。再次,机舱内禁止使用手机及电子通信设备,因为这些设备会干扰机上设备。最后,机舱内、卫生间内禁止吸烟。

个人隐私八不问:不问收入支出、年龄大小、恋爱婚姻、健康状况、家庭住址、个人经历、信仰政见以及所忙何事。

【内容概述】

1. 社交礼仪是指人们在日常生活和社交活动中共同遵守的行为规范与准则。

2. 社交礼仪应遵循的基本原则主要包括热情真诚原则、尊敬平等原则、宽容自律原则、主动适度原则。

3. 社交礼仪能够协调人际关系,促进事业成功;加强信息传递,适应发展需求;推进文明建设,优化社会环境。

4. 介绍是人与人交往的起点,能缩短人们彼此之间的距离;介绍是社会交际活动的关键环节,是进入社交大门的一把钥匙;介绍能扩大社交的范围,加快彼此之间的了解。

5. 介绍礼仪分为自我介绍和他人介绍,自我介绍的常用方式有应酬式、公务式及社交式;他人介绍的常用方式有正式、一般式及重点式。

6. 握手礼遵循国际上通用的"尊者决定"的基本原则,是世界上最通用和最具有表现力的礼节,也是人们在社交活动中使用频率最高、适用范围最普遍的一种礼节。

7. 称谓礼仪的原则包括礼貌原则、尊敬原则及适度原则。

8. 名片的作用是介绍自己、结交他人、保持联系、通报变更,递交名片时,要遵循观察意愿、把握时机、讲究顺序、先打招呼、表示谦恭的礼仪要求。

9. 鞠躬礼是表示对他人敬重的一种郑重礼节,它既适用于庄严肃穆或喜庆欢乐的仪式,又适用于普通的社交和商务活动场合。

10. 馈赠是人们在交往过程中通过赠送给交往对象礼物来表达对对方的尊重、敬意、友谊、纪念、祝贺、感谢、慰问、哀悼等情感与意愿的一种交际行为。认真研究和把握馈赠的基本原则,是馈赠活动顺利进行的重要前提条件。

11. 交通礼仪是在道路交通活动中,交通参与者以约定俗成的程序方式来表现的律己敬人的过程。交通礼仪的实质,归纳起来有三个字敬"、"让"、"畅"。

12. 涉外护理礼仪的基本原则是相互尊重、尊重隐私、热情有度、信守承诺、女士优先、求同存异、尊重宗教、直率坦诚。

课后强化练习

一、选择题

1. 行鞠躬礼时弯腰的角度是（　　）。
   A. 15°~30°　　　　　　B. 15°~45°　　　　　　C. 30°~45°
   D. 15°~90°　　　　　　E. 30°~60°

2. 行鞠躬礼时与受礼者的距离是（　　）。
   A. 1米　　　　　　　　B. 1.5米　　　　　　　C. 3米
   D. 2米　　　　　　　　E. 两三步远

3. 鞠躬时，目光应该向（　　）看。
   A. 上　　　　　　　　　B. 下　　　　　　　　　C. 左
   D. 右　　　　　　　　　E. 前

4. 下列情况不需要行鞠躬礼的是（　　）。
   A. 下级向上级行礼　　　B. 晚辈向长辈行礼　　　C. 护士向患者行礼
   D. 学生向老师行礼　　　E. 长辈向晚辈行礼

5. 食用中餐时，上菜是从（　　）开始的。
   A. 女主人　　　　　　　B. 女主宾　　　　　　　C. 男主人
   D. 男主宾　　　　　　　E. 都可

6. 布菜时，应使用（　　）。
   A. 女主人的筷子　　　　B. 女主宾的筷子　　　　C. 男主人的筷子
   D. 男主宾的筷子　　　　E. 公用筷子

7. 食用中餐途中因故需要离开餐桌，要把筷子（　　）。
   A. 轻轻搁在餐盘边　　　B. 放在饭碗上　　　　　C. 插在饭碗中
   D. 一横一竖交叉放餐盘上　　　　　　　　　　　E. 用筷子敲击饭碗

8. 在大多数情况下，西餐正餐的第一道菜是（　　）。
   A. 主菜　　　　　　　　B. 开胃菜　　　　　　　C. 面包
   D. 汤　　　　　　　　　E. 甜品

9. 一般被横向放置在用餐者面前的餐盘的正前方的应是吃（　　）所用的刀叉。
   A. 甜品　　　　　　　　B. 肉类　　　　　　　　C. 开胃菜
   D. 鱼类　　　　　　　　E. 黄油

10. 下列哪一项不是西餐的进餐要求（　　）。
    A. 举止高雅　　　　　　B. 衣着考究　　　　　　C. 尊重女性
    D. 积极交际　　　　　　E. 遵守礼仪

11. 下列对于涉外礼仪的本质认识错误的是（　　）。
    A. 涉外礼仪的本质注重如何维持国家的主权
    B. 涉外礼仪的本质注重如何体现国家的尊严
    C. 涉外礼仪的本质注重以什么样的形式进行交往
    D. 凡是表达尊重、以示友好的行为和规范
    E. 涉外礼仪能反映一个国家的文明、文化程度和社会风尚

12. 下列对于"女士优先"原则描述错误的是（　　）。
    A. 在介绍时，先将女士介绍给男士　　B. 结伴而行时，让女士先走
    C. 吸烟前，应先征得在座女士的同意　　D. 男士的礼让具有绅士风度
    E. 尊重、照顾、体谅、关心、保护妇女

13. 下列对于"合十礼"描述正确的是（　　）。
    A. 盛行于英国等信奉基督教的国家
    B. 长辈见到晚辈，应长辈先行合十礼以表祝福
    C. 上级见到下级，应上级先行合十礼以示谦虚
    D. 如果对方向我们致以合十礼时，应以双手合十还礼
    E. 行礼时，两掌合拢于胸前，十指并拢向下，略向外倾斜，头略低，神情安详或面带微笑

14. 下列对于"亲吻礼"描述正确的是（　　）。
    A. 盛行于印度、尼泊尔等信奉佛教的国家
    B. 行吻手礼时，若女士先伸出左手作下垂式，男士可在其指尖或手背上轻吻一下
    C. 行亲吻礼时，要做到动作轻快，勿过重、过长，或出声
    D. 年轻者、地位低者，应当主动抢先施亲吻礼以示恭敬
    E. 就座时要两腿并拢，不要半躺在椅子或沙发上

15. 在涉外护理中，护理人员举止礼仪不恰当的是（　　）。
    A. 表情自然、友善，举止文明、优雅
    B. 为克服语言交流的不足，手势应当多而夸张
    C. 自觉约束自我行为，不应使对方厌烦
    D. 声音的大小控制在对方能听清楚为宜
    E. 护理人员应当本着谦恭和善、直率坦诚的原则

16. 由于文化差异，护理人员对外籍患者的知情权认识有误的是（　　）。
    A. 为减轻心理负担，护理人员可以采用"善意的谎言"进行安慰
    B. 开诚布公地告诉患者本人真实的病情
    C. 直率坦诚地根据病情拿出几套治疗方案，请患者选择
    D. 需要做手术时，必须由患者本人签字才可实施
    E. 护理人员应当本着谦恭和善、直率坦诚的原则

17. 为外籍患者提供饮食护理时，有误的是（　　）。
    A. 摆台时应尊重对方的习惯，把刀放在左面，叉放在右面
    B. 护理人员应当帮助自我照顾能力有缺陷的患者，提供床上进食，涂抹黄油或果酱，甚至喂服食物等
    C. 患者将刀头与叉尖相对，成八字形平架在盘子两边，护理人员可不做处理
    D. 患者将刀叉合拢斜向下放在餐盘中，摆成四点钟，护理人员应当把餐盘拿走
    E. 主餐盘放于刀和叉之间，餐巾放于摆台的中央或左侧

18. 下列喝汤礼仪中，正确的是（　　）。
    A. 可以端起碗来喝汤，但是不要发出声响
    B. 第一次舀汤宜少，先测试温度，浅尝
    C. 当发现汤温度过高时，可以用汤匙慢慢搅和或用口轻轻吹凉
    D. 当汤匙过大，汤舀起来过多时，可以一次分几口喝
    E. 喝汤时汤匙由外向内舀出，并非由内向外

19. 与基督教徒交往，注意事项不包括（　　）。
    A. 非基督教徒不允许进入教堂参观
    B. 不能对上帝、圣母、基督等说长道短
    C. 不任意使用圣像和宗教标志
    D. 对神职人员应表示尊敬
    E. 保持教堂内庄严、宁静，不可喧哗吵闹，更不能干扰信徒的宗教活动或有伤害圣灵的举动

20. 护理人员在为穆斯林提供饮食时，不正确的是（　　）。
    A. 提供按教规宰杀的牛羊肉
    B. 用清真厨具、餐具、茶具装盛食物和饮品
    C. 在斋戒的一个月期间，每天从黎明到日落不用提供饮食
    D. 提供用猪、马、驴、骡、狗肉以及动物血液制作的食品
    E. 不提供自死之物

21. 下列情况中，护理人员对宗教人士称呼有误的是（　　）。
    A. 对佛门弟子出家者，男为僧，女为尼，可以法号后加"法师""师太"称呼
    B. 对信仰佛教但不出家的居士，可称为"某某师父"
    C. 对伊斯兰学者尊称为"哈吉"
    D. 对清真寺主持教务者尊称为"阿訇"
    E. 穆斯林之间一般互称"兄弟"

22. 探望病人的时间大约（　　）较为适宜。
    A. 1～10分钟　　　B. 10～20分钟　　　C. 30分钟到1小时
    D. 1小时　　　E. 1小时以上

二、思考题

1. 王晓云和她的同事杨丽一同去星城参加护理学术研讨会，会上王晓云遇到了她的博士生导师张教授，一位德高望重的护理界学者。王晓云首先将杨丽介绍给了张教授，然后将张教授介绍给了杨丽。为表示敬意和内心的喜悦，王晓云主动伸出手与张教授握手，并说道张教授，在这遇到您真是荣幸。"

（1）请根据上述描述，评价王晓云和杨丽的做法是否正确？

（2）如果做得不正确，请说出正确的做法和相关依据是什么。

2. 护士小燕看见一位外国老人在艰难地攀爬楼梯，于是她上前扶他，可老人却不耐烦地把护士小燕的手拨开了，并表现出极其不悦。

请你分析，为什么这位老人不愿意接受护士小燕的帮助呢？

第三章　护士仪容礼仪

【学习目标】

◇ 掌握

1. 护士仪容修饰的原则。
2. 护士头发、面部、肢体修饰的要求。
3. 护士简易化妆法。

◇ 熟悉

1. 护士仪容美的内涵。
2. 护士目光、面部表情的基本要求及表达技巧。

◇ 了解

笑容、眼神的应用。

【预习案例】

某医院呼吸内科新入职护士小鲁从小就非常喜欢护士这个职业，为了给病人留下良好的第一印象和提高服务满意度，她每天上班都很重视自己的仪容修饰，坚持化浓妆、齐刘海遮眉、戴耳钉，并喷洒香水。小鲁自认为这样设计塑造出的美好个人形象可以使自己精神焕发并赢得患者的好感和信任。但护士长却对她说："小鲁，你的仪容不符合工作要求。"

◇ 课前问题

1. 护士仪容美的内涵是什么？
2. 护士仪容修饰的原则是什么？
3. 小鲁的仪容有哪些不合适？应如何改进？

第一节　概　述

仪容在个人整体礼仪中居于非常显著的地位，个人对外传达最直接、最生动的第一信息就是仪容礼仪。得体、健康的仪容给人以朝气蓬勃、亲切热情、信赖有加的感觉，同时也体现了对他人、对社会的尊重。护士是降落在人间没有翅膀的"天使"，是真善美的化身。病人对护士的第一印象往往来自其仪容。护士整洁简约、端庄得体、修饰规范的仪容会赢得良好的第一印象，从而在今后的工作中获得病人更多的尊重、理解、信任。护士亲切自然、面带微笑的表情，可以为病人营造一个温馨安全、真诚友善的氛围；护士善解人意、从容的目光可以使病人在病痛中获得战胜疾病、重塑健康的信息；护士信心满满、乐观的神情可以使病人获得良好的精神慰藉，唤起他们对美好生活的向往和热爱。因此，护理工作者应学会如何塑造自身良好的仪容，它既是一门科学，更是一门艺术。

一、仪容美的内涵

仪容（appearance），通常指人的外貌或容貌，主要包括头部和面部。礼仪对个人仪容的首要要求是仪容美，它包括以下三层含义：一是自然美，指仪容的先天条件，它通常受制于血缘和遗传。如果拥有一副先天姣好的仪容相貌，无疑是令人赏心悦目、感觉愉快的。二是修饰美，依据个人条件，规范地对仪容进行必要、得体的修饰，扬长避短，设计并塑造出一个美好的个人形象，以获得较好的第一印象。三是内在美，指通过后天学习，不断努力提高个人思想、道德水平和文化、艺术素养，培养出自己高雅的气质与美好的心灵，使自己秀外慧中，表里如一。因此，真正意义上的仪容美，应当是上述三个方面的高度统一，忽略其中任何一方面，都会影响个人的仪容美。

护理的服务对象是人，对护士仪容美的要求是健康端庄的面容、整洁简约的发式、自然亲切的表情、恰到好处的修饰以及高尚的职业道德情操，这样才能使病人在接受护理人员服务的过程中，感受到护理人员的专业形象之美，从而能够积极地配合治疗和护理，更好地恢复和促进其健康。

二、仪容修饰的原则

人的仪容修饰不仅是礼仪问题，也是审美问题。对仪容的修饰应遵循以下四个基本原则。

（一）适度原则

适度原则要求仪容修饰在修饰程度、修饰用品和修饰技巧上，应把握分寸，以自然适度、雕而无痕为最佳效果。

1. 修饰程度适当

修饰是修正装饰，不是矫饰。应以自然为本，彰显个人的先天美与独特美。过分的修饰、刻意的装点，不仅不会产生美感，反而会让人心生厌烦，留下庸俗作假的印象。因此，修饰要繁简得当，经修饰后以自然美的姿态出现。

2. 修饰用品适当

容貌的修饰往往需要各种化妆品，在选用化妆品时，以了解自身特点和需要为前提，利用化妆品的品性和特点，恰到好处地加以使用，彰显个人美丽与气质。例如香水气味是多种多样的，每个人的体味也不尽相同，挑选时应选择气味与自己体味相融合，和年龄、职业相符以及与性格特点相匹配的香水。

3. 修饰技巧适当

修饰贵在无刻意修饰的痕迹。修饰的技巧在于有意识又要看起来无意识。成功的修饰是寓精心构思于漫不经心的风格之中，即用心雕琢又表现得形似自然。

（二）协调原则

仪容的健康美和协调美很大程度上得益于化妆修饰。协调原则就是先着眼于人的整体和所处的外在环境，使化妆修饰与二者相和谐、相协调。自身的整体主要指化妆要与自身的年龄、容貌、肤色、体型、个性、职业身份等相适宜和相协调；外在环境则是指化妆与时间、季节、环境氛围、特定场合相协调。

1. 与服装相协调

面部和头发的修饰与服装搭配要相适宜，使形象得以美化。根据服装的颜色、款式、风格等配以相应的化妆品颜色和发型。

2. 与年龄相协调

不同年龄阶段美的定义和标准不尽相同，因此容貌修饰需要根据不同年龄段所要表现的具体美做相应的修饰。例如孩童的天真可爱、少女的纯情浪漫、中年的成熟稳健、老年的慈祥端庄等，需要不同的修饰手段来表现。

3. 与身份、职业相协调

修饰妆容要充分考虑自己的身份和职业，要根据不同的职业、身份进行装扮，使妆容、发型符合职业需要，更得体地展现健康良好的仪容，体现个人的气质和秀美。例如护士这个职业，应塑造端庄、稳重、知性、亲切、热情的形象。

4. 与季节、时间相协调

随着季节和时间的变化，气候、温度、光线也会随之发生改变，应根据季节和时间的不同适当调整化妆用品，使仪容健康得体。

5. 与场合、环境相协调

根据场合、环境修饰仪容是化妆最基本的常识。个人所处的场合与环境决定了修饰的目的、手段和方法。根据场合和环境的不同，化妆常分为日常生活妆、舞会妆和旅行妆等。例如，在日常生活和工作中，力求自然、简约、淡雅，富有朝气；在参加舞会、社交时，力求高雅、秀丽；旅行妆则一般为简便的淡妆。

（三）个性原则

对仪容修饰的认识不能只停留于上粉底、描眉、涂眼影、抹口红等初级阶段，而是应该掌握仪容修饰的精髓，那就是通过修饰，从外部形式上充分体现内在气质和性格，同时能够完全表现个人魅力。在修饰之前应设计好个人形象，把握自身的特点，扬长避短，突出自己的风格和特性，充分体现内在气质，塑造适合个性特征的形象，展现个性魅力，这才是修饰的最高境界。

在化妆之前，心中要有自己设想的"形象"，注意发型设计、面部肤色、眉眼修饰、服装与年龄、职业等要有一个整体统一的协调，这样才能塑造出适合个性特征的形象。

（四）统一原则

仪容是一个人外在的、表面的形象，是留给人的最初印象，而这种最初印象会随着人际交往的深入而发生变化。一个人的素质是内在的、深层次的，需要在多次接触的基础上，通过仔细观察、认真思考，才能了解到，它包括品行、道德、情操、性格、爱好、知识水平等方面，这些不是一朝一夕就可以获得，需要个体通过不断努力学习和长期修炼才能提高。因此，只有将仪容修饰和内在素质相结合，表里统一，才可获得更加完美的效果。

试想，一位装扮时尚的美丽少女，言谈间满口脏话、指手画脚，你一定会认为她的"美"是不和谐的；如果一位有着丰富知识和实践经验的女教师，常常以头发凌乱、不合时宜的形象出现，她一定会给学生留下缺乏内涵、综合素质不高的最初印象。可见，塑造一个完美的整体统一的自我形象是不容忽视的。

第二节 仪容修饰礼仪

规范的仪容修饰会给大众留下良好的第一印象，既是尊重自己、热爱生活的表现，也是在人际交往中充满自信、尊重他人的表现。天生丽质毕竟是少数，大多数可以依靠仪容修饰来弥补自身的一些不足，增强自信。护士良好的仪容会给病人产生亲切感和依赖感，以增强病人对治疗的信心。因此，护士保持良好的仪容是维护自身形象和护理职业形象的关键。

护士的仪容修饰包括头发修饰、面容修饰和身体修饰。对个体而言，头和面是最具有特征性和辨识度的，规范的头和面部礼仪对护患沟通有着深远的影响。

一、头发修饰

头发除了保护头颅的主要功能之外，还能使人增加美感。燕尾帽是天使的象征，合适的发型修饰能更好地衬托燕尾帽的纯洁和神圣。头发修饰主要包括头发的保养及发型的选择。护理工作对护士发式的要求有着严格的规定。

（一）头发的保养

1. 洗发

洗发的频率因人而异，以头发不油腻不干燥为宜。对于出汗多、皮脂分泌旺盛的人，应酌情增加洗头次数。

"完美形象，从头开始。"头发的清洁对头发的养护是十分重要的，不管有无应酬都应保证头发的清洁，要养成定期洗发的习惯。油性发质可适当增加洗发次数，干性发质可适当减少洗发次数。洗发时的水温宜采用 37～38 ℃。洗发的方法：先将头发梳理通顺，再将头发打湿，倒上适量的洗发液，用指腹轻揉全部头发，尤其是发根部分，要仔细揉洗。洗发时应多做头皮按摩，这样可以促进头皮血液循环，均匀皮脂的分泌；接着将头发冲洗干净，用干毛巾吸干水分，最后用自然风吹干即可。

2. 保养

良好的职业形象除了做到头发清洁，还要梳理整齐，注意必要的养护，以便其保持柔顺、有光泽而富有弹性。

（1）科学梳理。经常梳理头发可以刺激头部神经末梢，促进头部血液循环，调节皮脂分泌，增进头发的生长。正确的梳头方法：梳头时要从发根慢慢梳理至发梢，防止用力拉扯，使头发拉断脱落。中间的头发自前发际向后梳，两边的头发分别向左右两边梳。梳子的选择要适当，尽量使用圆钝齿的梳头，以防损伤头皮，梳齿不要过尖或过钝。保持梳子清洁，防止梳子传播疾病。

（2）坚持按摩。没有健康的头皮，就不可能有柔软且富有光泽的头发，要增进头皮健康，就要养成常用手指指腹按摩头皮的习惯。伸开十指，手呈弓形，沿着发际线由前额向头顶，再由头顶到脑后，由两鬓向头顶做环状揉动，力度要均匀，以头皮微微发热且有紧缩感为宜。

（3）饮食美发。头发和人体一样，要经常补充营养才能保持头发光亮润泽。中国人的头发以乌黑光亮为美，黑发更是青春活力的标志之一。平时饮食要多选择富含维生素、微量元素、蛋白质的食物。如绿色蔬菜、时令水果、鱼、肉、蛋、奶等，芝麻、核桃、香菇、海带、紫菜、麦片也是美发的上佳食品。

（4）避免伤害。不适当处理头发会造成潜在的损伤。烫、染或拉直头发都要仔细按照要求去做。状况较好的头发才可以烫或拉直，且间隔时间至少在 3 个月至半年以上为好；染发剂有损皮肤健康，尽量少染为宜；吹头发时风筒距头发 10 厘米左右，只要将头发吹到九成干即可，吹风机热度高长时间使用，易烘焦头发损害发质。

（5）病发养护。如果受到烈日和某些化学药物的刺激，或由于某种疾病，头发会出现干燥、分叉、变色、脱落等现象。应在日常生活中注意养护，避免不良刺激，使用营养护发剂，多食营养食物，保持头发的健康亮泽。

（二）发型的选择

头发经过清洗、梳理之后，可以按照人们的主观意愿修剪打理出一定的形状，即所谓的发型（hairstyle）。发型能反映一个人的文化素养、社会地位和精神状态。短发给人以精明干练、充满活力的感觉，并且易于打理，便于与裤装或套装搭配，是许多职业女性喜爱的发型。长发给人以清纯飘逸、时尚多变的感觉，受到很多年轻女性的青睐。无论选择何种发型，均应根据脸型、体型、年龄、发质、气质、服饰、工作性质和场景等因素选择，做到扬长避短、和谐统一，以增加人的整体美。

1. 与脸型匹配

鹅蛋脸为标准的脸型，长发短发都适宜。

圆形脸可利用中分或三七分的发型，让头发自然垂下遮住眼侧过宽的脸，使脸显得长一些，两侧尽量遮住两颊，使脸部显得瘦一些。方形脸应将头发紧贴于头部，略盖住前额，头发在脸颊处往前梳以盖住较宽的脸部，发分线侧分，并向头顶斜伸。

长脸形可选择松动而飘逸的发型，使两侧的发量增加，以弥补脸颊欠丰满的不足。

由字形脸比较宽，两腮较肥大，额部较窄，发型的选择以波浪或卷发增加上方的丰盈度及两侧头发的分量为宜，达到增宽前额的视觉效果。

甲字形脸适宜多种发型，其修饰的重点是注意不要使前额全部暴露。发式可采用中分，左右均衡为宜。

申字形脸的上半部按由字形脸，下半部按甲字形脸来处理，一般将额上部的头发拉宽，额下部的头发逐步紧缩，靠近颧骨处可设计一种大弯形的卷曲或波浪式的发束，以遮盖突出的颧骨。

2. 与体型匹配

人的体型有高矮、胖瘦之分，发型是体型的重要组成部分，选择一个适当的发型会直接影响到整体效果。

体型瘦高者适合留长发，不宜盘高发髻或者将头发削剪得太短。卷曲的波浪式发型对瘦高型身材有一定的协调作用。

对于女性来说，体型高大者缺少苗条、纤细的感觉。为适当减弱这种高大感，选择发型就要以简洁明快的短发为主，对于直长发、长波浪、中长发、束发、盘发都可酌情选择。

体型矮小者，不适合长发型或蓬松的发型，宜选择精巧干练的短发型。盘高的发型使身材有拔高感，最适合体型矮小者。

体型矮胖者选择的发型应有向上的趋势，露出颈部以增加视觉高度。运动式的发型较为适宜。头发应避免过度蓬松，不宜留披肩长发。

3. 与服饰匹配

发型与服饰相协调，能给人以整体的美感。即使衣服、鞋袜、妆容都很得体，如果发型不协调，也会破坏整体的美。

在比较庄重的场合穿礼服时，可将头发挽成低发髻，显得端庄、高雅；着运动装时，可将头发束成马尾，给人以活泼、潇洒的感觉；着宽大的棉麻服装时，可将头发梳理成一根发辫或双辫，适当加一些头饰，可将质朴的乡间气息与都市的现代感相结合；当身着彩色艳丽的宽松丝绸服装时，可将头发盘起，用一根同色的丝巾装点，突出个性。总之，适当协调的发型会与服饰配合得相得益彰。

4. 与年龄匹配

选择发型要考虑到年龄因素，青年学生的发型宜简洁，不宜复杂，短发或中长发均可，以显示青春活泼。

职业女性适合梳理秀美、明快的发型，使人产生信任感和亲切感。

老年人的发型以简单的短发为宜，给人以稳重、亲近、文雅的感觉，不宜留披肩长发。

5. 与发质匹配

发质因人的遗传、营养、保养等而异。根据发质的不同设计发型可以使发型持久而不易变形。

黑而直的发质适合梳直发，显得朴素、清纯。

柔软的发质适宜剪短发，彰显俏丽、精明、干练。

粗硬的发质较难造型，发型设计应尽量简单。

6. 与颈部匹配

颈项粗短者不宜选择低发型和长发型，这样颈部会显得更短，应选择高而短的发型。

颈项细长者不宜选择高而短的发型，适合选择长发至肩、两侧头发向外舒展的发型。

7. 与职业匹配

选择发型还要考虑职业特点，职业女性适合梳理短发和直发，以显示干练秀美。

（三）护士的工作发型

护士的工作发型除了遵循基本的美发规则外，还应体现护士的职业特点，符合护士的职业要求。护士帽是护理职业的象征，所以护士的工作发型应与护士帽相协调，与护士角色相适应，总体要求是整洁、自然、简练、方便，既方便护士进行各种护理操作，又体现护士庄重、严谨的职业精神。

1. 佩戴护士燕帽时的发型

护士佩戴燕帽时，不能长发披肩。如果是长发，要盘起或戴网罩，头发前不过眉，侧不掩耳，后不过衣领。短发也不要超过耳下 3 cm，否则也要盘起或使用网罩。燕帽要戴正戴稳，距前发际 4～5 cm，发卡最好选用白色发卡，固定于帽后，不得显露于燕帽的正面。（如图 3-1、3-2、3-3）

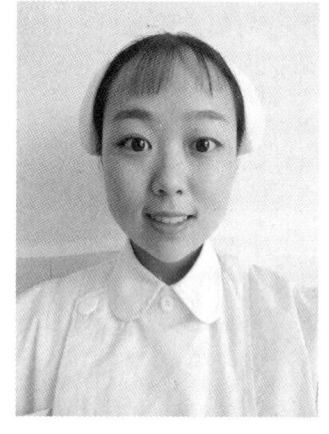 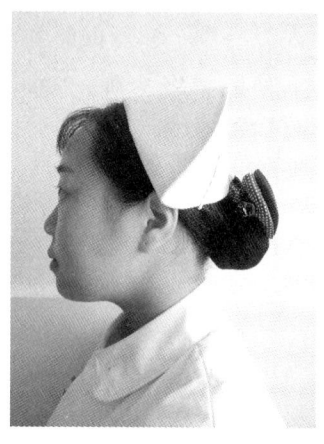 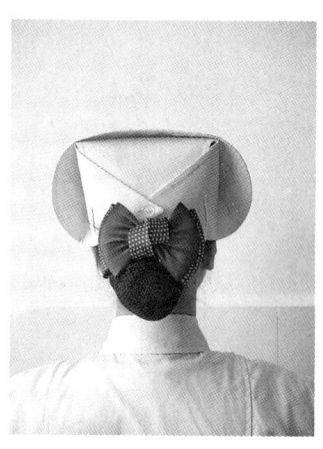

图 3-1　燕帽（正面）　　　图 3-2　燕帽（侧面）　　　图 3-3　燕帽（背面）

2. 特殊科室护士的发型

在医院的特殊科室，如手术室、传染病房、烧伤病房、ICU 病房，要求护士佩戴筒帽，主要是无菌技术操作和保护性隔离的要求。所以，头发要全部遮在帽子里面，不露发际，前不遮眉，后不外露头发，不戴头饰。帽缝要放在头部后面正中，边缘要平整，帽顶要饱满。男护士无论在什么科室工作均一律佩戴筒帽，不能剃光头，也不准梳小辫或留长发。（如图 3-4、3-5）

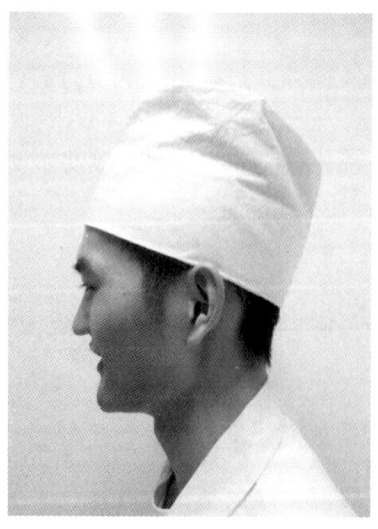 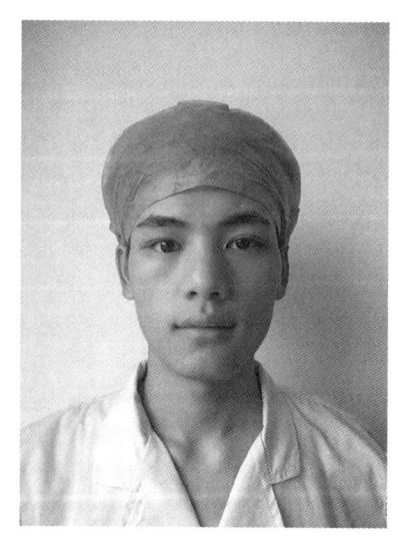

图 3-4　圆帽　　　　　　　　　图 3-5　圆帽

二、面部修饰

面部仪容是个体仪容的焦点，护士每天都要与患者进行面对面的接触，因此，整洁、干净的面部仪容是护士这个职业最基本的礼仪要求。

（一）面部仪容修饰的整体要求

1. 养成良好的卫生习惯

护士必须讲究个人卫生，养成勤洗澡、洗脸、洗发、刷牙的卫生习惯，经常清除眼角、外耳道、鼻腔的分泌物，做到干净、清爽、无汗渍、无油污、无泪痕。经常修剪指甲，禁止涂各类指甲油。使用香水要得当，不要涂抹过浓的香水，以免引起病人的不适感。工作时间不要吃带刺激性气味的食物，如葱、蒜、榴梿等。

2. 讲究整体协调美

护士面部仪容要强调整体形象效果。护士洁净的皮肤、端正的五官、优美的线条、精美的饰物，能为其增添几分秀色。然而面部仪容不仅仅局限于此，应该是多方面因素的和谐统一，避免过分突出某一部分，从而破坏整体的和谐。相反，一味追求面面俱到或不顾自身的特点去模仿他人，就会"东施效颦"变得俗不可耐。因此，面部仪容应是和谐、统一的整体美。

3. 补充营养和坚持锻炼

食物营养是健康的物质基础，合理的营养有助于身体各器官的生长发育。长期坚持锻炼可促进新陈代谢，充分利用摄入的营养提高身体素质是保持健康自然美的最基本条件。

4. 注重外在美与心灵美的统一

护士面部仪容不仅强调外在美，还强调内在美，护士应注重提高个人的内在素质。如果缺乏文明礼貌、知识才华、文化修养，所有外在的容颜、服饰、打扮、行为都会显得矫揉造作，缺少精神支撑。

（二）面部仪容修饰的具体要求

1. 眼部

（1）要随时保持眼睛的清洁，及时清除眼部的分泌物。女士可以适当地进行眼部妆容的修饰，恰当适宜为好，不可过度修饰。

（2）根据自己的脸型及五官整体位置进行适当的眉毛修饰，要自然大方，不可另类怪异。

（3）如果配戴眼镜，应选择舒适、美观、方便、适合职业特点的眼镜，并做好眼镜的清洁保养工作。如佩戴隐形眼镜，尽量不要佩戴带有颜色的美瞳产品，工作时间不要配戴太阳镜。

2. 耳部

（1）保持耳部卫生，在洗澡、洗头、洗脸时，要注意清洗耳部，经常清理耳垢，修剪耳毛，不要让耳毛长出耳朵外。

（2）护理工作人员不要佩戴耳钉、耳环等饰品。

3. 口部

（1）注重口腔卫生。勤刷牙，勤漱口，保持口腔清洁，保持良好的口腔气味。工作时间不要进食有刺激性气味的食物，以免残留异味，妨碍他人。口腔有异味时，与人交往尽量保持一定距离，注意闭口呼吸，可以用口腔清新剂或口香糖来减少异味。

（2）避免在公众场合发出异响，应尽量避免咳嗽、哈欠、喷嚏、吐痰、清嗓、打嗝等不雅的声音。

（3）如无特殊的宗教信仰或民族习惯，男士应每天剃胡须，保持面部清洁光滑。女士可根据整体需要，适当地使用口红或唇膏，显得更加精神而有自信。

4. 鼻部

（1）保持鼻腔的清洁干净，及时清理分泌物，不要让异物堵塞鼻孔，不要随时随地吸鼻、擤鼻、在他人面前挖鼻孔。

（2）及时修剪鼻毛，不要让其长出鼻孔以外，也不要当众剪拔。

5. 颈部

（1）要保持颈部的卫生，每天洗脸时应及时清洗颈部，在涂抹护脸霜时，也应同时保护颈部，防止颈部皮肤提前老化而与面容产生较大反差。

（2）颈部不要佩戴项圈、项链等饰物，以免影响护理工作。

三、肢体修饰

肢体修饰也是仪容礼仪的重要组成部分，许多礼仪形式都是通过身体各部位的协调一致来完成的，因此注重肢体修饰也非常重要。

（一）手臂

1. 手

手是手臂的中心部位，在工作生活中起到重要作用，修饰时要注意以下两点：

（1）清洗。在日常生活中，手是接触人和其他物体最多的地方，出于清洁、卫生、健康考虑，更应该勤清洁勤养护，饭前便后要洗手，接触完病人要洗手。运用七步洗手法认真清洗，洗后用清洁毛巾擦干并涂抹护手霜。

（2）指甲。护理工作者禁止留长指甲，因为长指甲不但不符合医务工作者的身份，而且还容易藏污纳垢，作为传播载体将病菌传播给自己和他人。指甲要经常修剪，其长度以不长过手指指尖为宜，在修剪指甲时，应同时清洁甲沟部位的皮肤。不要涂抹指甲油或美甲，不要在公共场合当众修剪指甲、吸吮手指，更不要啃咬指甲，这些都是不卫生、不礼貌、不雅观的表现。

2. 肩臂

在正式的社交场合，不应穿无袖服装或将肩部暴露在外。护理工作者更不宜穿着无袖装工作，这是手臂修饰重要的一点。在他人面前，尤其在外人或异性面前，腋毛被人所见是很失礼的表现，因此在正式场合，不要穿暴露腋毛的服装。

（二）腿部

1. 腿部

护士在工作中，男士着装不应暴露腿部，即不宜穿短裤；女士可以穿裙子、长裤，但不可穿短裤或是超短裙，裙长应超过膝部，裙子也不宜过长，切忌将裙摆暴露于工作服之外，应配肉色或浅色长筒袜。无论是长袜还是短袜，袜口都不宜暴露在外。

2. 脚部

脚部要随时保持清洁。护士上班应穿白色软底的护士鞋，并且要定期清洁保养，使其干净、舒适、方便、美观。应保持脚部的卫生，袜子要勤换洗，不要穿残破有异味的袜子。如果残破应及时更换，女士包中应装有备用袜子。不要在他人面前脱下鞋子和袜子，更不要当众搔抓脚部。护士上岗应鞋袜整洁协调，否则既不美观又不卫生，一些有可能使脚部过于暴露的鞋子，如拖鞋、凉鞋、镂空鞋，都不能在正式场合下穿。

四、妆容修饰

护士在工作场合化淡妆既维护了护士的自身形象，又是对病人的尊重，体现了护士对工作的认真态度和爱岗敬业的精神。

（一）妆容修饰的原则

1. 美观靓丽

化妆意在使人变得更加美丽。因此，在化妆时要注意修饰得当、扬长避短。不要自行其是，任意发挥，寻求新奇，有意无意地将自己变得夸张怪异。

2. 自然真实

化妆既要求美化、生动、具有生命力，更要求真实自然、浑然天成。

3. 适宜得体

化妆应根据不同的时间、地点、场合决定妆容的形式。工作时化妆宜淡，社交场合化妆可稍浓。

4. 整体协调

高水平的化妆,强调的是整体效应。所以在化妆时,应努力使妆容与服装及场合协调,以体现自己不俗的气质。

(二)妆容修饰的方法

护士工作妆的要求是端庄、简约、清丽、素雅。化妆的整体流程为束发、修眉、面部清洁、拍化妆水、抹润肤膏、涂粉底、画眉、眼部化妆、画唇、晕染腮红、修理妆容、整理发型。(如图3-5、图3-6;见视频3-1、视频3-2)

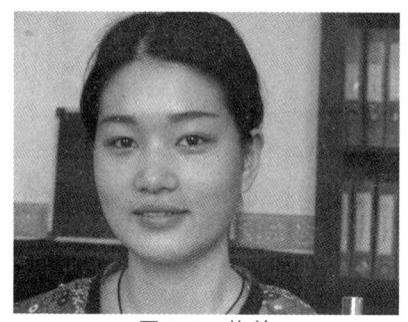
图 3-6 妆前

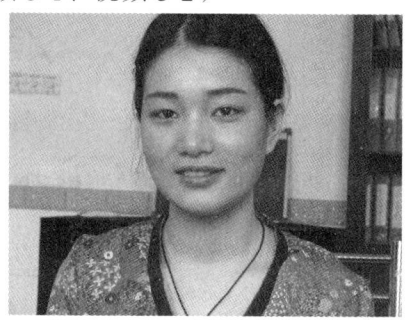
图 3-7 妆后

视频 3-1 化妆品介绍

视频 3-2 化妆演示

1. 束发

将头发向后梳拢,把脸庞全部显露出来,防止散落的头发垂落影响化妆。

2. 修眉

修眉是利用修眉工具将多余眉毛修除,使眉毛的线条清晰、流畅,为下一步画眉打基础。修理眉毛关键是要定好眉头、眉峰、眉尾。眉头的位置应该在内眼角上方偏里侧的垂直位置上;眉峰应该在黑眼球外缘的垂直位置上;眉尾应在鼻翼与外眼角连线的外延线与眉毛的交点上。掌握了这三点,就可以修理出一条标准美观的眉毛。根据眉毛的自然生长条件、脸型、自身喜好等来确定眉形。水平眉使脸型显短,给人以稳健、和蔼文静的印象;上升眉使脸部显得竖长,生动活泼;下降眉显得亲切慈祥或表情抑郁。

3. 面部清洁

使用适合自己肤质的洗面奶,用清水洗净脸部及颈部,并拭干水分。

4. 拍化妆水、抹润肤膏

用化妆棉蘸爽肤水,轻轻拍打脸部及颈部,再涂抹护肤乳液或面霜。

5. 涂粉底

粉底可以遮盖瑕疵,调和肤色,改善面部皮肤质地,使面部皮肤显得健康、光洁和细腻。常用的粉底有粉底霜、粉底液、粉条和粉饼。根据妆型、肤质和肤色选择合适的粉底。一般情况下,日妆选择较轻薄的粉底液,晚妆选择遮盖效果好的粉条;干性皮肤选择粉底液或粉底霜,油性皮肤选择粉饼;肤色较暗黄者可选择淡紫色粉底,肤色较黑者可选择淡棕色粉底,有红血丝者可用淡绿色粉底。涂抹时可用点、按、压、柔等手法,均匀地涂在面部、颈部和耳部。

6. 固定粉底

用透明的蜜粉或同色的散粉固定粉底,减少粉底的油光感,防止妆面脱落、变形。

7. 画眉

一个人眉毛的浓淡与形状,对其容貌起着重要的烘托作用。画眉时应顺着眉毛的走向,逐根地进行描画,切忌一笔画过,一般应做到浓淡适宜,最后用眉刷轻刷双眉,以突出眉毛的立体感、自然感。

8. 眼部化妆

(1)画眼线。眼线应画在紧贴眼睫毛的根部,画上眼线时,应从内眼角向外眼角方向画;而下眼线要从外眼角向内眼角的方向画,并在距内眼角约 1/3 处收笔,内眼角不画,重点晕染眼尾。

(2)涂眼影。眼影要根据妆型和服装的类型进行选择。涂眼影可加强面部立体感,让眼睛看起来立体有神。用眼影棒或眼影刷蘸眼影色,沿着睫毛边缘,于眼尾向内眼角方向 1/4 处涂抹,从外眼角向内眼角方向应逐渐变淡,显出眼部的层次感。

(3)涂睫毛膏。先用睫毛夹夹卷睫毛,使其上翘,上眼睑的睫毛用睫毛刷从根部向睫毛梢纵向涂染,下眼睑的睫毛要横向涂染。

9. 画唇

用唇线笔勾画出理想的唇形轮廓后,涂护唇油,再涂口红,最后涂上唇彩,突出整个唇形的鲜明立体感。

10. 晕染腮红

根据整体妆容选择合适颜色的腮红,晕染部位应以颧骨为中心,长脸要横着扫,圆脸要竖着扫,以使腮红向脸部原有面色自然过渡。

11. 修整妆面

化好妆后,要修整妆面,使得左右面部妆容对称,过渡自然,整体与局部协调,从而使妆容效果更加完美。

12. 整理发型

按照妆型、服装类型及场合塑造合适发型，让发型和妆容起到相得益彰的作用。（如图3-8、图3-9；见视频3-3、视频3-4）

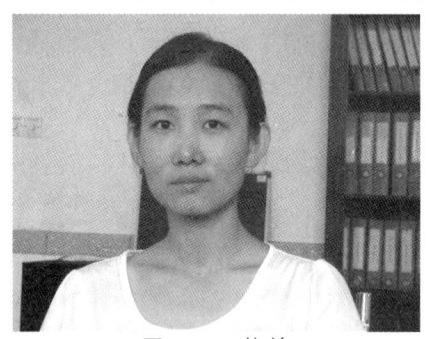

图3-8 妆前

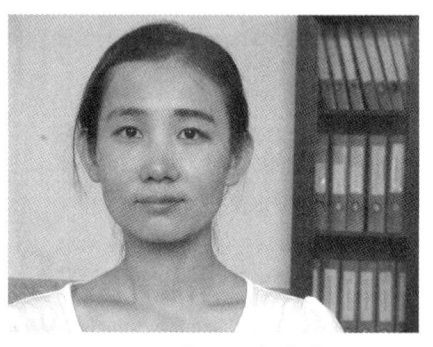

图3-9 妆后（半边脸）

视频3-3 对比妆（1）

视频3-4 对比妆（2）

（三）脸型与化妆修饰要点

每个人脸型各异，可以通过化妆技巧加以改善，达到扬长避短的效果。

（1）椭圆型脸属于标准脸型，无须做特别修饰。

（2）圆脸型可用偏深的粉底涂面部两侧，在额部、鼻梁、下巴处涂明亮色，用深色眼影加强眼部立体感。

（3）方脸型要尽量增强面部柔和感，粉底和腮红颜色不宜太浅，眉型可以略粗，呈弧形角度，眼影与唇膏颜色鲜明些，从而用强调五官来减弱方脸的轮廓。

（4）长脸型重点是缩短脸的长度和修整成方正的轮廓，可选自然型粉底，腮红用淡红色，在下巴、额头上略施暖色调阴影色，眉毛修饰成向脸部横向发展的平弧状缓和曲线。

（5）菱形脸应缓和生硬的脸部线条，额头、下巴上涂浅色粉底，颧骨处涂深色，腮红要涂在颧骨上并自然匀开，眉毛呈圆弧形可起到柔和脸部线条的作用。

（6）倒三角脸型要缩短额头宽度，额部用深色粉底作底色，下巴及两侧面颊宜用明亮色，眉头略粗，以拉近眉距，眉梢宜细。

（四）妆容修饰的禁忌

1. 禁忌离奇另类

化妆应根据年龄、职业、长相等因素进行，避免有意脱离自己的定位，追求怪异、另类、出位的妆容。

2. 禁忌当众化妆

化妆应在专用的化妆间进行，任何情况下都不要在公共场合当众化妆，更不可在工作岗位上化妆。

3. 禁忌妆面残缺

如果妆面出现残缺，应及时避人补妆，补妆应到更衣室、洗手间等，不应当众补妆。

4. 禁忌浓妆艳抹

护士的妆容应以清新自然为美，切忌浓妆艳抹，过度的妆容有损护士的形象。

5. 禁忌借用化妆品

借用他人的化妆品既不卫生，也不礼貌。

6. 禁忌睡前不卸妆

化妆品对皮肤有一定程度的损害，不要让化妆品留在面部过夜。化妆者临睡前最好要用卸妆液卸妆，再用洁面乳或洗面奶洗脸，温水冲净擦干，最后用爽肤水和精华液润肤后涂少许晚霜以保护面部皮肤。

第三节 表情仪容礼仪

表情是人的面部情态，是人的面部肌肉及其各种器官在神经系统的控制下，所进行的运动、变化和调整，以及面部在外观上所呈现的某种特定形态。表情也是无声语言，它属于非语言信息传播系统的核心组成部分。在人际交往中，表情真实可信地反映出人们的思想、情感、反应等各种复杂的心理活动与变化。"诚于中而形于外""喜怒形于色"就反映了这个道理。通过人的表情，他人可以感受到对方愉悦、高兴、满意、肯定、否定、生气、悲伤、害羞、迷惑等各种情绪和心理活动。健康的表情不仅是优雅风度的重要组成，更能够燃起人们对生活的希望。因此，护士在工作中要努力使自己的表情向服务对象呈现出热情、友好、轻松、自然、真诚的情感。

一、表情的特点

（一）先天共性

某些基本表情在个体出生最初几天里就得以表现，并且这些表情在世界各民族中具有相当的一致性。这种先天性为人类间的思想感情交流提供了有利条件，也给人们识别、研究和利用表情提供了便利。因此，心理学研究能找出一些情绪的共同表情模式。艺术工作者也就能抓住各种基本面部表情的典型模式，用一些最简单的图解线条十分成功地描绘出人的情绪状态。

（二）后天习得性

人的表情是在先天产生的基础上，又在后天社会交往中丰富、发展起来的。这种后天习得性为人类表情的不断发展创造了有利条件，也是导致某些表情的社会文化背景差异的真正原因。正因为表情具有后天习得性，因此在日益发展的社会生活实践中，人类的表情变得越来越丰富。

（三）可控性

表情的生理基础与情绪不一样，情绪主要受自主神经系统调节，一般不受大脑皮层的意识控制，而表情主要受躯体神经系统支配，可受大脑皮层的意识控制，从而显示出表情的可控性特点。我们既可以有意识地自然表现情绪，也可以夸大情绪或掩饰情绪，以符合社会交往、社会适应的需要。这种可控性为人类运用表情创造了有利条件。

二、表情的规则

人类的表情作为一种世界性"语言"，其变化多端，不可胜数。护理工作作为一种特殊的服务行业，有其特定的表情神态，在进行目光表情的学习与训练时，护士首先要掌握在工作岗位上应用表情时必须遵循的主要规则。

（一）表现谦恭

服务于人，待人谦恭与否，可以从表情很直观地看出来。纵然护理服务对象千差万别，但护理人员都应当习惯地流露和表达出于人恭敬、于己谦和的表情。

（二）表现友好

在工作中，对任何患者皆应友好相待，这一态度应自然而然地在护理人员的个人表情上显现出来。因此，护理人员在与患者接触中要反复提醒自己保持友好的表情神态。

（三）表现真诚

护理人员与患者之间人际关系的建立，必须有情感投入，只有出自真心，发乎诚意，才有表里如一、有亲切之感，才会赢得患者的信任和尊重。若在表情神态上做戏,往往只会有自欺欺人的效果。

(四)表现适时

人的表情可以庄重、宽和,也可以活泼、俏皮,还可以表示不满、气愤或悲伤。不论采用何种表情神态,都要切记使之与周围环境的氛围、实际需要相符合,这就是所谓表情要适时。当面对生命垂危的病人,护士的表情应当凝重;当面对一位病痛缠身、不断呻吟的病人,护士应当报以关注、抚慰的神情。

三、护士目光的表达

眼睛是心灵的窗户,人们内心深处所有的语言、感情、态度和情绪,往往可以透过这个窗口自然地流露出来,它有着深刻、微妙、奇异、富有表现力的内涵。"暗送秋波""眉目传情"就是讲目光的表情功能。一个心胸开阔、奋发向上、刚正不阿的人,他的目光一定明澈、坦荡、执着和自信;一个不求上进、自暴自弃的人,他的眼神一定呆滞、昏暗、胆怯和游移。目光,是人类传递信息最有效的工具,在个人的全部表情中占有举足轻重的位置。护士在与病人交往时,一定要注意目光的合理表达与正确运用。(如图 3-10、3-11、3-12、3-13)

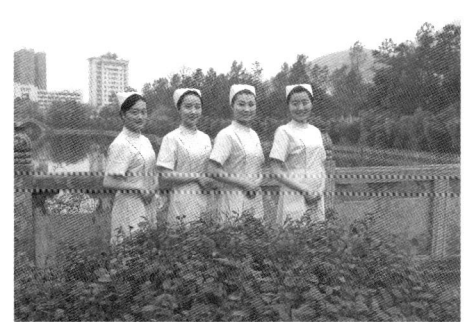

图 3-10 表情(1)

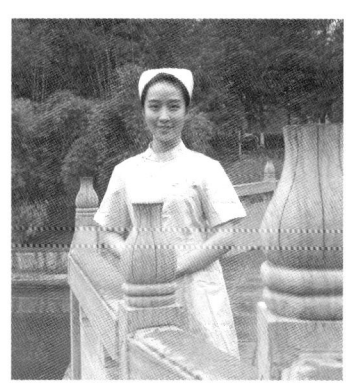

图 3-11 表情(2)

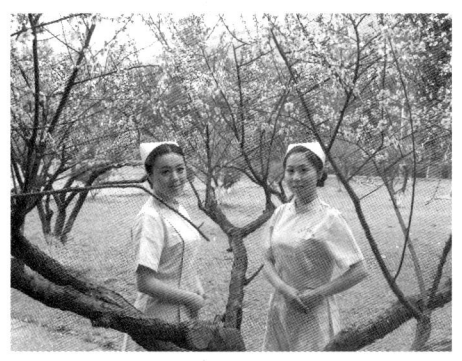

图 3-12 表情(3)

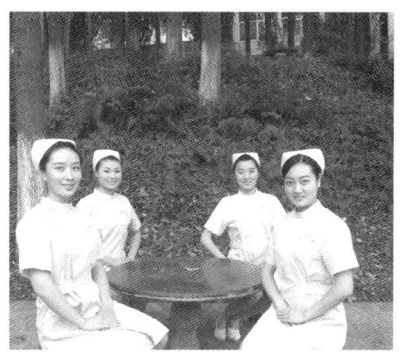

图 3-13 表情(4)

（一）目光的作用与"眼语"构成

目光也称眼神，指的是人们在进行注视时，眼部所进行的一系列活动，以及在这一过程中所呈现出的神态。在人与人的沟通中，目光是最清楚、最正确的信号，所以人们常说："眼睛会说话"，这句话进一步诠释了人的目光能够传神。

1. 目光的作用

从交际功能看，目光是全身接受非语言交际行为最重要的组成部分，也是在可见范围内发出非语言交际信息最重要的部位。

（1）目光可以传递信息：不同的目光可以传递不同的含义和信息，而接收信息一方可以通过观察目光了解所发出的信息的内涵。这主要取决于瞳孔的变化。一般说来，瞳孔扩大则传达出正面的信息，如表示爱、欢喜或兴奋。相反，瞳孔缩小则传递出负面的信息，如表示消极、戒备或愤怒等。除此之外，还能通过目光注意方向窥测信息发出者的意向，从目光注意方向中了解他人是友善还是敌视、是镇静还是慌乱、是全神贯注还是三心二意。

（2）目光的组织和控制作用：在口语交际中，目光还能起到组织、控制、启发、鼓励听众的作用，帮助有声语言制造一个有利的交际气氛。以教师讲课为例：当教师走上讲台，未开口之前，先用目光环视整个教室，这种环视的目光能起到组织和控制作用，使学生立刻停止一切活动，进入课堂学习状态。当学生回答问题遇到困难时，教师要善于用鼓励的目光，使发言者增添信心、鼓起勇气。当课堂纪律有些松懈，出现学生讲话或开小差时，老师应与这部分学生进行短暂的目光对视，并投以严肃的目光，这样可使学生自动收敛，注意力很快回到课堂。所以，有经验的教师会善于运用目光驾驭整个课堂，使课堂秩序井然而生动活泼，从而提高教学效果。

（3）目光反映深层心理的作用：目光几乎可以反映出人内心的一切情绪波澜。但有些反映深层心理的目光，却要人们在交往中仔细观察和捉摸才能读懂。在人际交往中，视线的有意回避说明在掩饰什么或有所愧疚，交际的双方就要从特定的语境中猜测对方目光所能体现的心理。在护理工作中，当护士发现病人的眼神闪烁不定时，护士应当意识到病人存在精神上的不稳定或有难言之隐，应当通过观察语言、行为等方式进一步确定其需要或问题。所以，在人际沟通中，一方面，我们主张以坦诚的目光表达自己真挚的情感；另一方面，交际双方又要善于解读目光的信息，从对方眼神中挖掘深层心理，只有这样，才能运用目光进行有效的沟通。

2."眼语"的构成

目光是富有表现力的"体态语"。其构成一般包括注视时间、注视角度、注视部位、注视方式及目光变化五个方面。其中，注视时间指交往双方相互注视的时间长短；注视角度指目光发出的方向；注视部位指在人际交往中目光所及之处；注视方式指在社交场合注视他人的方式；目光变化指在人际交往中，注视对方眼睑的开合、瞳孔的变化、眼球的转动、视线的交流等。

(二) 学会运用目光

目光在人际沟通中发挥着重要作用，学习掌握目光运用中的礼仪并善于运用目光是护士的必修之课。

1. 注视的部位

护士在与病人进行交往时，其目光的注视部位往往与双方距离的远近及工作内容有关。依照礼仪规定，当与他人相处时，可以注视对方的常规身体部位有：

（1）注视对方的双眼。注视对方的双眼，表示自己在全神贯注地倾听对方的谈话。问候对方、听取诉说、征求意见、强调要点、表示诚意、向人道贺或与人道别时，皆应注视对方双眼。但要注意注视的时间不宜过长，以免双方感觉难堪。

（2）注视对方的面部。在接待病人或与人长时间交谈时，可以将对方的整个面部作为注视区域，并要注意最好不要聚集于一处，而以散点柔视为宜。此外，不同的场合和对象，营造的氛围不同，目光所及之处亦有差别。① 注视对方额头至双眼位置，表示严肃、认真、主动，称为公务型注视，适用于极为正规的公务活动。② 注视对方双眼至唇部，表示友好、亲切、信赖，称为社交型注视，是社交场合中的常规方法。③ 注视对方双眼至胸部，表示亲近、友善，称为亲密型注视，是亲人间、恋人间使用的注视方式。

（3）注视对方的全身。双方相距较远时，可以对方的全身为注视点。在站立服务时，往往可以注视对方的全身。

（4）注视对方的局部。护士通常会因为实际需要，对病人身体的某一部位多加注视，如进行注射、导尿、灌肠或查体等操作时。如果没有任何理由，而去注视打量对方的头顶、胸、腹、臀、脚、大腿等部位，都是失礼的表现，尤其当对方是异性时，注视那些"禁区"，会引起对方的强烈反感。

2. 注视的角度

护士在工作中应根据工作内容的不同而采取不同的注视角度。为了避免病人的误会，护士要掌握在不同的场景下使用不同的注视角度。常用注视角度有：

（1）正视对方。在注视他人时，自己的身体要与对方正面相向，以示尊重、理性。一般在接待病人或其家属时使用。要避免斜着眼睛、扭过头去注视他人，或偷偷注视别人，这些都是失礼的表现。

（2）平视对方。在注视他人时，身体所处的高度与对方相似且视线相平。平视与正视，一般并不矛盾，因为在正视他人时，往往也要求同时平视对方。这样做可表现双方地位的平等与本人的不卑不亢。一般在与对方交谈时使用。当护士就座时，若看见病人到来，便要起身相迎并目光平视。

（3）仰视对方。即在注视他人时，本人所处的位置较对方较低，需要抬头向上仰望对方，以示重视、信任和期待。反之，若自己注视他人时所处的位置较对方较高，需要低头向下俯视对方，称为俯视。俯视他人往往带有自高自大之意，或对对方不屑一顾，因此，在一般交际场合应注意避免使用俯视。但护士在为卧床病人进行各项护理操作时常用俯视表示爱护、宽容之意。

3. 注视时间

注视对方的时间长短往往十分重要，交谈中，听的一方通常应多注视说的一方。

（1）表示友好：注视对方的时间应占全部相处时间的 1/3 左右。

（2）表示重视：在听报告、请教问题或是护士在为患者进行入院评估时，为表示关注，注视对方的时间应占全部相处时间的 2/3 左右。

（3）表示轻视：注视对方的时间不到相处时间的 1/3，往往意味着瞧不起对方或不感兴趣。如果谈话时心不在焉、东张西望，或是由于紧张、羞怯不敢正视对方，目光注视时间不到全部相处时间的 1/3，则不易赢得对方的信任。

（4）表示敌意或兴趣：若注视对方的时间超过全部相处时间的 2/3 以上，表示对对方发生了兴趣，或者表示对对方抱有敌意，或是为了寻衅滋事。

此外，交往双方若是异性，双目连续对视不宜超过 10 秒，目不转睛地长时间的注视是失礼的。可以转移一下目光之后再开始又一次的目光注视。

4. 目光变化

在人际交往中，目光是时刻变化的。

（1）眼睑的开合：人的内心和情绪变化，会使眼睛周围的肌肉运动，从而使眼睑的开合也发生改变。瞪大双眼，表示愤怒、惊愕；眼睑一般每分钟眨动 5~8 次，若过快表示活跃、思索；过慢则表示轻蔑、厌恶；有时，眨眼还可表示调皮或不解。

（2）瞳孔的变化：瞳孔的变化不由自主地反映着人们的内心世界，瞳孔突然变大、发出光芒，目光变得炯炯有神，表示惊奇、喜悦、感兴趣。若突然缩小，双目黯然失色，即表示无所谓。双目无神时，表示伤感、厌恶、毫无兴趣。

（3）眼球的转动：若眼球反复转动，表示在动心思。若悄然挤动，则有向人暗示之意。

5. 兼顾多方

护士在临床工作中往往要与多位病人进行交流，例如，开展小组式的健康教育时，则可巧妙运用自己的目光，对每一位病人予以适当的注视，即将正视和环视结合起来。使在座的每一个病人都有不被疏忽和冷落之感，这样有利于营造和谐、友好、轻松的气氛。

总之，目光往往自然地流露出内心的情感，为了让目光正确地表达自己的情感，并取得良好的效果，护士一方面要提高自身的礼仪修养，另一方面要学会观察别人的目光，根据对方目光的真实态度来调整自己的交往方式。

四、护士的面容表情

法国作家罗曼·罗兰曾经说过:"面部表情是多少世纪培养成功的语言,是比嘴里讲的更复杂千百倍的语言。"面部表情是人们在社会交往中,由外部环境和内心机制的双重作用而引起眼部肌肉、颜面肌肉和口部肌肉的变化所表现出来的各种情绪状态,从而实现表情达意、感染他人的一种信息手段。人的面部表情是非常丰富的,可以通过口、眉、鼻及面部表情肌肉的不同形式,表现出人瞬间变化的内心世界,每一个细微变化,都可能向外界传递出某种信息,准确丰富的表情在社会交往、与病人相互交流中有非常重要的作用。(如图 3-14、3-15、3-16、3-17;见视频 3-5)

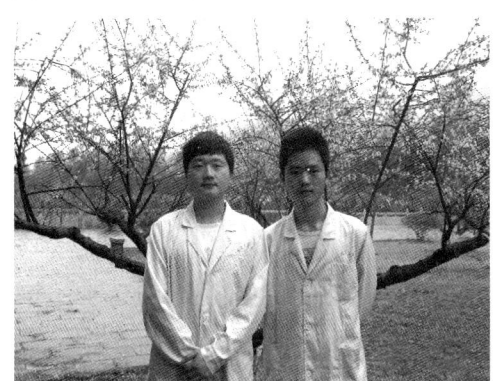

图 3-14 表情(5)

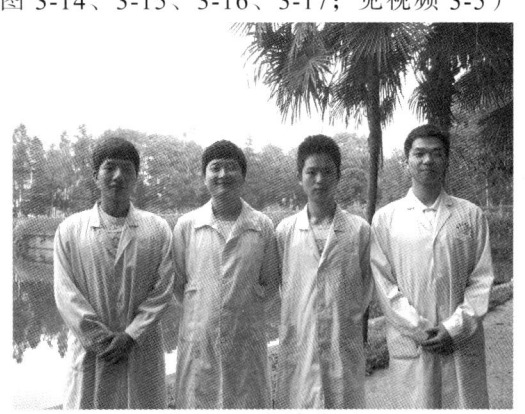

图 3-15 表情(6)

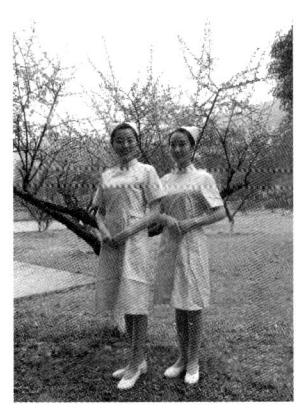

图 3-16 表情(7)

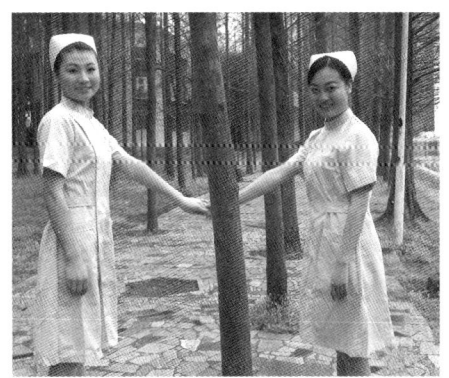

图 3-17 表情(8)

视频 3-5 仪态礼仪——微笑

(一)面部表情的种类

著名社会心理学家伯德惠斯戴尔曾说过,仅人的脸就能做出大约 25 万种不同的表情。常见不同情绪的面部表情模式见表 3-1。

表 3-1　不同情绪的面部表情

情　绪	面部表情
快乐	眼睛睁大，嘴张开，唇角向后，眉毛上扬
兴奋	眼睛睁大，嘴角微微上扬，眉毛上扬
兴趣	眼睛轻轻一瞥，嘴角向上，鼻孔正常开合，眉毛上扬
严肃	眉毛拉平，注视额头，嘴抿紧或微笑向下拉
宁静	微笑，眉毛拉平，平视或视角向下，嘴唇闭拢
厌恶	眼睛稍变小伴有眼球转动，皱眉皱鼻，嘴角拉平或向下
悲哀	眼睛部分或全部闭拢，两眉紧靠，嘴角张开扭曲
愤怒	眼睛睁大，眉毛倒竖，嘴角向两侧拉开，下唇充满力感
恐怖	眼睛睁大，眉毛向上，鼻翼扩大，嘴张开

心理学家艾克曼的实验证明，人面部的不同部位在表情方面的作用是不同的。例如，眼睛对表达忧伤最重要；口部对表达快乐与厌恶最重要，如高兴时满面堆笑，憎恨时咬牙切齿，都是通过口部肌肉的变化而表现的；前额能提供惊奇的信号；眼睛、嘴和前额对表达愤怒情绪很重要。

（二）面部表情禁忌

正如人世间美与丑、真与假并存一样，人性中有友善、谦让、平和的一面，也有嫉妒、中伤、侮辱的一面。面部表情作为一种无声语言，在人际间的不良交往中也起到了一定的作用，因此，在临床护理工作及日常生活中要避免使用高傲、冷冰、厌烦、讽刺、嘲笑、媚笑、假笑等面部表情。

（1）高傲实际上是某种优越感的显示。它往往是由于某个人不能正确对待自己在地位、学识、容貌、财产等方面的条件，而表现出来的高人一等、目无一切的狂妄表情。

常见的高傲表情是头向后仰、目光从上到下地投过去，两眼半闭，下巴跷起，或是歪着脖子，斜着眼睛，用眼睛上上下下地打量对方。所以，无论是护士与病人之间，尤其是接待来自农村、文化水平较低的病人，还是护士与其他人员之间，都要注意护士自身的表情，不要让表情在不经意中传递出不良信号，从而妨碍良好护患关系的形成。

（2）待人冷冰传递的是不尊重他人的轻视信号。当病人家属热情地走过来，向护士咨询有关情况时，护士若表现出爱搭不理、冷冰冰的样子，说话时左顾右盼，或是眼睛看着别的地方，或干脆不理不睬，旁若无人，径直走开，均会使病人家属感到尴尬窘迫，从而影响护士的良好形象。

（3）厌烦是一种消极的情绪体验。常见的厌烦表情是手撑着头垂下眼睑，或是茫然的凝视。厌烦和人类其他基本情绪一样，也有强弱之分，它在人际交往中传递的是不尊重、失去兴趣和希望甚至侮辱他人的含义。护理人员在护理工作中常会遇到各种各样的病人和情景，有些病人对一个问题常常要多次询问，此时护理人员一定不要流露出厌烦的表情，否则将导致护患关系的紧张。

（4）嘲笑含有看不起，轻视别人的意思。无声的嘲笑是让人无法忍受的。常见的几种嘲笑表情有蔑视、用眼睛斜看别人，同时伴有向下撇的嘴角；掩口而笑，用手捂住嘴又马上拿开，恢复一本正经的样子显示给对方看，意思是"你不值我一笑"；挤弄眼睛也是嘲弄对方的信号；当别人出错露怯时，你的脸上出现"忍俊不禁"，这种"笑"绝不是奖赏和赞扬。因此，任何含有嘲笑与讽刺意义的目光和表情都会让人感到极不舒服。

在临床护理工作中，当病人说错了话或做错了事时，护理人员绝不可以嘲笑患者，而应该委婉地向对方提出来，这样，患者感受到护理人员的诚恳，会更加尊重护理人员，也为护患间良好人际关系的建立打下基础。

（5）其他面部表情也应该是适度的，护士在工作岗位上还应力戒下述表情：无节制的狂笑、大笑，功利性的媚笑，故意遮掩的怯笑，皮笑肉不笑的假笑，幸灾乐祸的窃笑，面露凶恶的狞笑等。

总之，护士的面部表情礼仪是以职业道德情感为基础的，当然也与护士个人的习惯和表达能力有关。在临床护理工作中，护理人员要做到善于理解表情、把握表情，并能在不同的场合控制自己的情感。做到遇急事不慌、碰纠缠不怒、悲喜有节、激情含而不露，以保持治疗休养环境的和谐与稳定。同时，护士应当善于管理与病人沟通时的面部表情，当病人入院时，护士亲切的微笑会带给病人温馨安全的感觉；当护士带着真诚的微笑，轻巧而敏捷地来往于病床旁，对病人的精神安慰可能胜过良药；当病人悲伤时，护士关切理解的表情会带给其莫大的安慰；当病人病情危急时，护士从容镇定的表情能增强病人的安全感和唤起其恢复健康的信心。护士除了要善于控制自我的面部表情之外，更要细心体察病人的面容表情，进一步解读病人心理活动的深刻内涵，从而为患者提供高质量的护理服务。

（三）笑容

笑容，即人们在笑的时候所呈现出的面部表情，它通常表现为脸上露出喜悦的表情，有时还会伴以口中所发出的欢喜声音。笑容是一种令人感觉愉快的、既悦己又悦人、发挥正面作用的表情。它是最自然、最大方、最富吸引力、最令人愉悦、最有价值、最为真诚友善的面部表情，为世界各民族所认同。在面部表情这一动态体语中，微笑是最重要的一种表情语言。

1. 微笑的作用

微笑是美的象征，是礼貌的表示，是爱心的体现，也是护理工作岗位上的一种常规面部表情，微笑服务更是优质服务所不可或缺的重要内容。

（1）调节情绪：微笑是一种积极、乐观的情绪。在服务岗位中以微笑面对他人，既可以创造出一种和谐融洽的现场气氛，又可以感染在场的每个人，使其备感愉快温暖，并在一定程度上驱散烦恼和忧郁等悲观情绪。

（2）获取信任：当双方初次见面时，微笑的普遍含义是接纳对方、热情友善。因此它是人际交往的最佳入场券，最易于得到交往对象的认同、喜欢。护士在工作中保持诚恳的微笑面对病人，可以不同程度地解除病人的戒备心理，获取病人的信任和配合。

（3）消除隔阂：人际交往难免会产生误会或隔阂，微笑乃是友谊之桥。中国有句老话"一笑泯恩仇"，讲的就是微笑所具有的化干戈为玉帛的作用。当护患之间产生误会时，护士若能以微笑面对病人，耐心解释，往往可使双方的误解冰消雪化，增进护患间的感情。

（4）有益身心：微笑可以悦人，也可以益己。微笑可为自己营造良好的人际关系。人们常说："笑一笑，十年少。"笑口常开的人，往往给自己一种心理暗示，并产生积极的反馈，使自己活得开心快乐。因此，从事人类健康服务事业的护士，应该善于用微笑来感染对方，以此获得精神和心理上的最大满足。

2. 微笑的特征

微笑是面含笑意，但笑容不甚显著。一般情况下，护士在微笑时，应做到不闻其笑声，不见其牙齿。要做得恰到好处，先要放松自己的面部肌肉，然后使自己的嘴角微微向上翘起，让嘴唇略呈弧形，在不牵动鼻子、不发出笑声、不露出牙齿，尤其是不露出牙龈的前提下，轻轻一笑。掌握微笑的特征，必须要发自内心，渗透感情，自然流露，切不可故作笑颜。

微笑由于双唇延展度的不同，分为一度微笑、二度微笑、三度微笑。①一度微笑：嘴角向上微微翘起，做自然轻度的微笑，表示自然友好的情绪。比较适用于社交场合初次见面时。②二度微笑：嘴角有明显的上弯，两颊肌肉有较明显的舒展，表示亲切、温馨等情绪。适宜社交场合下与熟人和亲友见面时。③三度微笑：嘴角大幅上扬，两唇间呈将要开启的感觉，两颊肌肉明显向两侧推展，表示亲爱、甜蜜等情绪。适宜于亲人、恋人间。

微笑的训练方法：

（1）练习嘴角上翘：练习者对着镜子，为使双颊肌肉上抬，口里可发普通话"一"

字音，用力抬高口角两端，但要注意下唇勿用力过大。

（2）练习眼中含笑：一个人的嘴角虽然上翘，但眼睛却是冷冰冰的，就会给人虚假的感觉。眼中含笑的训练方法是：取厚纸一张，遮住眼睛下边部位，对着镜子，心里想着那些最让人高兴的事情使笑肌抬升收缩鼓起双颊，嘴角两端做微笑的口型。这时练习者的双眼就会呈现出十分自然的表情。然后再放松面孔，眼睛恢复原样，但目光仍旧脉脉含笑，这时就是眼中含笑。

3. 微笑服务时应注意的问题

（1）注意整体配合：微笑虽说是一种十分简单的表情，但要使之真正取得成功，必须做到四个结合：① 口、眼结合。口到、眼到，笑眼传神，微笑才能扣人心弦。② 笑与神、情、气质相结合。"神"就是要笑得有情入神，笑出自己的神情、神色、神态，做到情绪饱满，神采奕奕；"情"即笑出感情，笑得亲切、甜美，反映美好的心灵；"气质"就是笑出谦恭、稳重、大方、得体的良好气质。③ 笑与语言相结合。注意微笑与美好语言的有机结合，做到声情并茂，微笑服务方能发挥出应有的特殊功效。④ 笑与仪表、举止相结合。端庄的仪表、适度的举止，是护士基本的礼仪规范，以姿助笑，以笑促姿，就能形成一个完整的、统一的、和谐的美。

（2）力求表里如一：真正的微笑，应当具有丰富而有力度的内涵，渗透着自身一定的情感；体现着内心深处的真、善、美，是内心活动的自然流露。护士只有真正把病人当成自己的亲人，才能从内心深处发出对他们的关心和同情。同时，具有对护理专业的爱和高度的职业责任感，在工作中才能真正表现出"职业微笑"。这种发自内心的微笑是表达真诚的微笑，体现了护士的纯朴、坦然、宽容和对人的真诚。

（3）体现一视同仁：微笑服务要一视同仁，不能凭主观好恶而"区别对待"。不论接待的是耄耋老人还是不谙世事的孩子，不论是外宾还是内客，都要一视同仁，一律微笑待之，切忌"以貌取人"。

（4）注意环境与场合：微笑服务只是对护理工作的一种总体要求，在具体运用时，还必须注意与所处的环境与场合相协调。在下列情况下，面含微笑往往是不可取的：进入气氛庄严的场所时；病人满面愁容、忧伤时；病人言谈、走路有异样时；病人具有某种先天的生理缺陷时；接待急危重症病人或抢救患者时；他人出了洋相而感到极其尴尬时。在以上几种情况下，如果面露稍许笑意，便会伤及服务对象的情感，且会使自己在人际交往中的处境十分不利。

（5）学会克制不良情绪：每个人都生活在现实中，都会经历生活中不同程度的酸甜苦辣、悲欢离合以及人际关系中的烦恼等。护士把自己生活中经历的不良情绪带到工作中，有可能会使得患者的健康状态因受到护士不良情绪的刺激而恶化，同时护士也将会失去病人的信任和尊重。因此，救死扶伤这一神圣职责要求护理人员必须像一名优秀的演员一样，只要走上舞台，就应有一定的克制力和忍耐力，学会控制内心的情绪，忘掉一切烦恼，进入自己所扮演的角色，微笑地面对病人所提出的各种问题，积极满足其身心需要。

"微笑是没有副作用的镇静剂。"面对医院里不同的病人,护士的笑容比语言的表述效果更好,作为一名护理工作者,应把握好笑的分寸和场合,要在内心世界对病人充满同情心,以真诚微笑的面容迎接每一位患者!

【实践项目】

掌握基本化妆技巧

目的:练习一般化妆技巧,达到自然清新的化妆效果。

训练准备:

1. 环境准备:光线充足的教室或化妆间。
2. 物品准备:洗面奶、爽肤水、护肤霜、粉底、眼线笔、眼影、眉笔、唇线笔、口红、唇彩、腮红、梳子、镜子。

训练方法:

1. 操作示范:由教师演示化妆过程。
2. 学生练习:学生按照化妆步骤自己化妆。
3. 总结评价:同学间进行互评,找到优缺点,最后由教师点评总结。

【拓展项目】

掌握护士基本仪容礼仪技巧

目的:掌握护士工作妆的化妆步骤和方法;掌握护士不同发型的梳理和装饰;学生能结合自身特点,恰当地为自己设计工作妆和发型。

训练准备:

1. 环境准备:光线充足的教室或化妆间。
2. 物品准备:洗面奶、爽肤水、护肤霜、粉底、眼线笔、眼影、眉笔、唇线笔、口红、唇彩、腮红、梳子、发卡、皮筋、带花发网、护士帽、镜子。

训练方法:

1. 操作要求:教师制订项目要求、注意事项。
2. 学生实践:学生按照化妆步骤自己化妆、整理发型,正确佩戴护士帽,教师观察学生能否顺利完成,并进行适当的指导。
3. 总结评价:由教师确定哪位学生为点评对象,并随机抽测学生进行点评,考查学生是否对面部仪容有较强的审美观,所设计的发型是否符合护士标准要求。

【内容概述】

1. 仪容美包括三层含义:一是自然美;二是修饰美;三是内在美。真正意义上的仪容美是三方面的高度统一。

2. 仪容修饰应遵循适度、协调、个性、统一的原则。

3. 头发的清洁和保养、发型的选择对树立护士形象非常重要。护士的工作发型除了遵循基本的美发规则外，还应体现护士的职业特点，符合护士的职业要求。

4. 面部仪容修饰的整体要求：养成良好的卫生习惯、注重统一协调的原则。

5. 肢体修饰也是仪容礼仪的重要组成部分，许多礼仪形式都是通过身体各部位器官的协调一致来完成的。

6. 妆容修饰的禁忌：禁忌离奇另类、禁忌当众化妆、禁忌妆面残缺、禁忌浓妆艳抹、禁忌借用化妆品、禁忌睡前不卸妆。

7. 目光也称眼神，指的是人们在进行注视时，眼部所进行的一系列活动以及在这一过程中所呈现出的神态。目光是富有表现力的"体态语"。其构成要素一般包括注视时间、注视角度、注视部位、注视方式及目光变化等五个方面。目光在人际沟通中发挥着重要作用。

8. 微笑是美的象征、是礼貌的表示、是爱心的体现，也是护理工作岗位的一种常规面部表情，微笑服务更是优质护理不可或缺的重要内容。

课后强化练习

一、选择题

1. 不属于妆容修饰原则的有（　　　）。
   A. 美观靓丽　　　　　B. 自然真实　　　　　C. 适宜得体
   D. 整体协调　　　　　E. 色彩统一

2. 佩戴护士燕帽时的发式哪项不正确（　　　）。
   A. 佩戴护士燕帽时，护士不能长发披肩
   B. 如果是长发，要盘起或戴网罩
   C. 头发前不过眉，侧不掩耳，后不过衣领
   D. 燕帽要戴正戴稳，距前发际 4～5 厘米
   E. 发卡最好选用白色发卡，固定于帽前

3. 下列哪项不属于仪容美三个层次的含义（　　　）。
   A. 自然美　　　　　　B. 修饰美　　　　　　C. 内在美
   D. 外在美　　　　　　E. 内、外在美的高度统一

4. 下列哪项不是仪容修饰的原则（　　　）。
   A. 适度原则　　　　　B. 协调原则　　　　　C. 个性原则
   D. 整体原则　　　　　E. 仪容和素质统一原则

5. 护士查房时与病人进行日常沟通,眼神应注视患者的(   )。
   A. 以两眼为底线、额中为顶角形成的倒三角形
   B. 以两眼为上线、唇心为下顶角所形成的倒三角区
   C. 双眼到胸部之间
   D. 双眼
   E. 鼻尖到下颌

6. 医生在与病人签署术前知情同意书,并告知关于手术相关风险时,眼神应注视患者的(   )。
   A. 以两眼为底线、额中为顶角形成的倒三角形
   B. 以眼为上线、唇心为下顶角所形成的倒三角区
   C. 胸部之间
   D. 双眼
   E. 鼻尖到下颌

7. 护士在为新入院病人进行健康教育时,应(   )患者。
   A. 视   B. 盯视   C. 扫视
   D. 窥视   E. 睐视

8. 眼语也是一种富有表现力的"体态语",其构成不包括下列哪个方面(   )。
   A. 注视时间   B. 注视角度   C. 注视对象
   D. 注视部位   E. 目光变化

9. 社交型注视的注视范围是(   )。
   A. 注视对方额头至双眼位置   B. 注视对方双眼至唇部
   C. 注视对方双眼至胸部   D. 注视对方双眼至腰部
   E. 注视对方的全身

10. 面容表情常常能显示内心的心理活动,你认为对表达忧伤最重要的是(   )。
    A. 眼睛   B. 口部   C. 手
    D. 鼻子   E. 眉毛

11. 护士对病人的面容表情礼仪是以(   )基础的。
    A. 对患者是否有好感   B. 职业道德情感   C. 公德心
    D. 道德与感情   E. 责任与良心

12. 面部的局部修饰十分重要,下面哪种现象对护士的整体形象不利(   )。
    A. 注意眉形的修理和清洁   B. 注意耳部清洁   C. 避免口腔异味
    D. 在工作中佩戴漂亮的墨镜 E. 注意颈部卫生

二、思考题

某护士小鲁皮肤颜色较深,鼻子稍微塌陷,眉毛过短,方脸型,如何通过化妆修饰她的缺陷?

1. 选用什么样的粉底?
2. 如何修饰她的眉毛、鼻子和方脸?

第四章　护士服饰礼仪

【学习目标】

◇ 掌握

1. 护士着装的种类及特点。
2. 护士着装的基本要求。

◇ 熟悉

护士着装的基本原则。

◇ 了解

1. 服装的功能。
2. 常见饰品的佩戴技巧。

【预习案例】

某医院招聘护士，要求报名人员网络报名之后先到医院进行现场初步面试，面试合格之后才能参加理论考试。刚从大学毕业的罗丽君同学前往面试。她的推荐材料显示她在校期间成绩优异，还参加过"舞蹈比赛""临床技能大赛""健美操比赛"等比赛并获得多项奖励。小罗五官端正，身材高挑、匀称。面试时招聘者拿着她的材料叫她进来，见小罗穿着红色 T 恤、黑色短皮裙，涂着鲜红的唇膏，轻快地走到面试官们的面前，笑眯眯地等着面试。没想到面试官们互相交换了一下眼色，主考官随即说："罗丽君请回去等通知吧。"她便很高兴地回去等消息了。

◇ 课前问题

1. 面试考官们依据什么迅速给出了判断？
2. 罗丽君同学能等到理论考试的通知吗？为什么？

服饰是一种文化，是人们对所穿衣服、佩戴饰物及携带品的总称，是文明社会的产物，是仪表的重要组成部分。服饰具有极强的表现功能，在社交活动中，人们可以通过服饰来判断一个人的身份地位、涵养。英国戏剧作家莎士比亚曾指出："一个人的穿着打扮，就是他的教养、品位、地位的最真实的写照。"服饰可以展示个体内心对美的追求，体现自我的审美感受，还可以提升一个人的仪表气质。服饰是外在美与内在美的统一。

服饰礼仪是人们在交往过程中为了表示相互尊重与友好，达到交往的和谐而体现在服饰上的一种行为规范。想要塑造完美的自我，首先要掌握服饰的礼仪规范，以得体的穿着打扮来展现个人修养与魅力。护士规范的着装，如同一面镜子，既反映了护士自身的职业形象、内在涵养，又映射出所在单位的精神面貌、规范化管理水平。因此，护士要学会服饰礼仪，彰显护理专业集自然美、修饰美、内在美于一体的职业特色。

第一节　普通服装礼仪

服装的功能早已超出了遮丑避寒的原始意义，而更具有美化生活、丰富文化内涵的积极意义。俗话说："三分长相，七分打扮"，大方、得体的服装能增加人的仪表美、气质美，有强化美感、掩饰瑕疵的作用。在日常生活中，服装是主要视觉对象之一，人们利用视觉差产生的色彩美、造型美等渲染个人魅力，随时向交往对象传递信息，有助于在人际交往中形成良好的第一印象。因此，了解有关服装礼仪，有助于规范穿着、增加个人的自尊心和自信心。

一、服装的功能

美国心理学家彼德·罗福认为："一个人的服装并不是只表露了他的情感，而且还显示着他的智慧。"人们经常说日常生活是衣食住行，衣被放在了首位，可见服装在人们日常生活中有很高的地位。服装与我们的日常生活息息相关。现代服装的功能可以分为五个方面，即实用功能、装饰功能、角色功能、表达功能和防护功能，具体如下：

1. 实用功能

一般认为，服装大致有三种功能：掩护身体、保暖、美化形象。而在这三项功能中，掩护身体和保暖是服装的基本功能，也是实用功能。服装能保护人体，维持人体的热平衡，以适应气候的变化。服装还可以保护身体避免与粗糙物质的接触、强烈的日晒、极度的高温或低温、撞击、蚊虫、有毒化学物、武器等。

2. 装饰功能

服装的装饰功能主要是指服装的面料、花型、颜色、款式和缝制加工等方面形成的服装的美感，还包括着装者借助服装所展现的风度、仪表、气质、性格等。服装的美观能满足人们美的享受。

3. 角色功能

随着社会的不断发展，服装在人们生活中的作用越来越大，成为区别人们职业、身份、地位的标志之一。服装可以体现所属的群体，如警察的制服及医务人员的工作服等（如图 4-1、4-2）。服装还可以标识一些特殊的社会活动，如志愿者所穿戴的印有团体标志的衣服和帽子。

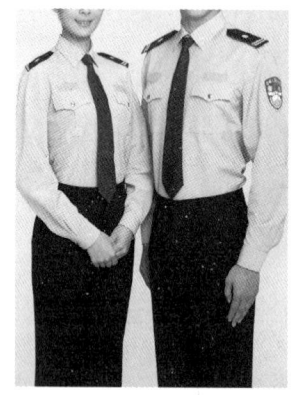
图 4-1　警察制服

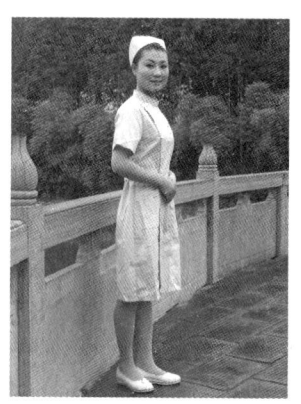
图 4-2　护士服

4. 表达功能

服装是人们思想观念的外在表现，能够传递出着装者的思想观念、经济状况、社会背景及个性特征等。服装的款式、色彩的不同搭配常常反映着装人的不同情绪和情感。情绪兴奋和情感美好时，服装的款式往往新颖，服装的颜色往往鲜艳；反之，则款式正规甚至古板，颜色暗淡。

5. 防护功能

特殊材质制作的服装还广泛应用于各种生活领域。如防静电服装能够防止衣服的静电积聚，适用于对静电敏感场所或火灾或爆炸危险场所穿用。防弹衣用于减轻弹头或弹片对人体的伤害（见图 4-3、4-4）。

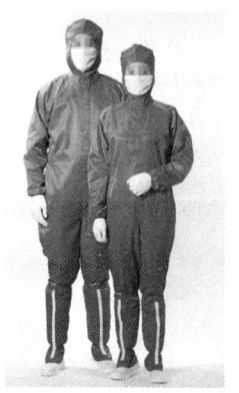
图 4-3　防静电服

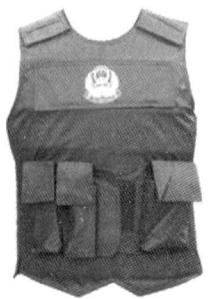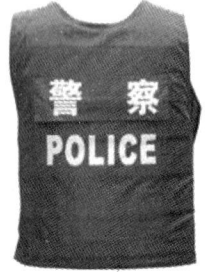
图 4-4　防弹衣

服饰的功能随着时代的变迁、科技的进步不断推陈出新，不管是融入更多的时尚元素，还是融入更多的科技元素，都是在追求服饰的各种功能趋向更高水平的发展。

二、着装的基本原则

着装是一种技巧，更是一门艺术。它不仅指衣服的款式和颜色，还可以体现一个人的品位和素养。有人将着装比作"人体的第二肌肤"。穿衣与着装有着本质上的区别，穿衣注重服装的遮羞、蔽体、御寒或防暑等实用功能；着装则是出于审美的需要，根据自身阅历、修养和审美品位，结合所处场合、自身特点进行综合考量，在力所能及的前提下，对服装进行精心选择、合理搭配，达到最佳组合，表现出高雅脱俗的审美情趣，以赢得他人的认可与赞誉。因此，每个人都应依据自己的年龄、性格、职业、爱好、体型特征等，扬长避短，突出特色，展现自我风采。通常情况下，着装的基本要求可概括为以下六项原则。

1. TPO 原则

TPO 原则是目前世界上通用的，并已被认可的着装协调的国际标准。TPO 原则的含义是一个人的衣着打扮应与时间（Time）、地点（Place）和目的（Object）相符合，在着装时要注意这几个要素的相互呼应与协调，为人际交往奠定基础。

（1）T 原则。

① 符合时间的差异，即与时间变化相和谐。例如，白天穿的衣服需要面对他人，应当合身、严谨，晚上穿的衣服不为外人所见，可以宽大、舒适、随意。

② 符合季节的变化，即与季节交替相对应。夏天的服饰应以透气、吸汗、简洁、凉爽、轻快为原则；冬天的服饰应以保暖、御寒、大方为原则。"美丽'冻'人"不仅不符合季节变化，也影响了自身形象。

③ 富有时代的特征，即要把握、顺应时代的潮流和节奏。任何服装的产生与流行都有周期性，选择服装时因避免过于超前或滞后。

（2）P 原则。

① 与地点相适应。不同国家和地区，因为地理位置、文化背景、文明程度、风俗习惯的不同，着装也不同。如在信奉伊斯兰教的阿拉伯国家，妇女的着装较保守。而在欧美发达国家，妇女着装则较开放。

② 与环境相适应。指在不同的环境，着装应当有所不同。如在办公室时，着装应庄重、大方与整齐，不可身着过于暴露或太透的服装；而在旅游休闲时，着装则可以较为宽松、舒适与方便。

③ 与场合相适应。不同的场合也应考虑不同的着装。如参加庆典时要时尚庄重，宜穿着晚礼服；喜庆场合要华丽，可穿着颜色较为鲜艳的衣服；悲伤场合应肃穆，可穿着黑色西服。

（3）O 原则。

这一原则是指穿着要与欲达到的目的相一致。着装的风格往往体现一个人的意愿，即对自身服装能给他人留下印象的预期结果。如参加签字仪式或重要典礼等重大活动，要想让自己显得庄重、大方，表现出诚意或教养，穿着一套便装或打扮得不伦不类就不相适宜了，只有穿着合体的，质地、款式都庄重大方的套装才合适。

2. 和谐原则

和谐原则指协调得体原则。即选择服装时不仅要与自身体型相协调，还要与年龄、肤色相配。服饰本就是一种艺术，能掩盖体型的某些不足，所以要善于借助服饰创造出一种美妙身材的感觉。

（1）与体型相和谐。树无同形，人各有异。人的体型千差万别，人们在着装时应注意服装的色彩、线条、款式要与自身体型相协调，扬长避短。身材高挑、胖瘦适中的人，对服装款式选择的范围较大，更多应考虑服装与肤色、气质、身份、场合是否协调。如身材过于高瘦，应选择线条流畅的服装，避免使用黑色、暗色等；身材矮小者，宜选择垂直线条的服装，避免使用水平线条、宽折边和方正肩线的服装以及宽松悬垂、大而粗笨的款式；身材较胖者宜选择 V 字领或纵方向开领、有细长感的衣服，可选择线条简洁、色彩有收缩感的深色和暗色的服装，避免穿印有俗艳大花、方格花纹或宽大横纹的服装。

（2）与年龄相和谐。不同年龄的人有不同的着装要求。青少年着装以青春、自然、质朴为原则，表现出青少年热情奔放的青春美；中年人的着装要体现出成熟、冷静的气度；老年人可运用服装的色彩来掩饰倦怠之相，以显现雍容、华贵、稳重的气质。

（3）与肤色相和谐。人的肤色会随着所穿衣服的色彩发生明显的变化。因此在选择服装时应根据肤色的不同来进行搭配，从而起到相得益彰的效果。肤色偏黑的人应选择浅色、明亮的服装，如浅黄、浅粉、月白等色彩，这样可以衬托出肤色的明亮感。肤色偏黄的人，应穿蓝色或浅蓝色上衣，避免穿使肤色看上去更黄的颜色，如黄色、紫色、朱红色、青黑色等。面色苍白、发青者，则不宜穿粉红、浅绿、嫩黄等娇艳色彩的服装，以免显得病态。

（4）与职业身份相和谐。着装应与自己所从事的职业、身份、角色形象相协调。特别是工作时的着装，更应体现职业服装的实用性、象征性和审美性。它展现了工作人员的责任感和可信度，也表现了对他人的尊重。如文员在办公场所穿着的服装应大方合体、整洁优雅，避免穿着过短过透或过于暴露的服装。而艺术工作者则可以使用夸张的款式或鲜明的色彩搭配，展现自己独特的个性和艺术风格。

（5）与社会地位相和谐。着装应符合自己所处的社会地位和社会角色。如播音员就应身着庄重得体的西服套装主持新闻节目；国家领导人应着西服系领带出席公共场合或发表演讲，而不能穿短袖 T 恤衫或短裤等便装。

3. 个性原则

服装作为一种文化符号，向外界传递着人们的各种信息，并与人的艺术修养、兴趣爱好、文化品位以及所处社会环境紧密相关。因此着装应体现自己的个性，穿出自己的特色和风格。着装的个性化原则主要指依个人的性格、年龄、身材、爱好、职业等要素着装，力求反映一个人的个性特征。选择服装因人而异，着重点在于展示所长，遮掩所短，显现独特的个性魅力和最佳风貌。现代人的服饰越来越强调展现个性，但也不可因一味追求标新立异而损坏自身形象。

4. 适度原则

适度原则是要求无论在色彩选择上，还是在款式选择和修饰技巧上，仪表修饰都要把握分寸、自然适度，追求雕而无痕的效果。着装想要得体又有品位，必须先了解自己的体型，选择合适的服装色彩、图案，并采用一定的修饰技巧来体现个人的着装风格，因此要讲究适度性原则。

（1）同类色搭配原则：即由色彩相近或相同，明度有层次变化的色彩相互搭配造成一种统一和谐的效果。如墨绿配浅绿、咖啡配米色、深红配浅红等。同类色搭配的服装显得柔和、文雅。在同色搭配时，宜掌握上淡下深、上明下暗的技巧。这样整体上就有一种稳重、踏实之感。

（2）相似色搭配原则：色彩学把色环上大约九十度以内的邻近色称之为相似色，相似色搭配时，两个色的明度、纯度要错开，如深一点的蓝色和浅一点的绿色配在一起。

（3）主色搭配原则：指选一种起主导作用的基调和主色，搭配各种颜色，造成一种互相配称、相映成趣之效。采用这种配色方法，要首先确定整体服饰的基调，其次选择与基调一致的主色，最后再选出多种辅色。主色调搭配如选色不当，容易造成混乱感，有损整体形象，因此使用时要慎重。

5. 整体原则

整体性原则是指在进行着装的搭配时，要恪守一些约定俗成的搭配原则并体现着装的整体美。如穿西装时，应搭配衬衫而不是运动衣，穿皮鞋而不是布鞋、拖鞋、运动鞋等。同时，在搭配时要努力使服装各部分彼此呼应，在局部服从整体的前提下，力求展现着装的整体美。如饰物应选择与着装主色相近或相对的色彩，以获得相互呼应的效果。例如：女士皮包与鞋同色、男士西装与鞋同色，白色护士服内应穿浅色打底衫等。

6. 整洁原则

整洁原则是指整齐干净的原则，这是服饰修饰一个最基本的原则。着装整洁会给人一种积极向上而又舒服的感觉，并且也表示出对交往对方的尊重和对社交活动的重视。整洁原则并不意味着时髦和高档，只要保持服饰的干净合体即可。任何情况下，服饰都应该是干净整齐的，不能沾有污渍。衣领和袖口处在清洗时要特别注意。衣服如发现有绽线或破洞，应及时缝补。扣子等配件应齐全，如有掉落，应尽快用相同或相近的扣子钉补。如有褶皱或压痕，则应使用熨斗熨平。

三、西服的搭配原则

西装最早出现于欧洲,清朝末年,随着洋务运动的兴起传入我国。西装造型优美,做工讲究。男装穿起来潇洒有风度,女装穿上线条优雅柔和,再加上实用性强,四季皆宜,深受各个国家和各个民族人民的欢迎。现在,西装已经成为一种国际性服装。人们常说:"西装七分在做,三分在穿。"一套合体的西装,可以使穿着者显得潇洒、精神、风度翩翩。着西装时,应注意以下几个原则。

1. 与身材相配

选择西装时,西装袖子的长度以达到手腕为宜。西装衬衫的袖长应比上衣袖子长出 1~2 厘米。衬衫白领露出部分与袖口露出部分应一样,体现匀称感。着西装,在较隆重的场合必须系扣,对于单排两个扣的西装,可以扣上面一个。西裤立裆的长度以裤带的鼻子正好通过胯骨上边为好,裤腰的尺寸必须合适,以裤腰间插进一手掌为宜,裤长以裤脚接触脚背为妥。着西装时,裤扣要扣好,拉锁全部拉严(如图 4-5)。

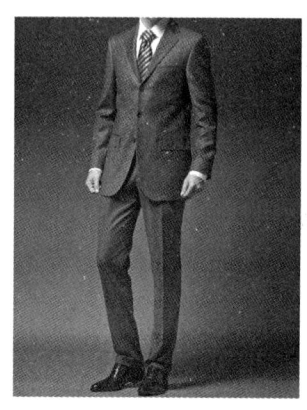

图 4-5 西装

2. 与领带相配

西装翻领的"丫"字区最显眼,领带应系在这个部位的中心。有人曾说:"领带是西服的灵魂。"由此可知,领带的选择非常重要。领带应宽窄适宜,长度一般为 130~150 厘米,以系好后大箭头垂到裤腰处最为标准。领带的系法很多,可分为平型领带结、温莎式领带结、中型领带结或蝴蝶领带结等。凡是正规场合,穿西装都应系领带。领带的色彩、图纹,可以根据西装的色彩配置,以达到相映生辉的效果。领带与西服的色彩搭配主要有两种形式:同色系搭配,例如灰色西服配灰色带花纹领带,有协调之美;对比色搭配,例如黑色西服配红色领带,则有活泼亮丽之美。穿羊毛衫时,领带应放在羊毛衫内。系领带时,衬衫的第一个纽扣要扣好。领带夹一般夹在第四、五个纽扣之间。

3. 与衬衫相配

衬衫的领口要硬扎、挺括,便于打领带。衬衫的衣领、袖口应干净、整洁。衬衫的下摆要塞在裤子里，衬衫衣袖要长于西装上装的衣袖。衬衫里面一般不要穿棉毛衫；如果穿着的话，不宜把领圈和袖口露在外面。如果天气较冷，衬衫外面可以穿羊毛衫，但以一件为宜，不宜过分臃肿，以免破坏西装的线条美。西服、衬衣、领带的颜色搭配应有层次感。倘若西服与领带、衬衣的颜色为同一颜色。如黑色西服、黑色衬衣、黑色领带，整套服装黑成一片，就失去了西服的层次之美。倘若穿着黑色西装、白色衬衣，领带则可选用色彩鲜明的单色领带，如红色，或选用多色领带，如红底螺旋式、水珠式、暗花式领带，这样"黑、白、红"的搭配有层次、有对比。合理搭配衬衣和领带，西服的层次之美便展示出来了。

4. 注意相关细节

着西装时还要注意以下细节：

（1）西装衣袋的整理十分重要，上衣两侧的两个衣袋作为装饰用，一般只可以装折叠好花式的手帕而不可装其他物品，不然会使西装上衣变形。裤袋也和上衣袋一样，不可装物，以求臀围合适，裤型美观。

（2）西装坎肩必须贴身。在办公室里工作时，可以脱去上衣后穿着坎肩，但必须注意坎肩的面料应与上衣的面料相同，否则不可脱去上衣穿坎肩。不可让领带的下端从坎肩前襟下边露出来，皮带的带扣也不能露在外面。

（3）着西装一定要穿皮鞋，而不能穿旅游鞋、轻便鞋或布鞋，否则是会不伦不类，令人发笑的。皮鞋要上油擦亮，不能蒙满灰尘。

（4）西装纽扣有装饰功能，扣法大有讲究。着双排扣上装一般要将全部纽扣扣好，单排扣上装可不扣最下面一粒纽扣，也可敞开全部不扣。

（5）西装的袖口和裤边都不能卷起。把两手随意插在衣袋和裤袋里，也是有失风度的。

四、着装的注意事项

服装具有多重功能，除了保暖御寒外，还在一定程度上反映出人的社会角色、情趣爱好、价值取向、审美品位等。服装像一张名片，无声地向人们介绍着自己的身份。在人际交往中，想获得他人的尊重与好感，除了了解着装的礼仪原则外，还必须清楚着装的注意事项，并严格要求自己。

1. 保持整洁

任何时候着装都要保持整洁。干净、整洁的外表可以反映一个人的生活态度、卫生状况以及精神面貌，也是与人交往最基本的礼仪要求，具体要求如下：

（1）整齐。保持服装平整无皱、衣扣齐全，西裤的裤线要挺直，要时刻保持整齐。

（2）干净。各类衣服要勤换、勤洗、勤晒，皮鞋要勤擦拭，无论何种服装都应忌有油迹、污渍、汗味和体味。

（3）完好。服装应保持整体完好、无破损，正式场合忌穿残破、乱打补丁的"乞丐装"。

2. 讲究文明

文明着装是社会发展、进步的需要，符合社会的传统道德及文化习俗，是尊重自己和他人的具体表现。在日常工作和社交场合中，要努力做到文明、规范着装，具体要求如下：

（1）身着正装，切忌裸露。穿正装应体现庄重、正式、严肃，使服装与环境、身份相协调。因此着正装时避免暴露胸部、腹部、腋下、大腿，以免给人以缺乏修养、不懂礼仪的印象，阻碍在公众面前建立威信、获得尊重。

（2）公众场所，禁短忌透。正式场合的着装不可过短，不得穿短裤、超短裙、小背心等服装参加社会活动，以免被限制参与活动或引起尴尬的局面。更不可穿透明、超薄的裙装、外衣，使内衣、内裤"一览无余"，"污染"他人的视线，有诱惑、轻浮之嫌，既缺少礼貌，又有失典雅。

（3）了解自己，松紧适度。服装以张扬个人优点，舒适、得体，体现文明为目的。服装过紧会使内衣、内裤的轮廓以及自身形体的不足凸显无余，过分肥大、松垮的服装使人显得懒散、无精打采，不能给人以美感。因此，每个人应选择合体、松紧适度的服装，以塑造良好的个人形象。

3. 符合常规

（1）进入室内场所应卸去帽子、大衣、雨衣和套鞋，并一起存放到存衣处。

（2）男士在室内最好不要戴手套、围围巾。进入室内前，手套与围巾均应脱下，与大衣等物品一起存放于存衣处；女士在室内则允许戴礼服手套、帽子、披肩、短外套等作为服饰的部分饰物。

（3）穿礼服时，女士不应露出颜色与礼服不大相称的袜子。

（4）与他人握手时最好不要戴手套，哪怕是极薄的手套也是不礼貌的，但是女士如戴礼服手套则可例外。

（5）不要穿内衣裤或睡衣裤迎接客人。

（6）在参加活动时不宜频繁看表。

（7）裙子不能过于透明，以免他人窥见内裙甚至内裤颜色。

（8）穿露肩或露背的晚礼服赴会时，在会场外，应把裸露的部分用披肩、丝巾等遮掩起来。进入会场后，披肩才可以脱下，可不必存放在存衣处。

（9）手套与手包都不能放于餐桌之上，手包可以挂到架子上或放在餐桌底下或椅子靠背处。

（10）拿餐具时应脱下手套，但喝鸡尾酒时可以只脱单手手套。脱下的手套可以放在手包中、膝盖上或椅子背后。

（11）男士打招呼、说话、用餐时均应脱帽，这是一种传统的礼仪。

（12）结婚戒指和订婚戒指不应戴在手套上，但装饰性戒指除外。

4. 莫入误区

"爱美之心，人皆有之。"但有时在不经意间，就可能进入着装的误区而事与愿违。如：穿夹克衫打领带；西装配球鞋；男士衬衫下摆放于裤外；体胖者却选择了横条纹、方格子服装或超短裙；办公室里穿低胸无袖装；女性文胸肩带和衬裙外露；色彩鲜艳的短袜与深色服装搭配；袜口露于裙摆之外；穿脱丝、破洞的长筒袜；黑皮鞋配白色袜子等。这些不规范的着装会丑化个体，影响个人形象。因此在着装时应注意整体和谐，不忽视细节，力求达到完美。

五、饰品的佩戴

饰品是人们在着装的同时所选用、佩戴的装饰性物品，它对人们的穿着打扮起着烘托、美化的作用。从审美的角度来看，它与服装、化妆一道被列为人们用以装饰、美化自身的三大法宝之一。因此，美观、实用、配套是选择饰品的基本原则。

饰品的功用可分为两大类：装饰类饰品和实用类饰品。

（一）装饰类饰品的使用

1. 装饰类饰品的使用规则

装饰类饰品也可称为首饰，由于首饰的装饰作用很强，越来越受到人们尤其是女士的青睐。它已成为人们在社交场合的"常备品"，包括戒指、项链、耳饰、手链、手镯、胸针等。每个人的气质、风格各不同，喜好也不相同。所以在选择首饰的时候，最重要的是要能选择适合自己的饰品，考虑戴上它是否可为自己增添色彩，充分发挥自身的长处，掩饰短处，以达到最佳审美效果。

饰物的简单搭配原则是：以少为佳，力求同色，争取同质，符合身份，扬长避短，搭配协调，季节分明，符合习俗。

（1）数量以少为佳。戴首饰时，数量上的规则是以少为佳。在必要时，可以一件首饰也不佩戴。若有意同时佩戴多种首饰，其上限一般为三，即不应当在总量上超过三种。除耳环、手镯外，最好佩戴的同类首饰勿超过一件，新娘可以除外。

（2）色彩力求同色。戴首饰时，色彩上的规则是力求同色。若同时佩戴两件或两件以上首饰，应使其色彩一致。戴镶嵌首饰时，应使其主色调保持一致。切忌所戴的几种首饰色彩斑斓，把佩戴者打扮得像一棵"圣诞树"。

（3）质地争取同质。戴首饰时，质地上的规则是争取同质。若同时佩戴两件或两件以上首饰，应使其质地相同。戴镶嵌首饰时，应使其被镶嵌物质地一致，托架也应力求一致。这样做能令其总体上显得协调一致。此外还需注意，高档饰物，尤其是珠宝首饰，多适用于隆重的社交场合，但不适合工作、休闲时佩戴。

（4）身份尽量符合。戴首饰时，身份上的规则是要令其符合身份。选戴首饰时，不仅要照顾个人爱好，更应当使之符合本人身份，要与自己的性别、年龄、职业、工作环境保持大体上的一致。气质文静的女士不要戴过于夸张和象征意义太浓的首饰，否则会使别人产生错乱感。

（5）体型扬长避短。戴首饰时，体型上的规则是扬长避短。应充分正视自身的形体特点，努力让首饰的佩戴使自己扬长避短。避短是其中的重点，扬长则须适时而定。切忌用首饰突出自己身体中不太漂亮的部位。如脖颈上有赘肉和褶皱的女士，就不适合戴太有个性色彩的颈链，以免招至别人过多的关注；手指欠修长丰润的，不要戴镶有大宝石或珍珠的戒指。

（6）搭配整体协调。戴首饰时，搭配上的规则是：提高整体美感，形成画龙点睛之效。穿职业装时，最适合佩戴珍珠或做工精良的黄金、白金首饰；穿晚装时，可以戴宝石或钻石首饰；穿休闲装时，比较适合戴个性化或民族风格的首饰。

（7）季节区分分明。戴首饰时，季节上的规则是：所戴首饰应与季节相吻合。一般而言，季节不同，所戴首饰也应不同。金色、深色首饰适于冷季佩戴，银色、艳色首饰则适合于暖季佩戴。

（8）入乡符合习俗。不同国家、民族和地区，装饰类饰物的佩戴方法各有不同，表达的思想情感也不同。因此在佩戴装饰类饰物时，要尊重民族信仰、符合文化习俗。

2. 饰物的佩戴方法

装饰类饰物种类很多，在佩戴方法上，除必须遵守上述八条使用规则外，不同品种的饰物，往往还有很多不同的额外要求。

（1）项链。项链要与脸型相搭配。合适的项链可以起到修饰脸型及调节颈部线条的作用。脸部清瘦且颈部细长的女性，戴单串的短项链可以修饰脸部及颈部的线条。脸圆而颈部粗短的女性，最好戴细长的项链，如果项链中间有一个显眼的大型吊坠，效果会更好。鹅蛋脸的女性最好戴中等长度的项链，这种项链能够更好地衬托脸部的优美轮廓。颈部漂亮的女性可以戴一条有坠的短项链，突出颈部的美丽。

就项链的选择来说，价格并不是主要的因素，不管是什么样的款式，与年龄、肤色、服装的搭配协调才是主要的。一般来说，上了年纪的人选择质地上乘、工艺精细的黄金、铂金的项链或珍珠项链为好（如图 4-6）；年轻人选择质地和颜色好、款式新颖别致的项链为佳。

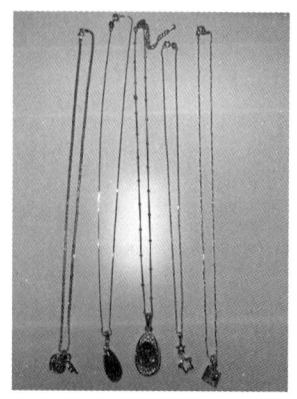

图 4-6　项链

（2）耳环。耳环要与脸型相配。方形脸适宜佩戴圆形或卷曲线条吊式耳环，可以缓和脸部的棱角。圆形脸戴上"之"字形、叶片形的垂吊式耳环，在视觉上可以造成修长感，显得秀气（如图 4-7）。心形脸宜选择三角形、大圆形等纽扣式样的耳环。三角形脸最好戴上窄下宽的悬吊式耳环，使瘦尖的下颌显得丰满些。戴眼镜的女性不宜选择较大的悬吊式耳环，佩戴贴耳式耳环会令她们更加文雅漂亮。

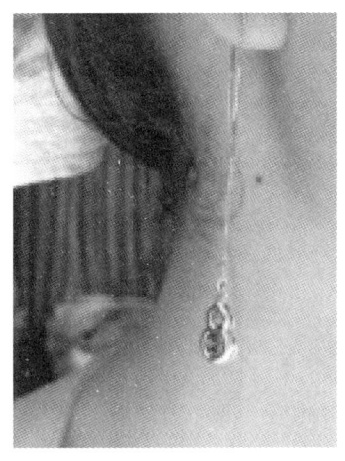

图 4-7　垂吊式耳环

　　耳环与肤色的配合也不容忽视。肤色较白的人，可选用颜色鲜艳一些的耳环。若肤色为古铜色，则可选用颜色较淡的耳环。如果肤色较黑，选戴银色耳环效果最佳。若肤色较黄，选古铜色或银色的耳环为好。

　　（3）戒指。戒指应与指形相搭配。手指短小，应选用镶有单粒宝石的戒指。如橄榄形、梨形和椭圆形的戒指，指环不宜过宽，这样才能使手指看来较为修长。手指纤细，宜配宽阔的戒指，如长方形的单粒宝石，会使手指显得更加纤细圆润。手指丰满且指甲较长，可选取圆形、梨形及心形的宝石戒指，也可选用几何图形。

　　戒指也应与体形肤色相搭配。身材苗条、皮肤细腻者，宜戴嵌有深色宝石、戒指圈较窄的戒指。身材偏胖、皮肤偏黑者，宜戴嵌有透明度好的浅色宝石、戒指圈较宽的戒指。

　　（4）手镯与手链。手腕是身体中较为纤细的部位，会随着手部的动作引导旁人的视线。因此，合适的手镯与手链可以使女士纤细的手臂与手腕显得更加美丽，并表现出自我的独特风格。手腕纤细、骨骼不明显者，适合佩戴任何手镯或手链。手腕纤细、骨骼明显者适合佩戴两条手镯或手链，让手腕更柔美。手腕丰润、骨骼不明显者适合款式稍宽的手镯或手链，显得亮丽大方。

　　选戴手镯时应注意：如果只戴一个手镯，应戴在左手上；戴两个时可每只手戴一个，也可都戴在左手上，这时不宜戴手表；戴三个时应都戴在左手上，不可一手戴一个，另一手戴两个。手链一般只戴一条，这样显得更为适当。

　　（5）胸针。胸针是服装上的点睛之笔。简洁的服饰只要花点心思配上适宜的胸针就足以令人一见难忘。红色水晶胸针，其瑰丽浪漫的玫瑰红构成典雅的贵族气质；

晶莹剔透的透明钻石胸针则可以衬托出清秀的脱俗气质（如图 4-8）。

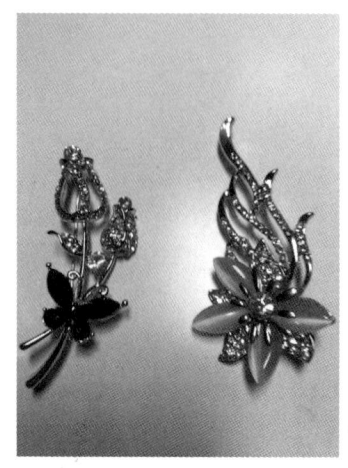

图 4-8　胸针

别胸针的位置也有讲究。着西装时，应别在左侧领上，穿无领上衣时，则应别在左侧胸前。发式偏左时，胸针应当偏右；发式偏右时，胸针应当偏左。其具体高度应在从上往下数的第一粒和第二粒纽扣之间。

（6）脚链。脚链是脚部的一种装饰物，多为女子佩戴，起源于美国夏威夷。当时人们喜欢把鲜花串成短短的项链挂在脚脖上，这无意之间的发明成了今日的脚饰鼻祖。脚饰很快风靡东南亚地区，而流行到中国并成为饰物新宠，则是近年来的事。脚链是当前比较流行的一种饰物，多受年轻女士的青睐，主要适用于非正式场合。佩戴它，可以吸引别人对佩戴者腿部和步态的注意，但如果腿部缺点较多，最好就不要佩戴。

像服装一样，饰品也有它自己的季节性。春夏可戴轻巧精致的饰品，以配合轻柔的衣裙。秋冬季节则可配搭较有质感的饰品，以配合厚重的衣服。不要让饰品暴露自己的短处。比如，耳部轮廓不太好看的，不要戴过于夸张的耳坠；手指欠丰润的，不要戴大宝石或镶珍珠的戒指，以免夸大自己的缺点。佩戴首饰还要与你的身份、气质及场合、服装协调。比如，穿职业装时最宜佩戴珍珠或做工精良的黄金和铂金首饰，穿晚装时可戴宝石或钻石首饰，穿休闲装时戴个性化或民族风格的首饰。颈饰与 V 字领服装最配，其次是比较大的圆领，然后是合身的高领。

（二）实用类饰品的使用

实用类饰品除具有实用功能外，还兼有装饰功能。主要包括手表、帽子、围巾、包、腰带、眼镜等。

1. 手表

佩戴手表可以显示出佩戴者严谨的作风和很强的时间观念。在正式的社交场合，手表被视为首饰。佩戴手表可以体现身份、地位和财富状况。尤其对于男士，手表的作用备受重视。

2. 帽子

帽子不仅有御寒功能，还能起到装饰的作用。帽子对服装的整体美影响很大，帽子与服装风格一致，可以使整体形象更加和谐。冬季，人们的服装色彩较暗，也可以用颜色鲜艳的帽子点缀，使整个形象生动、活跃起来。同样，假如服装颜色很艳丽，可以用颜色素雅的帽子来获得一种色彩的平衡。帽子对脸型的影响最为直接，圆脸的人适合戴宽边的较高的帽子，脸窄的人适合戴窄边帽，方脸的人可选择圆尖型的帽子，忌戴方形帽子（如图 4-9）。

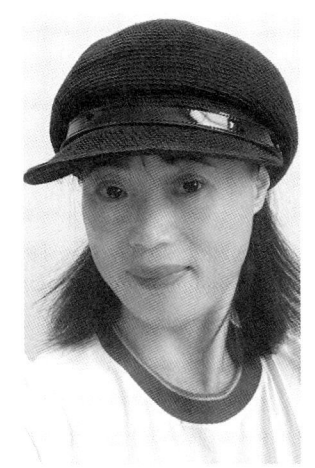

图 4-9　帽子

3. 围巾

围巾有良好的保暖功能，更具有较强的装饰、美化作用。结合服装色彩与肤色进行选择、搭配，可张扬个性、增添妩媚，也可使人的整体性形象更生动、活跃。一条漂亮的丝巾则可以为整个人的气质增色不少。漂亮的围巾，合适的系法，可以让服装更出色，创造出个人独特的穿着格调。

4. 包

包是服饰整体搭配中的重要组成部分，它可以对日常生活中需要随身携带的物品进行收纳，并具有装饰的作用。根据外形和用途，包可以分为手提式、手拿式和肩挎式三种。手提式包一般是夹层的，容积较大，对于职业女士非常实用；手拿式包多具淑女风范，五指轻握，靠于体侧，有一种高贵之感，多用于参加宴会；肩挎式包携带方便，无论郊游、上班都适用。在选择包时应注意与着装的色彩、样式、季节和场合相协调。身材高大的女士宜背大提包；身材苗条或矮小的可背中小提包；身材丰满的女士忌背圆形包；粗腰女士宜背低于腰线的包。手提包的颜色要与服装的颜色协调，夏季宜提小巧玲珑且色调明快的小包，冬天宜提大包，颜色可深重一些。皮包或革制包宜在白天使用；草编的手提包在穿运动衫或棉布便装时，可背挎在肩，显得潇洒自如。

5. 眼镜

眼镜可用来矫正视力、保护眼睛、修正五官，同时起到掩饰面部缺陷的作用，并与服装构成和谐、统一的整体。眼镜可谓搭配神器之一，搭配得当不但可使整体造型加分，甚至能瞬间令人气场涌现。选择眼镜时应慎重考虑脸型、肤色、头饰，以期达到理想效果。例如：长脸形的人宜选择宽边镜架，以调节脸部长度；脸色较暗的人宜选择浅色调的镜架，以增加脸部的亮度等。

一身美观大方的服装如果有与之相协调、配套的饰物，那便起到了画龙点睛的作用，使整个打扮更加完美。服饰不仅能够提高人们的审美、欣赏能力，而且能反映人们的文化素养，有助于突出个性。

（三）医护人员在工作中佩戴的饰物

护士在工作中不应佩戴戒指，以及有吊坠、叮当作响、繁多庞杂的饰物，以免影响工作及破坏个人气质。由于护理工作的需要而佩戴的饰物在使用时也应符合以下要求。

1. 发卡

发卡是用于固定工作帽的非装饰性饰物。一般护士的燕帽需要发卡来固定，发卡一般选择白色或浅色，左右对称别于燕帽的后面，一般不外露。

2. 护士表

钟表广泛应用于护士的日常工作中，如生命体征的测量、药物的使用、输液滴数的计算等。护士在工作场合一般不戴手表，而佩戴胸表（如图4-10）。胸表一般佩戴于左侧胸前。由于表盘是倒置的，在工作过程中，低头或用手托起表体即可查看计时。这样既卫生又便于工作，也可对护士服起到装饰作用。

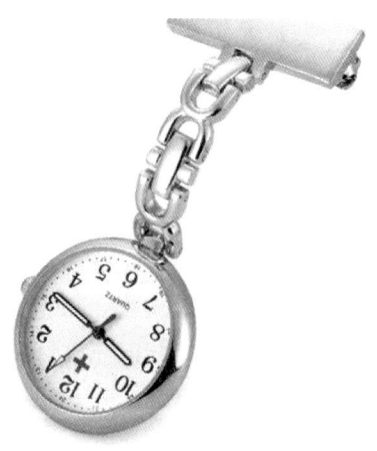

图 4-10　护士表

第二节 护士服饰礼仪

一、护士服的起源和演变

（一）国外护士服的演变

1. 近代护士服

18世纪以前，护士并不是一个令人尊敬的职业，从事护理工作的主要是僧侣、修女，或者一些地位低下的妇女。穿护士服也并不是出于卫生的目的。对于修女所穿服饰已有规定："修女应穿统一服装，且应有面罩（后改为帽子）。"最初的护士服装和护士帽也就由修女的服饰发展而来（如图4-11）。

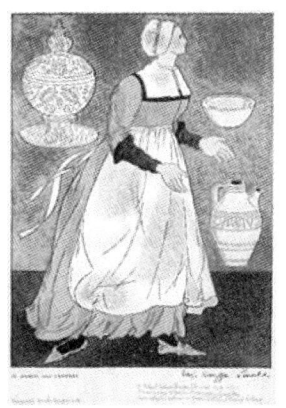

图4-11 近代护士服（1）

真正的护士服装起始于南丁格尔时代，也就是19世纪60年代。南丁格尔首创护士服装时，以"清洁、整齐并利于清洗"为原则。早期的护士服是有领子的格子衬衫，外加一条前面交叉的围裙。那时有很多护理小器械需要随身携带，但还没有实用的口袋设计，所以只能挂在腰间（如图4-12）。

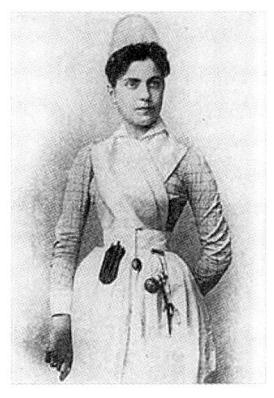

图4-12 近代护士服（2）

2. 现代护士服

19世纪80年代左右，开始有了比较正式的护士服。早期的护士服受传统观念影响，不仅要卫生，还要体现出护士的端庄，因此除了手和脸，全身上下都被服装遮盖。这种制服还有个傻乎乎的名字——"发烧防护服"（Fever Proof Unifrom）（如图4-13）。在19世纪90年代，美国出现了短袖护士服，但外面还是配了一条有交叉设计的围裙，有的交叉在前面，有的则在背后（如图4-14）。

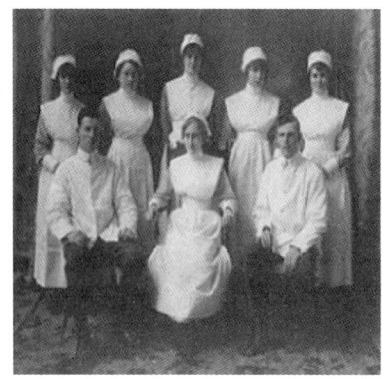
现代护士服（1）

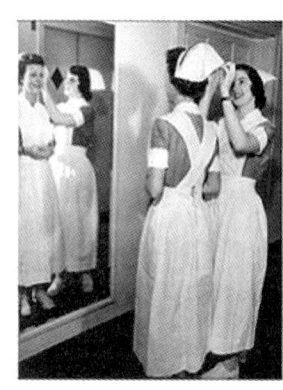
现代护士服（2）

图 4-13

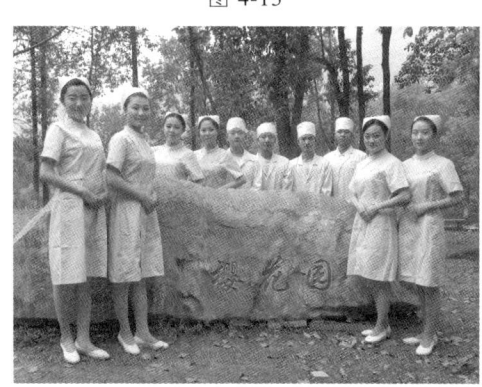

图 4-14

20世纪初，护士服仍然带有修女的着装色彩，但她们戴面纱已经不是延续修女的习惯，而是出于卫生的考虑。她们将头发束成一个高髻，以防垂落并且用帽子或面纱完全遮盖（如图4-15）。此时的护士配有臂章——初级护士的臂章是浅色的，高级护士则为黑色（如图4-16）。第一次世界大战期间，又出现了带有军队色彩的军护服装（如图4-17）。20世纪20年代，美国爱荷华大学附属医院发明了"玛芬帽"（如图4-18）。后来，玛芬帽又被"手帕帽"（如图4-19）给取代，因为后者更容易清洗、制作和运输，而且相比只能盖住头顶发髻的玛芬帽，手帕帽则可以罩住整个头部。1936年，南丁格尔去世11年之后，护士帽开始变得千奇百怪，几乎每所护士学校都设计了自己的"校帽"。这个时期大多数护士帽都很小，更像是一件配饰，是护士职业的象征（如图4-20）。

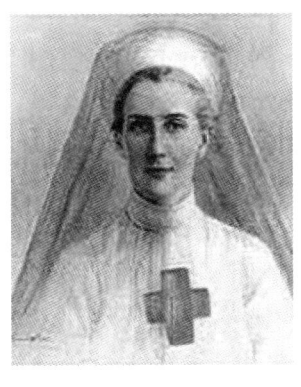 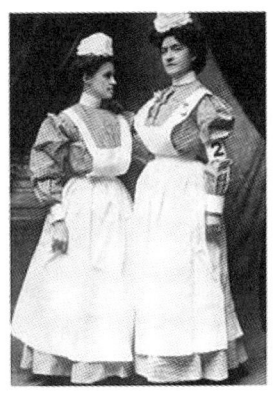 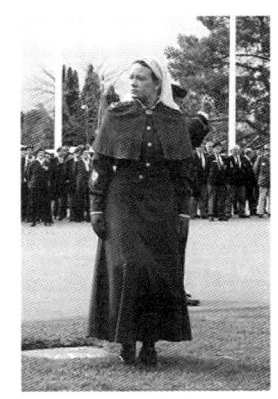

图 4-15　现代护士服（3）　　图 4-16　现代护士服（4）　　图 4-17　现代护士服（5）

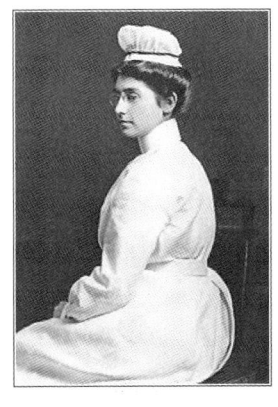 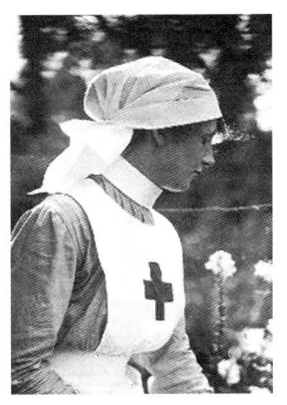 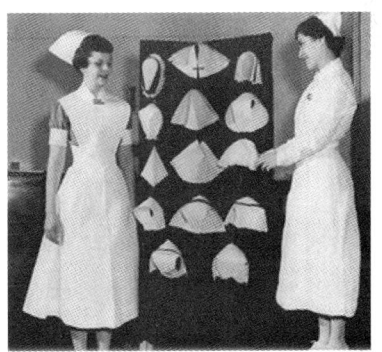

图 4-18　玛芬帽　　　　　　图 4-19　手帕帽　　　　　　图 4-20　不同学校的校帽

3. 当代护士服

20 世纪 50 年代，护理专业迅速发展，护士服也进入"黄金时代"。护士服的短袖取代了长袖，袖口、领口、腰带、纽扣以及口袋的设计，兼具美观和实用功能。这个时期护士服腰带的纽扣被移到前面，整体裁剪更加合身，还出现了一次性的护士帽。（如图 4-21、4-22）

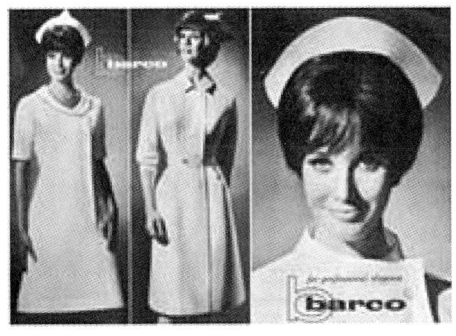 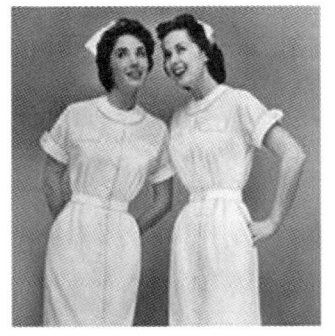

图 4-21　当代护士服（1）　　　　　　图 4-22　当代护士服（2）

今天，在多数发达国家，洗手衣成了更多护士的选择。它的设计中性，使男女护士都能穿着，并且让护士工作更高效和舒适。（如图 4-23）

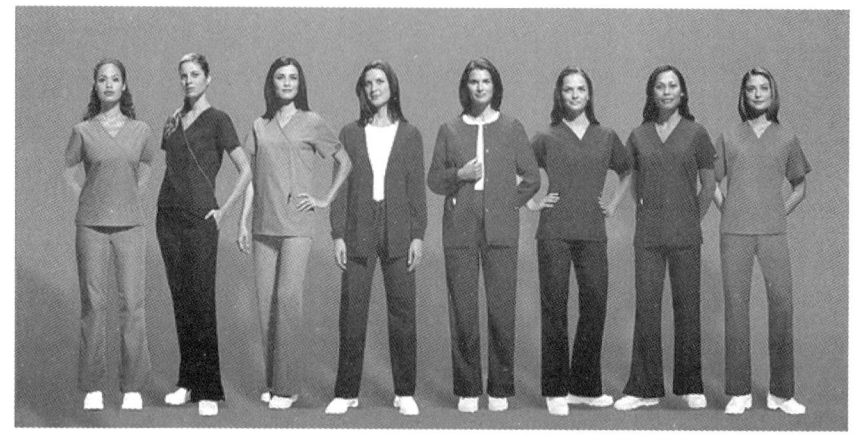

图 4-23　当代护士服（3）

（二）我国护士服的演变

1. 近代护士服

20 世纪初，护士服陆续在我国出现。当时的护士服为传统的白色，而我国社会习俗不尚白色，白色向为国人所忌，因此，颜色的选定成为最初护士服的主要难题。于是，女护士改为粉红色衣裙并在发梢上系一根红头绳，男护士着蓝色长衫。由于护士帽也为白色，此时对护士帽的戴用异议颇多，难以统一。20 世纪 20 年代后，随着陈规陋习的破除，护士帽被赋予高尚的意义。此后，护士帽的戴用成为常规，而且只有正式护士才能戴护士帽。当时，我国各地护士学校的服装因风俗不同、气候不一很难一致。但在护士服样式的设计上却都以庄重、严肃为主。在各地医院里，护士与护生服装样式相同，颜色却不一。护生为蓝色，毕业护士为白色。护士鞋、袜、裤的颜色均为全白，并规定护士除佩戴中华护士会特别的别针外，一律不许佩戴首饰（如图 4-24、4-25）。

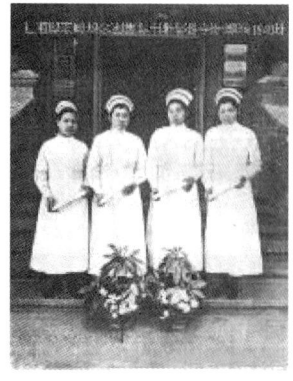

图 4-24　中国近代女护士服

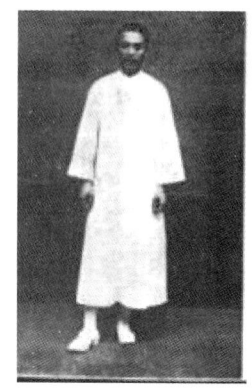

图 4-25　中国近代男护士服

1926年，第八届全国护士代表大会时，代表们讨论并赞成不论男女护士均应戴护士帽并着围腰。但当时的护士服袖口过大，对于操作甚为不便。男护士服装为白长衫，常与当时旅馆及饭庄、茶房的长衫相仿，病人多有误会，因此决定改变样式。

1928年，第九届全国护士代表大会时，毕业于北平协和高级护士学校的林斯馨女士首先提出统一全国护士服装的建议，得到与会者的重视与响应，当即组成护士服装研究委员会，专门进行研究，其标准为简单、易洗、雅观、舒适、庄重，并改变了袖口过大等缺点，使护士服更为便捷。该委员会将重新设计的服装样式刊登在护士季报上，要求全国护士统一制作，此举为统一我国护士服装起了很大的推动作用。20世纪30年代后期，护士服装颇为年轻女性看好，护生为蓝衣、白裙、白领、白袖头、白鞋、白袜、白色燕尾护士帽，衣裙下摆一律离地约25厘米，统一制作的半高跟网眼帆布鞋，走路舒服、无声，许多护士一起走时，非常整齐而且十分精神。此时毕业护士着素雅大方的护士服，而公共卫生护士的服装与医院护士不同，她们着深蓝色中国式裙褂，外加白硬袖口及领子。

2. 现代护士服

1948年，中国护士会规定，护士必须穿白色服装及戴白帽，护生着蓝白两色，护理员不得戴帽，不可着蓝白两色服装。总之，护士、护生、护理员着装有着严格的区分。

然而从60年代中叶到70年代，护士的着装与医生的服装从外形上难以区分，都是基本相同的小翻领、一排扣的棉质白大褂，帽子都是"柱形帽"。

3. 当代护士服

从20世纪70年代末至今，护士的服装款式大大地丰富了：圆角或方角的"燕式帽"轻盈玲珑；衣服样式有传统的对称一件式，有民族特色的偏襟式，还有充满现代气息的上下套装裙式。而且，衣服都配有调节式腰带，并有适合不同体形的多种型号（如图4-26）。

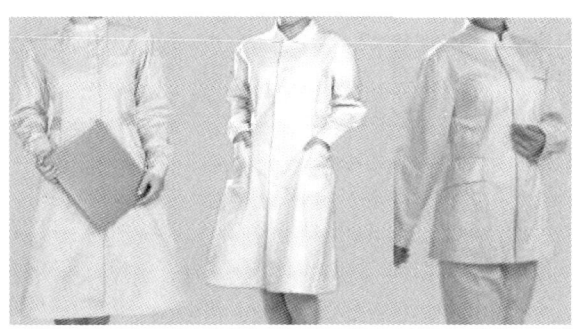

图4-26　当代护士服

现在，护士服饰不仅仅是护士的身份象征，而且还越来越美观，洋溢着时代的气息。除此之外，护士的其他物品，如鞋子、护士帽等，也越来越精细，越来越重要，与护士服一起，成为医院中一道靓丽的风景。

二、护士服的着装要求

护理不仅是一门科学，还是一门艺术。护士的外在美表现在仪表美与服饰美两方面，通过规范的着装能充分显示出护士饱满的精神面貌和积极向上的职业素养。由此可增进护患关系，利于患者对护士产生信任感，主动配合护理工作，进而促进疾病的康复。因此在护理工作中，护士应穿护士服，并按着装规范严格要求自己，以利于护理工作的顺利开展。

（一）着装规则

1. 仅为工作着装

护士服为护士的职业装，上班时间着护士服是护理工作的基本要求，非上班场合不宜穿护士服，以示严谨。护士身着醒目的护士服，一方面是护理工作的需要，另一方面也易使护士产生职业责任感和自豪感。

2. 宜佩戴工作牌

着护士服时必须佩戴工作牌。工作牌上应附有本人照片，标明姓名、职称、职务及所在科室，便于患者辨认、问询和监督护士，同时可督促护士认真约束自己的言行，更积极、主动地为患者服务。佩戴工作牌应保持工作牌的整洁、无破损，工作牌应端正地戴在左胸上方，如损坏或模糊不清应及时更换，不可随意佩戴他人的工作牌。

3. 要求整洁简约

规范、统一、整洁的护士服体现着护理职业的严谨性、科学性、艺术性，体现着护士的尊严和责任，护士规范的着装向社会展示着护士严谨、自信、优雅、庄重、诚信的工作作风。护士服设计应简洁、大方，便于进行各项护理操作，以及迅速、准确、安全地完成护理活动，维护护士形象。

（二）具体要求

1. 帽子端正，发饰素雅

护士帽是护士的职业象征，它凝聚着护理人员的信念与骄傲。护士帽分为燕帽和筒帽。燕帽有方角和圆弧角两种款式。戴燕帽时，燕帽应平整无折并能挺立，高低适中，戴正戴稳，距前额发际4~5厘米，发夹固定于帽后。护士帽反映护士高雅的气质，与护士的整体装束统一和谐。护士如是短发要求前不遮眉，后不及领，侧不掩耳；如果是长发，则要梳理整齐盘于脑后，发饰要素雅端庄。戴筒帽时，前达眉睫，后遮发际，头发应全部放在圆筒帽内，不戴头饰，帽缝在后，边缘要整齐。

筒帽多用于手术室、急诊科、重症监护室、分娩室等，与分体护士服配套便用（如图 4-27、4-28、4-29、4-30、4-31、4-32、4-33）。

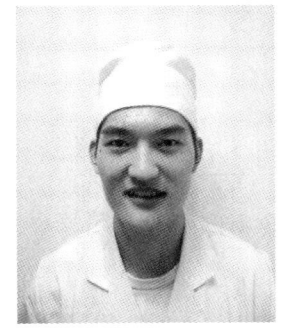
图 4-27 筒帽正面

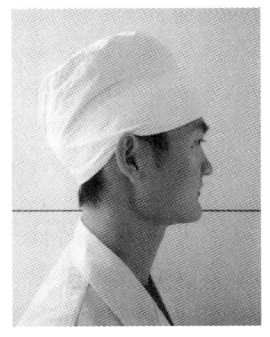
图 4-28 筒帽侧面

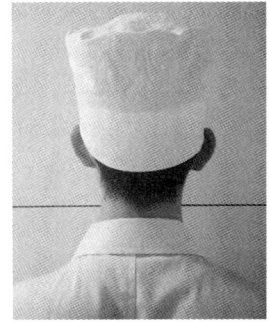
图 4-29 筒帽背面

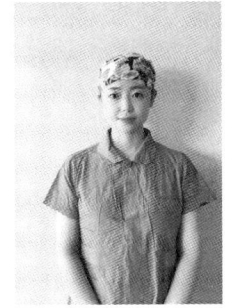
图 4-30 手术筒帽正面

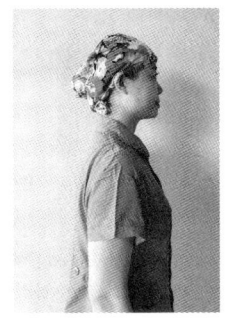
图 4-31 手术筒帽侧面

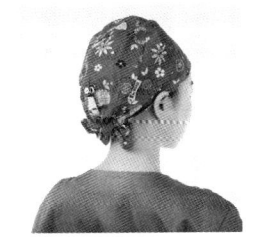
图 4-32 手术筒帽背面（1）

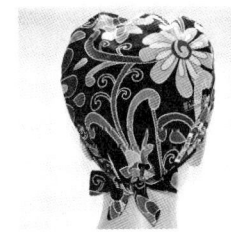
图 4-33 手术筒帽背面（2）

2. 着装适体，符合规范

护士服是神圣的职业象征，是艺术美的具体表现，具有很强的感染力。我国的护士服多为连衣裙样式，体现护士纯洁、轻盈、活泼、勤快等特质。护士服在穿着时要整洁、平整、无皱、庄重、大方、适体、无污渍、无血渍；衣扣要扣齐；长短要适宜，衣身长刚好过膝、袖长至腕部为宜；腰部用腰带调整，宽松适度，工作服内不宜穿过于臃肿、宽大的衣服；不外露内衣；袖口清洁干净；缺扣子要尽快钉上，禁用胶布、别针代替；衣兜内忌装满。选择护士裤时，颜色最好与护士服一致。护士服面料应平挺、透气、不透明、易清洗、易消毒，样式要简洁、美观、方便工作。医护人员的工作服有着特殊的职业含义及用途，不可随意修改。为了替换洗涤和以防急用，一般备两套。（如图 4-34、4-35、4-36、4-37、4-38、4-39，见视频 4-1、4-2）

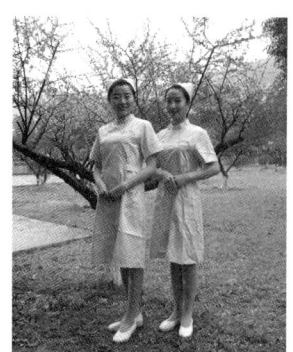

图 4-34 护士服

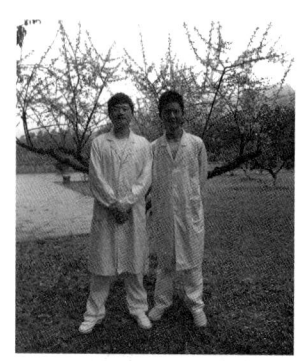

图 4-35 男护服

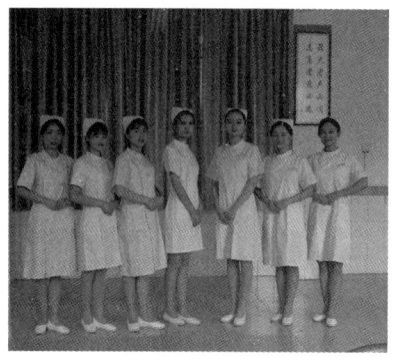

图 4-36 护士服正面照

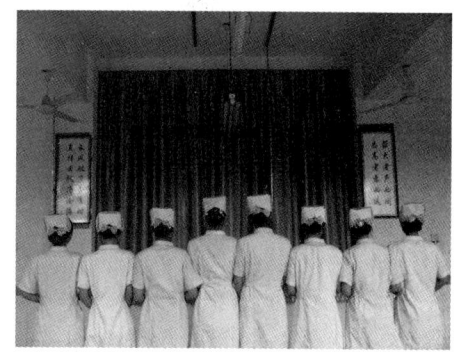

图 4-37 护士服背影照

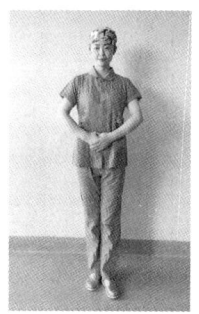

图 4-38 手术服着装全身

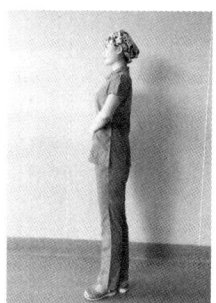

图 4-39 手术服着装侧面

视频 4-1 仪表礼仪

视频 4-2 护士着装

3. 口罩适中，遮住口鼻

口罩要求大小合适，能遮住口鼻。口罩分为一次性口罩、普通脱脂纱布口罩、医用防护口罩等。护士应根据不同岗位及护理操作要求选择合适的口罩。佩戴口罩时，首先将口罩端正地罩于鼻上，系带绕过两耳后系于颌下，或将口罩两耳带挂于两耳后，松紧适宜，完全遮住口鼻，戴至鼻翼上一寸，四周无空隙。使用时应注意保持口罩清洁，一次性口罩不可反复使用，注意及时更换；口罩不用摘下时应将戴在口罩内侧的一面先内折好，放在干净的口袋里，以备下次再用，不可挂于耳上、胸前。一般情况下与患者沟通交流要摘下口罩，以融洽护患关系。

4. 鞋袜协调，轻便无声

护士鞋分为冬款和夏款，一般以白色或乳白色为主要颜色，平跟或小坡跟搭配防滑的牛筋底为宜。护士走路时最好轻便无声，以便为患者提供良好的休息环境，还可减轻护士工作时的疲劳感。护士袜以肉色或浅色为宜，袜口不应露在裙摆或裤脚的外面，不能穿破损的袜子，忌光脚穿鞋。

【知识拓展】

对于服装搭配来说，色彩搭配是比较高阶的层面，色彩搭配好了能给你的整体造型锦上添花，但是如果色彩搭配不当则会有非常艳俗的感觉。

1. 从头到脚一般不能超过三种颜色

（1）上深下浅：显得端庄、大方、恬静、严肃。

（2）上浅下深：显得明快、活泼、开朗、自信。

（3）突出上衣时：裤装颜色要比上衣稍深。

（4）突出下装时：上衣颜色要比裤装稍深。

（5）绿色难搭配，在服装搭配中可与咖啡色搭配在一起。

（6）上衣有横向花纹时，裤装不能穿竖条纹或格子型。

（7）上衣有竖纹花型时，裤装应避开横条纹或格子型。

（8）上衣有杂色时，下装应穿纯色。

（9）裤装是杂色时，上衣应避开杂色。

（10）上衣花型较大或较复杂时，应穿纯色下装。

2. 总体搭配基本原则

（1）有图案的上衣不要配相同图案的衬衣和领带。

（2）条纹或者花纹的上衣需配素色的裤子。

（3）鞋子的颜色要与衣服的色彩相协调。

（4）穿着内外两件套时，最好是同色系或颜色反差大的，这样搭配起来会更有味道。

3. 色彩搭配

日常生活中，我们常看到的是黑、白、灰与其他颜色的搭配。黑、白、灰为无色系，所以，无论它们与哪种颜色搭配，都不会出现大的问题。一般来说，如果同一个色与白色搭配时会显得明亮；与黑色搭配时就显得昏暗。因此在进行服饰色彩搭配时应先衡量一下，你是为了突出哪个部分的衣饰。

不要把沉重色彩，例如深褐色、深紫色与黑色搭配，这样会和黑色呈现"抢色"的后果，令整套服装没有重点，而且服装的整体表现也会显得很沉重、昏暗无色。红色和黑色的搭配非常隆重，但是却不失韵味。

（1）同类色搭配原则：指深浅、明暗不同的两种同一类颜色相配，比如：青配天蓝，墨绿配浅绿，咖啡配米色，深红配浅红等，同类色配合的服装显得柔和文雅。

（2）近似色相配：指两个比较接近的颜色相配，如：红色与橙红或紫红相配，黄色与草绿色或橙黄色相配等。

不是每个人都能把绿色穿得好看，但绿色和嫩黄的搭配给人一种很春天的感觉，整体感觉非常素雅、恬静，淑女味道不经意间流露出来。

职业女装的色彩搭配：职业女士穿着职业女装活动的场所是办公室，低彩度可使工作其中的人专心致志、平心静气地处理各种问题，营造沉静的气氛。职业女装穿着的环境多为室内有限的空间，人们总希望获得更多的私人空间，穿着低纯度的色彩会增加人与人之间的距离，减少拥挤感。

纯度低的颜色更容易与其他颜色相互协调，使得人与人之间增加和谐亲切之感，从而有助于形成协同合作的格局。另外，可以利用低纯度色彩易于搭配的特点，将有限的衣物搭配出丰富的组合。同时，低纯度给人以谦逊、宽容、成熟感，借用这种色彩语言，职业女士更易受到他人的重视和信赖。

4. 色彩搭配原则

（1）白色的搭配原则：

白色可与任何颜色搭配，但要搭配得巧妙也需费一番心思。红白搭配是大胆的结合。上身着白色T恤，下身穿红色窄裙，显得热情潇洒充满个性。

（2）蓝色的搭配原则：

在所有颜色中，蓝色服装最容易与其他颜色搭配。不管是浅蓝色，还是深蓝色，都比较容易搭配。此外，蓝色具有紧缩身材的效果，极富魅力。蓝色搭配红色，使人显得妩媚、俏丽，但需要注意蓝红比例应适当。

（3）米色搭配原则：

用米色穿出一丝严谨的味道并不难。一件浅米色的高领短袖毛衫，配上一条黑色的精致西裤，穿上闪着光泽的黑色的尖头中跟鞋子，将一位职业女性的专业感觉烘托得恰到好处。如果想要一种干练、强势的感觉，那就选择一套黑色条纹的精致西装套裙，配上一款米色的高档手袋，既有主管风范又不失女士优雅。

5. 颜色代表的意思

颜色还代表着不同的意思，看看你的服装与你的气质是否搭配得"表里如一"。

红：活跃、热情、勇敢、爱情、健康、野蛮。

橙：富饶、充实、未来、友爱、豪爽、积极。
黄：智慧、光荣、忠诚、希望、喜悦、光明。
绿：公平、自然、和平、幸福、理智、幼稚。
蓝：自信、永恒、真理、真实、沉默、冷静。
紫：权威、尊敬、高贵、优雅、信仰、孤独。
黑：神秘、寂寞、黑暗、压力、严肃、气势。
白：神圣、纯洁、无私、朴素、平安、诚实。

通常，要使服饰的色彩搭配协调，原则上要尽量使服饰的色彩属于同一色系，这是一种最基本的搭配方法。另外，合理的使用对比也能张显你的个性！

对比有两种，一是色彩对比，二是明度对比。服饰上用得比较多的是明度对比，通俗一点讲就是，一个颜色深，一个颜色浅。对比大时，显得个性比较张扬，反之则显得个性比较内敛。如果再加上首饰、手袋等的点缀，你的穿着打扮将会变得非常高雅得体，所以服装搭配中也一定不能忽视配饰的作用！

【内容概述】

1. 着装的基本原则是 TPO 原则、和谐原则、个体原则、适度原则、整体原则、整洁原则。
2. 穿西服时要与身材、领带、衬衫相匹配，并注意相关细节。
3. 着装要保持整洁、讲究文明、符合常规、莫入误区。
4. 佩戴饰物要注意场合，与服装及本人的外表相和谐，要考虑性别因素，还要注意寓意和习惯。
5. 护士在工作岗位上应穿工作服，穿工作服要佩戴工作牌，工作服应整齐清洁。
6. 护士在生活中的穿着应尽量遵守整洁大方、美观高雅、稳重协调的原则。

课后强化练习

一、选择题

1. 男士着西服注意的"三个三"不包括（　　）。
   A. 三色原则　　　　B. 三项标准　　　　C. 三一定律
   D. 三大禁忌　　　　E. 七分在做，三分在穿
2. 现代护士服的要求不包括（　　）。
   A. 艳丽　　　　　　B. 大方　　　　　　C. 实用

D. 合体   E. 整洁

3. 着装的 TPO 原则是指着装应该和（　　）相协调。

   A. 时间   B. 场合   C. 身材

   D. 地点   E. 目的

4. 护士着装的基本要求不包括（　　）。

   A. 尺寸合身   B. 领扣扣齐   C. 衣扣、袖扣全部扣整齐

   D. 衣兜内忌塞鼓满   E. 衣长过膝，袖长过腕

5. 燕式帽的帽檐距前额发际（　　）。

   A. 2~4 厘米   B. 2~3 厘米   C. 4~5 厘米

   D. 3~4 厘米   E. 1~2 厘米

6. 儿科病房护理人员的工作装通常建议采取的颜色是（　　）。

   A. 蓝色   B. 粉色   C. 白色

   D. 绿色   E. 红色

7. 下列关于口罩佩戴，说法不正确的是（　　）。

   A. 松紧合适，遮住口鼻

   B. 及时清洗消毒

   C. 一次性的不可反复使用

   D. 必要时可以露出鼻孔

   E. 潮湿应及时更换

8. 下面对护士鞋描述不正确的是（　　）。

   A. 要求样式简洁

   B. 以平跟和低坡跟为宜

   C. 注意是否防滑

   D. 夏天可以光脚穿鞋

   E. 轻便、柔软

9. 穿着护士服时，需要注意很多相关事项。下面说法不正确的有（　　）。

   A. 护士服的样式以整洁美观为原则

   B. 注意与其他服饰的搭配和协调

   C. 领边和袖边可以超过护士服

   D. 里面不应穿过于臃肿的衣服

   E. 无污渍、血迹，保持平整无皱

10. 无论应聘何种职业，面试着装的要求最好为（　　）。

   A. 新潮前卫   B. 青春可人   C. 朴素典雅

   D. 活泼大方   E. 性感迷人

11. 下列关于手术室佩戴圆帽的方法哪项不正确（　　）。

   A. 头发全部在帽子里面

B. 不露发际
C. 前面遮住眉毛
D. 不戴头饰
E. 保持清洁，污染后及时更换

二、模拟场景训练

某医院要在"5·12"护士节当天举办护士风采大赛，其中有护士服的展示练习。请你根据前面所学习的护士服饰礼仪规范，与小组同学进行规范着装练习、展示，并交叉评分。

第五章 护士仪态礼仪

【学习目标】

◇ 掌握

1. 护士仪态的基本要求。
2. 护士工作中姿态的基本要求。

◇ 熟悉

1. 站姿、坐姿、行姿的训练方法。
2. 常见的手势语。

◇ 了解

1. 仪态的基本要求。
2. 各种姿势的禁忌。

【预习案例】

1. 一个人走进饭店要了酒菜，吃罢，摸摸口袋发现忘带钱了，便对店老板说："店家，今日忘了带钱，改日送来。"店老板连声说道："不碍事，不碍事。"并恭敬地把他送出了门。这个过程被一个无赖给看到了，他也进入饭店要了酒菜，吃完摸了一下口袋，对店老板说："店家，今日忘了带钱，改日送来。"谁知老板脸色一变，揪住他非剥他衣服，无赖不服，说："为什么刚才那个人可以赊账，我就不行？"店家说："人家吃菜，筷子在桌子上找齐，喝酒一盅盅地筛，斯斯文文，吃罢掏出手绢擦嘴，是个有德行的人，岂能赖我几个钱？你呢，筷子往胸前找齐，狼吞虎咽，吃上瘾来脚踏条凳，端起酒壶直往嘴里灌，吃罢用袖子擦嘴，分明是一个居无定室、食无定餐的无赖之徒，我岂能饶你。一席话说得无赖哑口无言，只得留下外衣，狼狈而去。

2. 情景设置一：中午11点55分，内科护士小王正坐着写交班记录，这时9床患者的老伴进来，要求量血压，护士小王请患者家属坐下，量完血压之后，刚坐下继续写交班记录，这时有人进来问303病房在哪里？

情景设置二：病人李福根，男，69岁，农民，责任护士小王为他送住院费用一日清单。这时张护士巡视病房发现6床病人的毛巾落在床头地上，蹲下捡起来后为病人摆放整齐。

◇ 课前问题

1. 根据预习案例一分析仪态礼仪的重要性。
2. 你认为护士怎样的坐姿和蹲姿不雅观？
3. 护士不雅的举止会给别人留下怎样的印象？
4. 依据情景设置背景领取任务，分角色情景模拟完成符合护士手姿、坐姿、蹲姿等礼仪规范的行为举止。

第一节 概 述

仪态，又称"体态"，指人在行为中的身体姿态和风度。姿态是身体所表现的样子，风度是内在气质的外在表现。护士仪态，即护士在工作中身体所呈现出的各种姿态与风度。人的体态行为是人内心活动的一面镜子。对一个人的评价，往往来源于对他一言一行、一举一动的观察和概括。在人际交往中，仪态语言往往比口头语言更能真实地反映一个人的道德品质、性格气质、文化修养和精神状态，所以，应该时刻留意自己的形象，讲究规范的动作与姿势。随着人类文明的提高，人们对自身行为的认识也日益加深。温文尔雅、从容大方、彬彬有礼已成为现代人的一种文明标志。不同的仪态显示出人们不同的精神状态和文化教养，传递出不同的信息，因此仪态又被称为体态语。

一、护士仪态的基本要求

"站如松，坐如钟，行如风"是古人对个人仪态的一种要求。良好的仪态不仅能反映一个人优雅的气质，还能给他人带来美的享受。护士作为"白衣天使"，在工作中要注意保持从容、优雅的仪态，给病人以安全感，取得病人的信赖。护士仪态的基本要求就是要体现仪态美，这种美包括四个方面：

1. 仪态文明

仪态文明要求护士的仪态要文雅、有礼貌，不能做粗野的动作。如护士站立时应身体保持挺拔，不可依靠在墙上或桌边，双腿不可随意抖动。

2. 仪态自然

仪态自然要求护士的仪态要大方、实在，不要虚张声势、装腔作势。如护士行走时，双肩应放松，双臂前后自然摆动，身体不要紧张僵硬。

3. 仪态美观

仪态美观要求护士的仪态要优雅、得体，让人赏心悦目。如护士就座或下蹲时，应先抚平裙摆，防止裙摆坐皱或着地弄脏。

4. 仪态敬人

仪态敬人要求护士在举手投足间充分显示出对病人的敬意。如护士与病人交流时，身体应稍向前倾，以示对病人的重视和尊重。

二、护士仪态的作用

护士是特殊的服务行业，在病人眼中，护士是举止文雅、端庄大方、温柔可亲、值得信赖的天使，因此护士在工作中不仅要有精湛技术、敬业精神，还要具有优雅的仪态举止，以展示自己良好的职业素质和职业形象。体态语言已成为护理活动中重要的沟通方式之一，护士学会在护理工作中准确运用体态语言往往会起到事半功倍的效果。

（1）表露作用：表达口头难以表达的信息，使双方免于尴尬受窘。
（2）替代作用：代替口语，直接与病人进行交流、沟通。
（3）辅助作用：辅助口语，使人言行一致，思想得以强化，从而使表达更为深刻。
（4）适应作用：适应病人的生理、心理需要。
（5）调节作用：用暗示调节护患双方关系，使患者做出积极反应，以主动配合治疗和护理。

第二节 护士的基本仪态

一、手姿

手姿又称手势，手势语是通过手和手指的活动来表达信息的一种特殊语言。无论在商务交际，还是在日常生活中，手势使用的频率都很高，使用范围也很广泛。手势能辅助表情达意，又可以展示个性风度，在"体语"大本营中，它是一个引人注目的"角色"。手势语可以分成四种类型：第一类叫形象手势，用以模拟物状的手势；第二类叫象征手势，用以表示抽象意念的手势；第三类叫情意手势，用以传递情感的手势；第四类叫指示手势，用以指示具体对象的手势。

（一）基本的手姿

1. 垂放

垂放多用于站立之时，是最基本的手姿。其做法有两种：一是双手自然下垂，掌心向内，叠放或相握于腹前；二是双手伸直下垂，掌心向内，女士拇指自然往里

收,男士虎口微张,分别贴放于大腿两侧。(如图 5-1、5-2)

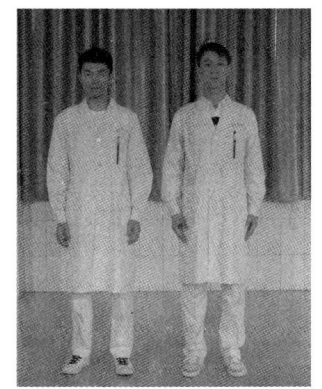
图 5-1　垂放

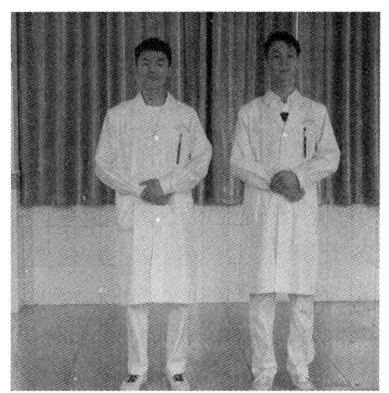
图 5-2　握于腹前

2. 背手

背手多见于站立、行走时,多用于男士。既可显示权威,又可镇定自己。其做法是双臂伸到身后,双手相握,同时昂首挺胸。(如图 5-3)

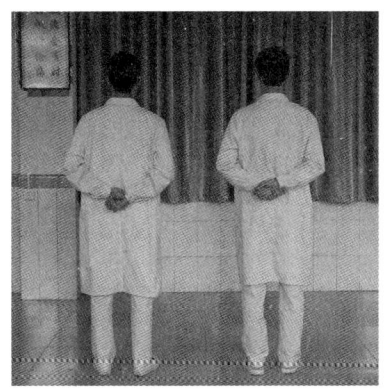
图 5-3　背手

3. 持物

持物即用手拿东西,其做法多样,既可用一只手,又可用双手。但最关键的是拿东西时动作应自然,五指并拢,用力均匀。不应翘起无名指与小指,以免显得成心做态。

4. 鼓掌

鼓掌是用以表示欢迎、祝贺、支持的一种手姿,多用于会议、演出、比赛或迎候嘉宾时。其做法是以右手掌心向下,有节奏地拍击掌心向上的左掌,双手应抬高至腰部以上。必要时,应起身站立。但是,不应该以此表示反对、拒绝、讽刺、驱赶之意,即不允许"鼓倒掌"。

5. 夸奖

夸奖这种手姿主要用于表扬他人。其做法是伸出右手,竖起拇指,指尖向上,指腹面向被称道者。但在交谈时，不应将右手拇指竖起来反向指向其他人，因为这意味着自大或藐视。也不宜自指鼻尖，此手势有自高自大、不可一世之意。

6. 指示

指示是用以引导患者或他人，指示方向的手姿。其做法是右手或左手抬至一定高度，五指并拢，掌心向上，以其肘部为轴，朝向目标伸出手臂。在护理工作中，用优美的引领姿态展现"尊敬"和"请"的敬意，会让患者感到服务的真诚和热情。

7. 递接物品

递接物品是日常生活和工作中常见的举止动作。一般情况下要求单手能拿的物品，用右手接递，但从礼貌角度讲，在长辈面前也应双手接递。递笔、刀、剪之类的尖利物品时，需将尖端朝向自己握在手中，不能指向对方。递书、文件、资料、名片等，字体应正对接收者，对方双手接过物品后，应向递物者说"谢谢"。（如图5-4、5-5；见视频5-1、5-2）

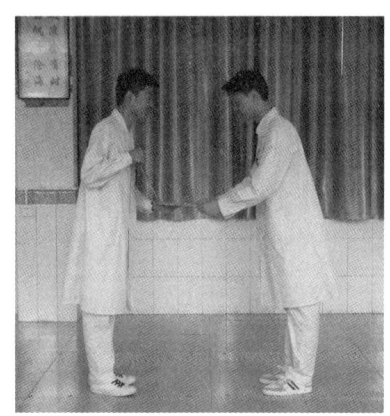

图 5-4　递接物品（1）

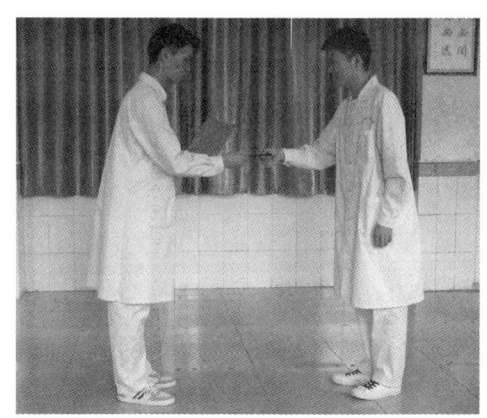

图 5-5　递接物品（2）

视频 5-1　男士手姿

视频 5-2　手势礼

（二）常见的手势语

1. 握手

握手是人与人交往最常用的手势之一。握手的力量、姿势与时间的长短往往能够表达出礼遇与待遇，体现出个性。握手时，双方距离一米内，上身稍向前倾，两足立正，伸出右手，掌心略向上，四指并拢，拇指张开，与受礼者握手。同时注视对方，微笑致意或简单问候、寒暄，不可左顾右盼，握手时间以 1~3 秒为宜。握手顺序按照"尊者为先"的原则。男士与女士握手，则应轻握女士手指部分，不可长时间握手或紧握手。若戴手套，应先脱手套再握手。握手后不可立即擦手。

2. 挥手

挥手的含义主要是向人打招呼或是告别，但由于地区和习惯的差异，即使表达的是同样的意义，挥手的方式方法也有所不同，如北美地区的人不论是向人打招呼还是告别，或者只是要引起相距较远的人的注意，他们都是举臂，张开手，来回摆动；而在欧洲大多数地方，这个动作表示"不"。欧洲人在打招呼时，习惯于举臂，手在腕部上下挥动，好像篮球运动员运球的动作。意大利人则用完全不同的手势，他们通常举手，仅手指向内勾动。

3. 召唤

在美国，当要召唤别人以引起对方的注意时，最普通的手势是举手（并竖起食指）到头部的高度，或者更高一些；还有一种手势，是伸出食指（手掌朝着自己的脸），将该指向内屈伸。美式屈伸食指这个手势，在澳大利亚和印度尼西亚等地只用来召唤动物而不用于人，如用来召唤人则是一种很不礼貌的手势。在欧洲各地，要表示"到这儿来"的手势是举臂，即手掌向下，然后将手指作搔痒状。

4. "V"字形手势

食指和中指分开成"V"字形，并且保持手掌向外，此手势代表"胜利"或者"和平"。尤其是第二次世界大战时，时任英国首相丘吉尔打着"V"字形手势的照片在报纸上一经登出后，更使得这个手势风靡全球。但做这个手势必须保持手掌向外的正确方式，如果手掌向内朝向自己，则是嘲弄、侮辱的意思。

5. "OK"手势

这一手势在不同的国家和地区有着不同的含义，要注意区别应用。北美人经常使用这个手势：拇指和食指构成环形，其他三指伸直，表示赞扬和允许等意思。然而，在法国南部、希腊、撒丁岛等地，其意恰好相反，这个手势表示"劣等品""零"或"毫无价值"。在希腊等地，这一手势还表示一句无声而恶毒的骂人话。在日本，它的意思是"钱"，好像是在构成一枚硬币的样子。在巴西、俄罗斯和德国，这个手势象征人体某个非常隐蔽的部位。因此在有些国家，切记不要打这个"OK"手势。

6. 竖大拇指

这个手势在许多国家非常普遍地被用来表示无声的支持和赞同："干得好"或者"棒极了"以及其他多种赞扬的语意。在某些地区，这个手势却具有完全不同的意义。在澳大利亚，如果大拇指上下摆动，这个手势表示侮辱人；北美地区的人还用竖起大拇指表示要求搭便车。但在尼日利亚等地，这个手势却被认为非常粗鲁。在日本和德国，竖起大拇指表示计数，在日本表示"5"，在德国则表示"1"。

7. 其他手势

用手呈杯状作饮水动作，这是表达"我渴了"；两手合掌，把头倚在一侧手背上，紧闭双眼，做入睡状，表示"我很疲倦"；用手拍拍胃部，表示"我吃饱了"；用手在胃部划圈，表示"我饿了"；两手相搓既可以表示"我很冷""很好""这里很安逸舒适"，也可以表达迫切期望、精神振奋、跃跃欲试。

（三）手姿的禁忌

1. 易误解的手姿

易被他人误解的手姿有两种：一是个人习惯的手势，但这种手势并不通用；二是因为文化背景不同，有些手姿被赋予了不同的含义。比如伸起右臂，右手掌心向前，拇指与食指合成圆圈，其余手指伸直，这一手姿在英国、美国表示"OK"，在日本表示钱，在拉美国家则表示下流，不了解的人就很容易产生误会。

2. 不卫生的手姿

在他人面前搔头皮、掏耳朵、挖眼屎、抠鼻孔、剔牙齿、抓痒痒、摸脚丫等，是不卫生、不礼貌的。

3. 欠稳重的手姿

在大庭广众之前，双手乱动、乱摸、乱举、乱扶、乱放，或是咬指尖、折衣角、抬胳膊、抱大腿、挠脑袋等，也是应当禁止的。

4. 失敬的手姿

掌心向下挥动手臂，勾动食指或拇指以外的其他四指招呼别人，用手指指点他人，都是失敬于人的手姿。

二、站姿

站姿又称立姿或站相，是指人在站立时所呈现出的一种姿态。站姿是静态的造型动作，是其他动态姿势的起点和基础。在护理工作中，站姿是护士的主要姿态。正确的站姿，可以让身体各个关节的受力比较平均，不会让某些特定关节承担大部分的重量。当抬头挺胸时，胸口会变得开阔，呼吸也会顺畅，身体能得到足够的氧气，精神、注意力都会比较容易集中。优美的站姿能显示个人的自信，衬托出美好的气质和风度，并给患者和家属留下良好的印象，为护患关系的建立打下良好的基础。

（一）基本的站姿要求

站姿要能体现出人的稳重、端庄、礼貌、挺拔、教养，显示出一种亭亭玉立的静态美。其要领是：挺、直、高、稳。

（1）头正，双目平视，嘴唇微闭，下颌微收，面部平和自然。

（2）双肩放松，稍向下沉，身体有向上的感觉，呼吸自然。

（3）躯干挺直，收腹，挺胸，立腰。
（4）双臂放松，自然下垂于体侧，手指自然弯曲。
（5）双腿并拢立直，两脚跟靠紧，脚尖分开呈60°。男子站立时，双脚可分开，但不能超过肩宽。

（二）男女站姿的区别

由于性别的差异，男女基本站姿的要求不尽相同，对男士的要求是强壮、英武、稳健，对女士的要求则是优美、轻盈、典雅。

1. 男护站姿

男护在站立时，一般应两腿平行，双脚微分开，与肩同宽（间距最好不超过一脚之宽）。全身正直，头部抬起，双眼平视。双肩稍向后展并放松。双臂自然下垂伸直。双手贴放于大腿两侧，也可双臂自然下垂，将右手握住左手腕部上方自然贴于腹部，或背在身后贴于臀部。

如果站立过久，可以双脚轮流后退一步，身体的重心轮流落在一只脚上，但上身仍需挺直。脚不可伸得太远，双腿不可叉开过大，变换不可过于频繁，膝部不可出现弯曲。

2. 女护站姿

女护在站立时，应当挺胸、收腹，目视前方，双手自然下垂，叠放或相握于腹部，双脚与双腿并拢或呈现"V""丁"字形。"V"字形，即双脚脚跟部并拢，脚尖分开45°~60°，使身体重心穿过脊柱，落在两腿正中。"丁"字形，即双脚呈垂直方向接触，其中一脚脚跟靠在另一脚足弓处；双脚间的角度也可以小于90°，形成优美的小"丁"字步。

（三）常用的站姿方式

1. 正脚位小八字步

此站姿用于礼仪迎客，或前台的站立服务等隆重、热烈或庄严的场合。要求在基本站姿的基础上，右手握住左手，拇指交叉，右手食指微微翘起，垂放在腹前脐下1寸或脐上1寸。脚跟并拢，脚尖分开呈"V"字形，两脚尖分开45°~60°。站立时要保持身体挺直，腹部要收，臀部不能翘起，肩膀要平，下巴内收。男护有时也可以采用这种姿态，但两脚要略微分开，且背手。（如图5-6）

2. 侧脚位丁字步

在正脚位小八字步基础上移动右脚（或左脚）跟至另一脚内侧凹处，两脚互相呈"丁"字步，身体各部位要求同小八字步。（如图5-7，见视频5-3）

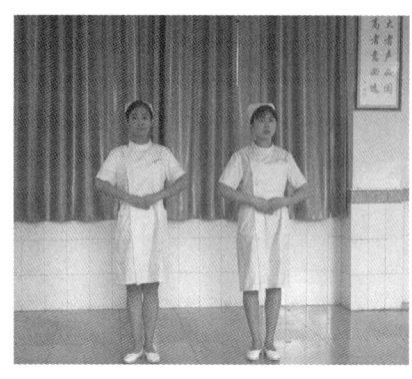 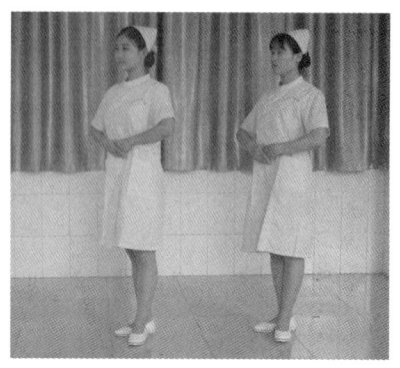 

图 5-6　小八字步　　　　图 5-7　侧脚位丁字步　　　视频 5-3　站姿

3. 正脚位丁字步

一脚呈水平位，另一脚与之垂直（脚尖向正前方），其余要求与侧脚位丁字步相同。（如图 5-8）

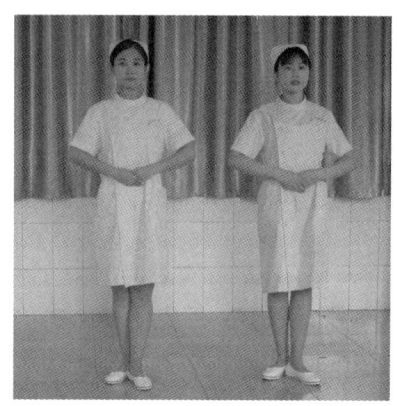

图 5-8　正脚位丁字步

（四）避免错误的站姿

1. 全身不够端正

站立时不要过于随便，避免斜肩、驼背、塌腰、两眼左右斜视、双腿弯曲或不停颤抖、一只脚在地下不停地画弧线，以免影响站姿的美观。

2. 双腿叉开过大

两腿叉开很大距离、两腿交叉都是失礼的姿态，女士尤其应当注意。

3. 表现自由散漫

身斜体歪、倚墙靠桌、手扶椅背、双手叉腰、以手抱胸、与他人勾肩搭背等都是不雅观和失礼的姿态，这些会破坏自己的形象。在正式场合，双手也不能插在衣袋中，确实有必要时可单手插入衣袋，但时间不宜过长。（如图 5-9、5-10）

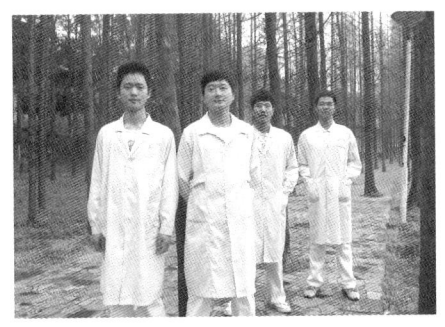
图 5-9 站姿禁忌（1）
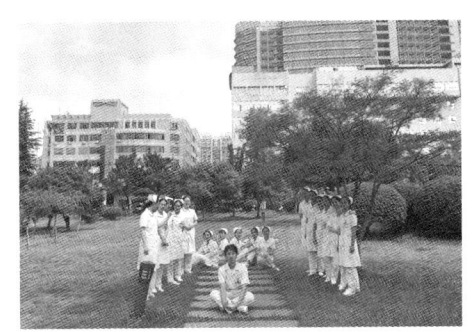
图 5-10 站姿禁忌（2）

（五）站姿的训练方法

1. 靠墙立

此练习是借助墙的平面来培养和训练站立时上身的挺拔，是保持头、躯干和腿在一条直线上的好习惯。动作要领：背墙站立，脚跟、小腿、臀部、双肩胛骨和头部紧靠墙壁，以训练整个身体的控制能力。一次控制四个八拍，反复做 8~10 次。

2. 单腿站

此练习主要训练腿的挺直与控制力。动作要领：在站姿的基础上，一腿支撑，另一腿屈膝上抬绷脚尖，贴于支撑腿，双手叉腰，上体微微向侧转。一次控制两个八拍，两腿交替反复共做 8~10 次。

3. 腿夹纸

此练习主要训练腿部的控制能力。动作要领：站立者在两大腿间夹上一张纸，保持纸不松、不掉。一次控制四个八拍，反复做 8~10 次。

4. 平板撑

此练习主要训练腹肌力量，还有助于加强腰、背、腹的力量，让身体有支撑感，让站、坐、行时能收腹、立腰、直背，获得支撑身体的力量和感觉，特别是平时有习惯性含胸、驼背、弯腰问题的人，更要加强这方面的训练。动作要领：先让身体面朝下俯卧，然后用手肘和脚前掌支撑起身体，使身体除小臂、手肘部和脚前掌与地面接触外，身体的其他部位都离开地面并与地面平行，注意肩要放松，胸不要往里含，要和地面平行，腰背也是一样，要有支撑住身体的力度，保持身体平直的紧张度。一次控制四个八拍，两腿交替反复共做 8~10 次。

三、坐姿

坐是一种静态造型，是非常重要的仪态。坐姿，即人在就座之后所呈现出的姿势，是人们在日常工作和生活中离不开的一种姿势。坐姿文雅、端庄，不仅能给人以稳重、优雅、大方的美感，而且也是展现自己气质与修养的重要形式。

（一）就座要领

就座又叫入座、落座，即走向座位直至坐下这一过程，它是由一系列动作完成的。就座时要掌握以下要领：

1. 座位适当

在公共场所或是社交场合入座时，要坐在椅、凳等为入座而设的常规的位置上，而不能坐在桌子、窗台、地板等非座位之处，否则是非常失礼的行为。

2. 入座有序

与他人一起入座时一定要讲究先后顺序，礼让尊长，即先请位尊者入座；平辈之间或亲友之间可同时入座。抢先入座是失态的表现。

3. 左进左出

无论是从正面、侧面还是背面哪个方向走向座位，只要条件允许，通常都应该从左侧一方走向自己的座位，从左侧一方离开自己的座位，遵循"左进左出"规则。要走到座位前面再转身，然后将右脚后移半步，稍微侧头，顺左眼余光，抬双手从腰间往后下挪动理顺护士服下摆，缓缓落座。

4. 入座得法

入座时应背对座位入座，如距其较远，可以右脚后移半步，待腿部接触座位边缘后，再轻轻坐下。入座后上身挺直，头部端正，下颌微收，目视前方，上身与大腿、大腿与小腿均呈90°直角，只坐椅面的前二分之一至三分之二的位置，避免身体倚靠座位的靠背。

5. 落座无声

入座时要轻稳，切勿争抢，无论是移动座位还是落座或调整坐姿时都不应发出嘈杂的声音，这本身也体现出一定的教养。

6. 离座谨慎

离座前应礼貌声明，从座位的左边离开，不要突然起身惊吓他人。离座时要站立稳定后，才可离去。离座要有先后顺序，一般位尊者或患者可先行离座。离座时要缓慢起身，动作要轻缓。避免起身离座动作过猛，导致发出巨大响声或将物品弄掉在地上。

（二）坐姿的方式

1. 标准式

上身自然挺直，下巴向内收，两肩放松，挺胸，双膝自然并拢，双腿自然弯曲，只坐椅子的 1/2~2/3，双手交叠自然放在大腿上。女护士双脚并拢，上身与大腿、大腿与小腿、小腿与地面皆呈90°直角；男护士可双脚打开与肩同宽，双手分别置于两腿近膝部位。（如图 5-11、5-12；见视频 5-4、5-5）

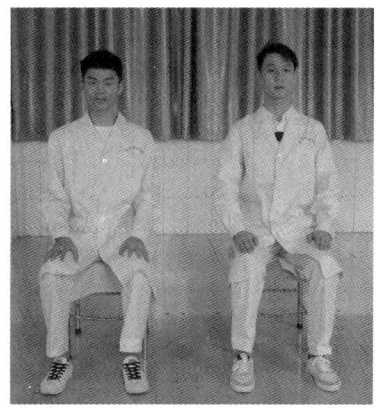
图 5-11　男护坐姿

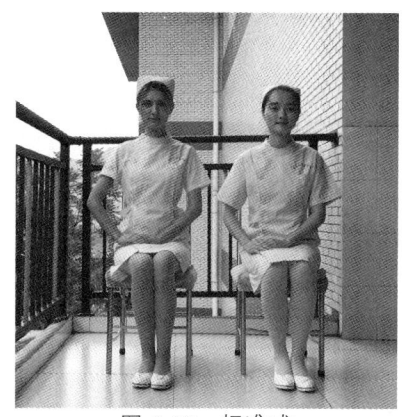
图 5-12　标准式

视频 5-4　女护坐姿

视频 5-5　男护坐姿

2．侧坐位平行叠步式

侧坐位平行叠步式又称双脚斜放式，保持基本坐姿，然后以膝盖为轴，将双脚平行移至左侧或右侧，使小腿与地面成 45°，身体向另一侧倾斜 5°～10°，双手叠放于大腿上，此姿势适用于穿裙装时。（如图 5-13）

3．双脚交叉式

在基本坐姿的基础上，将一脚交叉放在另一脚的足跟外侧，前脚掌着地，足跟抬起，此姿势适合于女性。（如图 5-14）

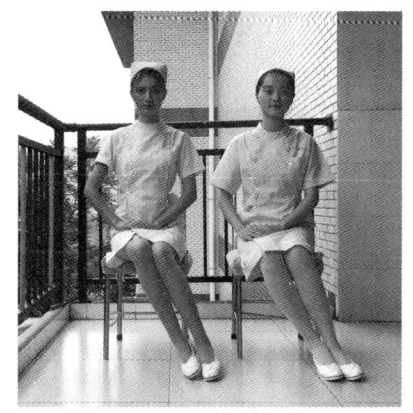
图 5-13　侧叠式

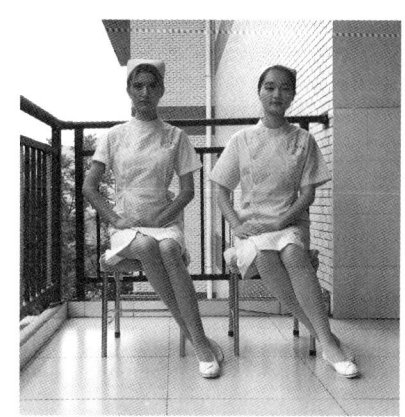
图 5-14　侧交叉式

4．前伸后屈式

前伸后屈式又称开关式，上身挺直，双膝合并，一脚向前伸出，另一腿向后屈回，后脚掌着地，脚跟抬起，两脚前后保持在一条直线上，双手自然地叠放于大腿上。此坐姿悠闲、自然、舒适，女士较适用。（如图 5-15、5-16）

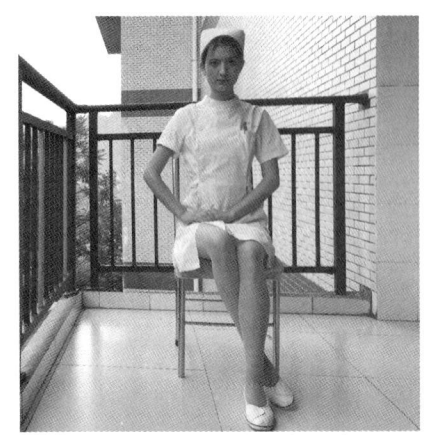 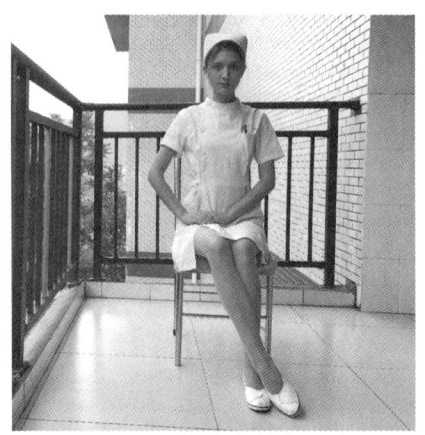

图 5-15　后点或后交叉式　　　　　图 5-16　前伸或前交叉式

5. 正坐位小叠步式

此姿势适合非正式场合,其方法是将一条腿架在另一条腿上,注意双腿的大、小腿都要紧贴靠在一起,上边的小腿往回收,脚尖向下。这个姿势不仅外观优美文雅、大方自然、富有亲近感,而且还可以充分展示女子的风采和魅力。(如图 5-17)

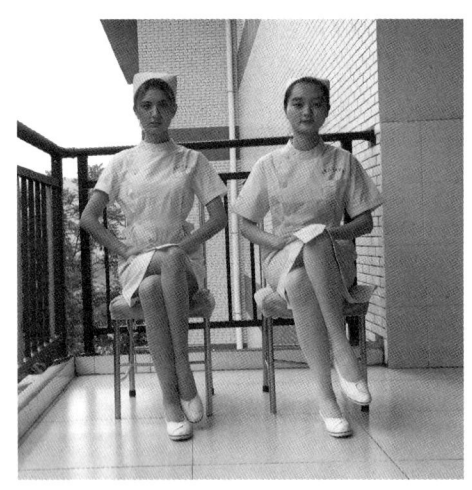

图 5-17　正坐位小叠步式

(三)不雅坐姿

(1)坐时前倾后仰,或歪歪扭扭、猛坐猛起。

(2)双腿过于叉开或长长地伸出;在尊长面前跷二郎腿或"4"形腿;将大腿并拢,小腿分开;双手放于臀部下面;腿、脚不停抖动。

(3)坐下后随意挪动椅子,坐定之后上身前倾、后仰、侧趴;以双手端臂、抱于脑后或抱住膝盖;以手抚腿、摸脚等。

(4)入座后把脚架在椅子或沙发扶手上、茶几上,或用两脚勾住椅子的腿;将脚抬得过高,脚尖指向他人等。

(四)坐姿的训练方法

1. 盘腿坐

重心落在臀部上,挺胸收腹,立腰提气,肋骨上提,头颈向上伸,微收下颌,两腿弯曲,两脚脚心相对盘于腹前,双肘放松,手放在膝上,也可双手背在身后。

2. 正步坐

上体姿势同盘腿坐,两脚并拢,脚尖正对前方,两膝稍稍分开,两臂自然弯曲,两手自然扶于大腿处,上体挺直微向前倾,肩放松下沉,立腰,头、肩、臀应在一条线上。

3. 侧位坐

上体姿势同盘腿坐,上体微向侧转,两臂自然放松扶于腿处。两腿弯曲并拢,双膝稍移向一边,靠外侧的脚略放在前面,这样臀部和大腿看起来比较苗条,给人以美的感觉。

以上坐姿训练时间每次保证在 20 分钟左右,可配音乐进行,才有很好效果。

四、行姿

行姿,是人体呈现出的一种动态美,是站姿的延续,是人在行走的过程中所形成的姿势。行姿体现了人的动态之美和精神风貌。从总体上讲,行姿属于人的全身性活动,但其重点在行进的脚步上,因此行姿也叫作步态。对行姿的要求是轻松矫健、匀速优美,做到不慌不忙、稳健大方。每个人都是一个流动的造型体,优雅、稳健、敏捷、有节奏感的行姿,会给人以美的感受、产生感染力,反映出积极向上的精神状态。

(一)行姿要领

1. 昂首挺胸,身体正直

行走时面朝前方,双眼平视,头部端正,胸部挺起,背、腰、腿部都要避免弯曲,使全身看上去是一条直线。

2. 双肩平稳,两臂摆动

行进时双肩、双臂都不可过于僵硬呆板,双肩要平稳,双臂则应自然地、一前一后、有节奏地摆动。在摆动时,手要协调配合,掌心向内,手指自然弯曲,摆动的幅度以 30°左右为佳,不要横摆或同向摆动。双臂摆动与双腿的行走要协调。

3. 起步前倾,重心在前

起步行走时,身体应稍向前倾,身体的重心应落在反复交替移动的前脚的脚掌之上，身体就会随之向前移动。应当注意当前脚落地、后脚离地时，膝盖一定要伸直，踏下脚时再稍微松弛，并即刻使重心前移，这样走动时步态才能优美。

4. 脚尖前伸，步幅适中

前伸出的那只脚应保持脚尖向前，不要向内或向外（即外八字或内八字步）。抬足有力，柔步无声。步幅均匀，每步距离约为一脚的长度（30厘米左右）。

5. 自始至终，直线行进

在行进时，双脚两侧行走的轨迹大体上应呈现为一条直线。与此同时，要克服身体在行进中的左摇右摆，并使身体始终保持以直线进行移动。

6. 全身协调，匀速行进

在行走时，速度要均匀，有节奏感，全身各个部位的举止要相互协调配合，做到步速平稳，表现出轻松自然、和谐优美。（如图5-18，见视频5-6）

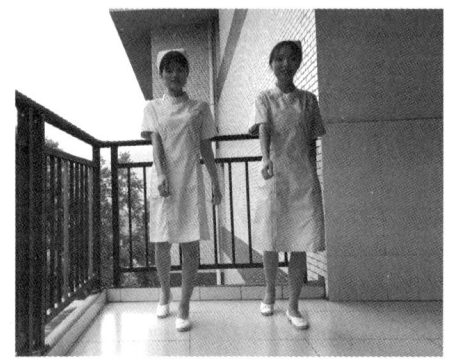

图5-18 行姿

视频5-6 行姿

（二）变向行姿

1. 后退步

向他人告辞时，先向后退两三步，再转身离去。退步时，脚要轻擦地面，不可高抬小腿，后退的步幅要小。转体时要先转身体，头稍候再转。

2. 侧身步

当走在前面引导来宾时，应尽量走在宾客的左前方。髋部朝向前行的方向，上身稍向右转体，左肩稍前，右肩稍后，侧身向着来宾，与来宾保持两三步的距离。当走在较窄的路面或楼道中与人相遇时，也要采用侧身步，两肩一前一后，并将胸部转向他人，不可将后背转向他人。

（三）禁忌行姿

1. 瞻前顾后

忌方向不定，左顾右盼，忽左忽右，重心后坐或前移。

2. 身体不正

忌体位失当，颈部前伸，歪头斜肩，耸肩夹臂，甩动手腕，腆腹含胸，扭腰翘臀，身体乱晃等。

3. 八字步态

在行走时若双脚尖向外伸构成"外八字"步，或向内伸构成"内八字"步，或步态懒散拖沓，既不雅观，也失风度。

4. 声形失雅

在行走时双手反背于背后，或双手插入裤袋，或与多人走路时勾肩搭背、大声喊叫等都是不雅的行为。

（四）行姿的训练方法

1. 脚踝力量训练

脚踝对人体起着支撑、维护平衡和缓冲的作用，拥有一双稳固、灵活而强有力的脚踝，走起路来才能支撑有力，步履优美稳健、灵活自如。

（1）立踵：在站立的基础上，用力踮起脚尖，膝关节伸直，尽量提起脚跟至最大限度，稍微保持一会儿，然后脚跟下落还原。重复做25～30次。

（2）脚的屈伸和绕环。

准备动作：直角坐，双手撑地，两腿并拢伸直。

第一八拍：

1—2：脚背绷直。

3—4：还原。

5—6：脚用力勾起。

7—8：还原。

第二八拍同第一八拍动作相同。

第三八拍：两脚同时由外向内绕环一周。

第四八拍：两脚同时由内向外绕环一周。

以上动作重复4次。

2. 摆臂训练

两脚左右开立与肩同宽，两臂屈肘于腰侧，以肩为轴，用慢动作做前后摆动。前摆时屈肘90°，拳眼不超过肩高；后摆时屈肘大于90°，上臂摆至与地面平行，肩和腕关节放松。摆臂时，躯干不摇晃，两腿配合摆臂做屈伸振动。摆臂的幅度、速度和方向直接影响到步幅、步速和身体的姿态，先对着镜子做立正姿势的摆臂练习，注意调整不正确的姿势。

3. 平衡感训练

练习平衡感是为了在走路时让背部挺直，使上半身不摇晃。练习时，保持正确走姿，可在头顶放本书，保证在走路过程中书本不会掉下来。

4. 步位、步幅训练

在地上画一条直线，行走时检查自己的步位、步幅是否正确，纠正"外八字"或"内八字"及脚位过大或者过小。

5. 协调性训练

配以节奏感较强的音乐，行走时注意掌握好行走的速度、节拍，保持身体平衡，双手摆动要对称，做到动作协调。

6. 稳定性训练

站立在平衡垫（塑胶充气垫）上，双臂由身体两侧打开90°，由于垫内有空气，所以很难保持稳定地站在上面。经过一段时间的练习，如果已经可以较为稳定地站立，则可以将眼睛闭上，这样会增加稳定性训练的难度。（注意：在利用平衡垫训练时，不允许穿鞋踩踏平衡垫）

五、蹲姿

蹲姿是由站立的姿势转变为两腿弯曲和身体高度下降的姿势，简称为蹲。蹲姿多用于拾捡物品、抬高床头、帮助别人或照顾自己时。很多护理工作都需要在蹲的基础上去完成，如整理下层放物柜、为患者整理床头柜等。

（一）蹲姿的要领

（1）下蹲拾物时，身体不要过度前倾，尽量保持挺直。单手或双手将平裙摆，下颌微收，面带微笑，目光收拢看向所捡目标，从容不迫，屈膝下蹲，用单手或双手从正面或侧面做拾取物品或提供服务等动作。

（2）下蹲时，两腿合力支撑身体，避免滑倒。

（3）下蹲时，应使头、胸、膝关节在一个角度上，这样可使蹲姿优美。

（4）女护无论采用哪种蹲姿，都要将腿靠紧，臀部向下。男护两腿可不用靠紧，可以有一定的距离。（如图5-19，见视频5-7）

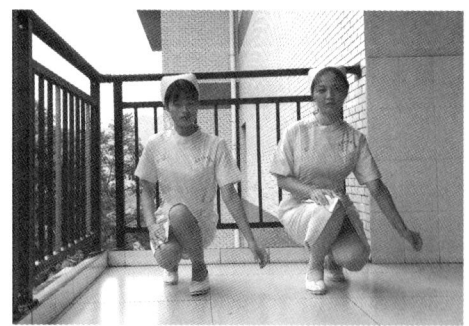

图5-19 蹲姿

视频5-7 蹲姿

（二）蹲姿的方式

1. 交叉式蹲姿

着裙装的女士在公共场合可采用此姿势。下蹲时右脚在前，左脚在后，右小腿垂直于地面，全脚着地。左膝由后面伸向右侧，左脚跟抬起，脚掌着地。两腿靠紧，合力支撑身体。臀部向下，上身稍前倾。

2. 高低式蹲姿

下蹲时右脚在前，左脚稍后，两腿靠紧向下蹲。右脚全脚着地，小腿基本垂直于地面，左脚脚跟提起，脚掌着地。左膝低于右膝，左膝内侧靠于右小腿内侧，形成右膝高左膝低的姿态，臀部向下，基本上以左腿支撑身体。采用此式时，女士应并紧双腿，男士则可适度分开。

3. 半蹲式蹲姿

人们在行进中多临时采用此姿势。它的基本特征是：身体半立半蹲，要求在蹲下之时，上身少许下弯，但不宜与下肢构成直角或者锐角，臀部务必向下，双膝可微微弯曲，其角度可根据实际需要有所变化，但一般为钝角。身体的重心应当放在一条腿上，且双腿不宜过度分开。

4. 半跪式蹲姿

半跪式蹲姿又叫单跪式蹲姿。它与半蹲式蹲姿一样，也属于一种非正式的蹲姿。它多适用于下蹲时间较长，或为了用力方便之时。它的基本特征是双腿一蹲一跪。要求下蹲以后一腿单膝点地，以其脚尖着地，而令臀部坐在脚跟上，另外一条腿应当全脚着地，小腿垂直于地面，双腿宜尽力靠拢。

（三）蹲姿的禁忌

（1）弯腰捡拾物品时，两腿叉开，臀部向后撅起是不雅观的姿态。两腿展开平衡下蹲，此姿态也不优雅。男士两腿间可留有适当的缝隙，女士则要两腿并紧，穿旗袍或短裙时需更加留意，以免尴尬。

（2）下蹲时注意内衣"不可以露，不可以透"。

（3）不要突然下蹲，在行进中下蹲时尤其要注意。

（4）不要距人过近。下蹲时应与他人保持一定距离，与他人一起下蹲时，不能忽略双方之间的距离，以免彼此迎头相撞。

（5）不要方位失当。在人身边下蹲时，尤其是在服务对象身旁下蹲时，最好与之侧身相向，正面或背对着他人下蹲通常都是不礼貌的。

六、基本仪态训练

1. 训练目的

熟练掌握护理人员基本仪态的要求和礼仪规范。

2. 训练准备

（1）环境准备：环境清洁、安静、宽敞、带镜子的练功房。
（2）用物准备：椅子、书本、纸板等。
（3）学生准备：仪表端庄、大方，精神饱满。

3. 训练方法

（1）训练内容为站姿、坐姿、行姿、蹲姿。
（2）训练指导以小组为单位，采用组长负责制。教师对练习内容进行讲解和分析，指导每组学生进行基本仪态练习，并根据学生练习情况做个别指导。
（3）训练要求。
① 站立时能自然挺拔、精神饱满、优雅庄重。
② 各种坐姿能运用自如，做到仪态端庄、动作轻稳。
③ 行走时保持步伐正直，做到轻快稳健、自然大方。
④ 蹲姿练习要保持上身挺拔、从容自然。

4. 效果评价

（1）学习态度评价：训练内容是否完成；练习过程是否严谨认真。
（2）能力发展评价：是否具备了举止文明规范、表现优雅得体、表情流露自然大方的个人能力。
（3）创新意识评价：是否善于观察、发现问题，具有灵活应变地处理和解决突发问题的能力；是否有独立见解，并具备评判性思维的能力。
（4）职业情感评价：对病人有高度的责任心、爱心、同情心和耐心，在工作中能控制自己的行为举止，保持优雅的仪态，为病人提供优质的服务。
（5）团队精神评价：小组成员配合是否默契；每个小组成员能否积极参与，互相矫正不足。

第三节　护士工作仪态礼仪

一、基本要求

护士工作仪态礼仪在护患间的思想和感情交流过程中起着重要的作用。当护士与患者沟通时，态度安详、举止得当，有助于患者放心地进行交流。因此，护士与患者交流中的手势，同患者、同事见面时的仪态，以及接听电话、接待住院患者等，都应体现出良好的素质与礼仪修养。

护士工作仪态礼仪的基本要求是：举手有礼，站立有相，落座有姿，行走有态。

（一）举手有礼

护士置身于医疗卫生工作场所，与环境的协调必须以"礼"作为桥梁，做到举止有度、举手有礼，以个人的"礼"影响他人，以他人的"礼"重塑自己。应尊重习俗、遵循约定俗成的礼仪规范，努力创造出一个文明、和谐、优雅、舒适、适于患者休养和开展医护工作的良好环境。

（二）站立有相

护士在工作中应始终保持规范而不呆板、稳重而不失活泼、健康而富于礼貌、充满朝气而又诚恳谦逊的体态。

站立时头正颈直，双目平视，面带微笑，表情自然平和；挺胸收腹，两肩平行，外展放松，立腰提臀；两臂自然下垂，两手相握在腹前；两腿并拢，两脚呈"V"字形（两脚尖间距10～15厘米）或"丁"字形。全身既挺拔向上，又随和自然。

（三）落座有姿

护士在工作中要注意表现出服务意识，不应随意就座，并流露出倦怠、疲劳、懒散的情绪或姿态。规范的坐姿是：取站立姿态，右脚后移半步，单手或双手捋平衣裙，轻稳落座在椅面的前1/2～2/3处，两眼平视，挺胸抬头，躯干与大腿、大腿与小腿均呈90°角；双脚平放在地面上，足尖向前；双掌心向下，两手相叠置于一侧大腿中部。

（四）行走有态

护士在工作岗位上的行姿应该是轻盈、敏捷，如春风吹过，给人以轻巧、美观、柔和之感，显示出护士的端庄、优雅、健美与朝气。

护士规范的行姿是：精神饱满、步态轻盈、步幅适中、步位直平、步韵轻快。以站立姿态为基础，脚尖朝向正前方，收腹挺胸，两眼平视，双肩平衡略后展，两臂自然摆动。或两臂持物在胸前，步履轻捷，弹足有力，行步一般不超过30°。

护士在抢救病人、处理急诊、应答患者呼唤时，为赶速度、抢时间而表现出短暂的快步，称为快行步。快行步是为了达到以"行"代"跑"的目的。行快行步时，注意保持上身平稳，做到步态自然、肌肉放松、舒展自如，步履轻快有序，步幅减小，快而稳健，快而不慌。给人一种矫健、轻快、从容不迫的动态美。使病人感到护士工作忙而不乱，由衷地信赖护理人员。

此外，在引导病人进入病区时，护士可以边行走，边将右手或左手抬至一定高度，五指并拢，掌心向上，以其肘部为轴，朝向所引导或介绍的目标，伸出手臂进行介绍。以示欢迎、诚恳、热情接待之意。行走时采用上身稍转向患者的侧前行姿势，边走边介绍环境。这样做不仅符合礼仪要求，又能随时观察病情和患者的意愿，以便及时提供服务。

二、护士工作中常见的仪态礼仪

优美的护士形象能给患者以美的享受，对病人的恢复中起到重要的作用。护士工作中常见的仪态语言有：持病历夹、端治疗盘、推治疗车、推平车、拾捡物品、陪同引导、上下楼梯、进出电梯、搀扶帮助、出入病室、通过走廊等。

（一）持病历夹

病历夹是把记录患者病情的病历本很好地保存并便于随时书写的夹子。每一位入院患者都要建立病程记录，以便随时查阅、讨论。所以，病历夹在临床上的使用率很高，正确的持病历夹的姿势是：用手掌紧握病历夹的边缘中部，放在前臂内侧，持物手靠近腰部，病历夹的上边缘略内收。一手持夹轻放同侧胸前，稍外展，另一手自然下垂或轻托病历夹下方。翻阅病历夹时，以右手拇指、食指从缺口处滑至边缘，向上轻轻翻开。（如图 5-20，见视频 5-8）

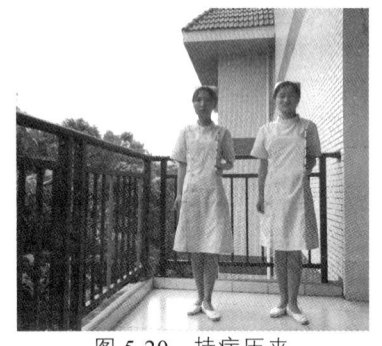
图 5-20　持病历夹

视频 5-8　持病历夹

（二）端治疗盘

治疗盘是护理工作中最常见的、使用性很强的物品。护理人员在做一些护理操作时，往往需要端治疗盘前往病房。正确的端盘姿势配以轻盈稳健的步伐，以及得体的护士服和燕帽，会给患者带去一种精神安慰，从中体会到安全感。正确的端治疗盘的姿势是：双手握于方盘两侧，掌指托物，双肘尽量靠近身体腰部，前臂与上臂呈 90°，双手端盘平腰，拇指撑住治疗盘中间的两侧，其余四指分开托于盘的底部，与手臂一起用力，双手不触及盘的内缘。取放和行进中都要平稳，注意治疗盘不要触及护士服。（如图 5-21，见视频 5-9）

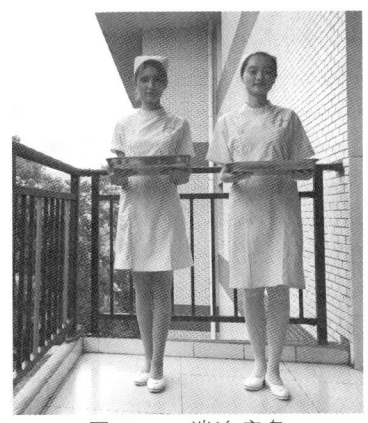

图 5-21　端治疗盘

视频 5-9　端治疗盘

（三）推治疗车

治疗车也是护理工作中最常见的物品之一。护理人员推各种车辆时，应给人美感和安全感。使用中要注意自然优美、平稳安全。推车的正确姿势是：抬头、面向前方，双眼平视，保持上体正直，挺胸收腹。腰部挺直避免弯曲，身体形成一条直线。治疗车一般三面有护栏，护士应位于无护栏的一侧，双肩应保持平稳，双臂均匀用力，重心集中于前臂，行进、停放应平稳。注意：腰部负重不要过多，行进中随时观察车内物品，注意周围环境，快中求稳。（如图 5-22、5-23，见视频 5-10）

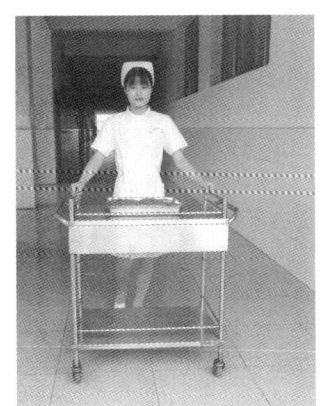

图 5-22　推治疗车（1）

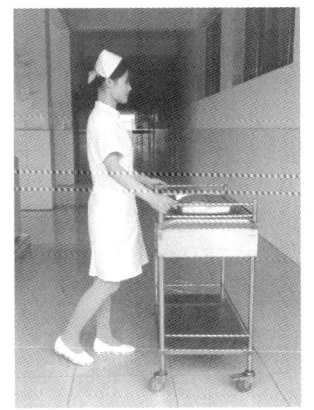

图 5-23　推治疗车（2）

视频 5-10　推治疗车

（四）推平车

平车一般用于运送急需抢救的病人，或手术前后的病人。推平车和推治疗车一样要快中求稳。在运送病人时，使患者的头部位于大车轮一端，以减少对病人头部的震荡，小车轮一端位于前方，不仅容易掌握方向，也便于观察患者的面部表情。搬运骨折病人时车上需垫木板，并固定好骨折部位。若有输液及引流管，须保持通畅。推车进门时，应先将门打开，不可用车撞门，以免引起病人的不适或损坏建筑

物。(如图 5-24，见视频 5-11)

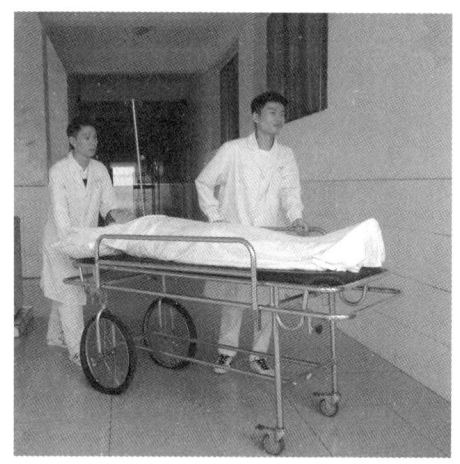

图 5-24　推平车

视频 5-11　推平车

(五) 拾捡物品

拾捡物品以省力美观为原则，上身挺直，双脚前后分开，屈膝蹲位，拾捡物品。注意护士服下缘不能触地。

(六) 陪同引导

在陪同引导病人行进时，应该注意以下问题：

1. 自身所处的位置

若双方平行前进，引导者应该位于被引导者的左侧。若双方单行前进，引导者应该位于左前方约 1 米左右。当被引导者不熟悉前方环境时，一般不应让其先行或在外侧行走。

2. 行进的速度

在引导病人前行时，速度应该保持与被引导者同步，特别是在引导老年患者和虚弱患者时更应注意。切勿时快时慢，以免患者产生不安全感和不被尊重的感觉。

3. 注意关照和提醒

陪同行进过程中要注意以被陪伴者为中心，在照明欠佳、转弯、上下楼梯时应该随时提醒并给予适当的照顾，以防病人跌倒受伤。

4. 正确的体位

在陪伴引导病人时，应根据不同的情景，采取不同的姿势和体位。在行进中与对方交谈时，应将头部和上身转向患者回答问题。(如图 5-25，见视频 5-12)

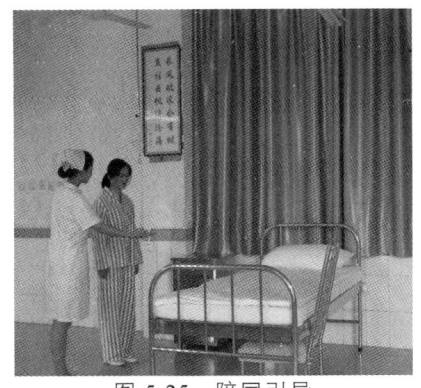

图 5-25　陪同引导

视频 5-12　陪同引导

（七）上下楼梯

在陪同被引导病人行进时，可能会遇到上下楼梯，为了预防病人跌倒或意外的发生，在上下楼梯时要注意：

1. 走专门指定的楼梯

在医院，为了方便病人行进，有专门指定病人上下的楼梯。物品的运送也应该有专门指定的楼梯，避免货物与病人发生碰撞。

2. 减少在楼梯处的停留

楼梯是人群流动量比较大的区域，在行进中应尽量避免在楼梯上停止行走、休息或站在楼梯处与人交谈，以免引起楼梯通道的阻塞。

3. 坚持"右下右上"原则

上下楼梯时不准并排行走，应当自右侧而上，自右侧而下，以保持楼梯的通畅。

4. 礼让服务对象

上下楼梯时，护士应该礼让对方先行，不要抢行。在陪同引导患者上下楼梯时自己应先行在前。在上下楼梯的过程中，不管有多紧急的事情，都不可推挤他人或在人多的楼梯上快速奔跑。（见视频 5-13）

视频 5-13
上下楼梯

（八）进出电梯

许多医院都配置了电梯，护士在使用电梯的过程中应该注意：

1. 使用专用电梯

许多医院都为病人、工作人员、物品的运送等配备了专用电梯，以方便病人和工作人员及时到达目的地。因此，应根据使用对象的不同，各自选用专用的电梯，避免拥挤和不能及时运送物品到达各个部门。

2. 有顺序地进出电梯

进入有人管理的电梯时，应该先出后进。进入无人管理的电梯时，应该先进后出，以控制电梯，方便他人的进出。

3. 以礼相待，尊重他人

在使用电梯的过程中，均应礼貌待人，特别是与老人、女士、小孩和患者同乘电梯时，不可争先恐后或强行挤入。

（九）出入病室

在医院，为了不打扰和尊重他人，在进出病室的过程中要注意：

1. 进入病室前先通报

进入病室前，护士要先采取叩门等方式，向房内的病人进行通报，不能贸然进入以免惊扰他人。

2. 用手开关病室门

在进出病室时，护士应该用手轻拉、轻开、轻关病室门，不可用身体任何部位，如肘或背推门、脚踢门、膝顶门或听任病室门自由开关。

3. 进出病室要面向他人

当病室内有人时，护士进出病室时应该面向对方，切勿反身关门或背向他人。

4. 后入后出

与其他人同时出入时，为表示自己的礼貌，护士可后入后出。

（十）搀扶帮助

搀扶是指用自己的一只手或双手去轻轻架着服务对象的一只手或胳膊共同行进。在医院，当遇见身体虚弱的病人时，作为医护人员应该主动给予关心照顾，以保证病人的安全。

1. 评估服务对象的身体情况

护士在搀扶患者行进前，要评估病人的身体情况，以决定采取何种搀扶的方法，从而达到既节省体力，又保证病人安全的目的。

2. 尊重病人的意愿

护士在搀扶前需征得患者的同意，以免伤害病人的自尊心。

3. 采取得当的方法

正确搀扶的手法是以一只手臂穿过对方的腋下，架着其胳膊，再以另一只手扶在其前臂上共同行进。（如图 5-26，见视频 5-14）

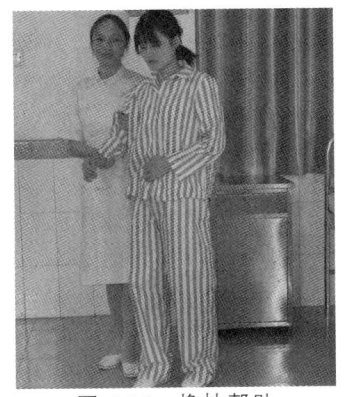

图 5-26 搀扶帮助

视频 5-14 搀扶帮助

4. 行进的速度要合适

护士搀扶病人行进时,要注意步伐不宜过快,应该与对方保持一致,否则会使患者感觉不舒适或缺乏安全感。

(十一)通过走廊

许多病房往往由长短、宽窄不等的走廊连接在一起。护士在通过走廊时应注意:

(1)单排行进,主动行于右侧,这样即使有人从对面走来,也两不相扰。

(2)若是在仅容一人通过的走廊上与对面来人相遇,则应面向墙壁,侧身相让,请对方先通过。若对方先这样做了,则勿忘向其道谢。

(3)缓步轻行,悄然无声。因为走廊多连接房间,故切勿快步奔走,大声喧哗。

(4)循序而行,不要为了走捷径、图省事、找刺激而去跨越某些室外走廊的栏杆或行于其上。(见视频 5-15、5-16)

视频 5-15 通过走廊(单排行走)

视频 5-16 通过走廊(人数较多)

【拓展项目】

1. 掌握国内外不同手姿的不同含义。

2. 小张是社区卫生服务中心的护士,在她的辖区内有一位老年高血压患者章老伯,他是一位退休工人,老伴无工作且有残疾。这天,章老伯来服务中心检测血压并配药,小张在为他测完血压后进行了如下对话:

小张:章老伯,你的血压是 180/100 mmHg,必须采取措施,进行有效控制。

章老伯:(不满地)怎么还这么高,我都是按照你们医生、护士的话在做,难道不是采取措施?血压没控制好我还要问你们是怎么回事呢!

小张：你不要生气嘛。你的心情我理解，但生气会使血压升得更高。你现在用哪些药物，是怎么用的？

章老伯：我换了好多种药了（列举了几种药物），医生配给我，我就按说明吃，可有时吃了药反而有些不舒服，我就减点量，人舒服了我再把量加上去。

小张：你这样服药有问题。

章老伯：我也知道有问题。我倒要问问你，这降压药为什么有副作用，服药时应该注意什么？

小张：（目光不敢直视章老伯，声音降低了不少，两只手不停地搓动，用不是十分肯定的语调）这……药物嘛都有副作用，你忍着点。实在不行就换一种药，这种药贵点，据说效果更好。

章老伯：你这句话等于没说，你这闺女——再见！

小张：（一脸茫然地看着章老伯离去）再见。

（1）首先思考上述护患沟通是成功还是失败？
（2）请你帮帮小张，指出她与病人沟通时犯了哪些禁忌，她又该如何去做。

【内容概述】

1. 体态是一个人精神面貌的外在体现，是人的体与形、静与动的结合物，更是人的形象的具体展示，我国古人用"站如松、坐如钟、行如风"来规定站、坐、行的姿态。

2. 站姿基本的要领是：挺、直、高、稳。

3. 坐姿的方式有标准式、双脚交叉式、前伸后屈式、正坐位小叠步式、侧坐位平行叠步式。

4. 行姿的基本要领是昂首挺胸、肩平、躯干挺直、步位直、步履轻稳、步幅适度均匀，全身各个部位的举止要相互协调配合，步速平稳，有节奏感。

5. 蹲姿的方式有交叉式蹲姿、高低式蹲姿、半蹲式蹲姿、半跪式蹲姿。

6. 护士工作仪态的基本要求是：尊重病人，维护病人利益；尊重习俗，遵循约定俗成的礼仪规范，并和具体环境相结合；尊重自我，掌握分寸，做到"举手有礼，站立有相，落座有姿，行走有态"。

课后巩固练习

一、选择题

1. 护士在工作岗位上的行姿，用下列哪组形容词形容最贴切（　　）。
   A. 稳健有力　　　　　　　　B. 端庄优雅
   C. 轻盈敏捷　　　　　　　　D. 风姿绰约

E. 昂首挺胸

2. 基本站姿中有一个要领是"挺"，对于做到"挺"的要求描述不正确的是（　　）。
   A. 头扬　　　　　　　B. 颈直　　　　　　　C. 肩夹
   D. 背挺　　　　　　　E. 躯干挺直

3. 坐姿端庄，不仅给人以文雅、稳重、冷静、沉着的感觉，而且也是展现自我气质的重要形式。因此不应该（　　）。
   A. 臀部占满座位，避免落空或摔倒
   B. 双膝靠拢或微分开
   C. 双脚并齐
   D. 双手分别放在座位两侧的扶手上
   E. 小腿与地面呈 90°角

4. 站立时，手的摆放位置很重要，以下做法错误的是（　　）。
   A. 双手垂握于下腹部　　　　　B. 双手相握于中腹部
   C. 一臂垂于体侧，一手置于腹侧　　D. 双臂交握叉于胸前
   E. 双手自然下垂

5. 在基本站姿训练中的靠墙法中，哪些部位应当和墙壁紧密接触（　　）。
   A. 后脑和肩　　　B. 后脑、肩、臀和足　　C. 后脑和臀、足尖
   D. 肩、臀和足尖　　E. 肩和足跟

6. 蹲姿是护士常用姿势之一，下面哪种情况下不应采取蹲姿？（　　）
   A. 在换衣间系鞋带　　　　　B. 整理下层放物柜
   C. 在患者正前方捡拾物品　　D. 为患者整理床头柜
   E. 侧身向下拾捡物品

7. 护士在出入房门时，建议采取的方法是（　　）。
   A. 先入后出　　　B. 先入先出　　　C. 后入先出
   D. 后入后出　　　E. 均可以

8. 下面对护士持病历夹的姿势描述中，不正确的一项是（　　）。
   A. 用手掌握病例夹的边缘中部　　B. 放在前臂内侧
   C. 持物手靠近胸部　　　　　　　D. 病历夹的上缘略内收
   E. 没有持物的一手自然下垂

9. 在上下楼梯时，应坚持的原则是（　　）。
   A. 左上左下　　　B. 左上右下　　　C. 右上右下
   D. 右上左下　　　E. 均可以

10. 在护送病人进入病区的过程中，下面描述不正确的是（　　）。
    A. 尽可能地使病人处于卧位
    B. 能步行的采取辅助步行
    C. 不能行走的用轮椅或者平车接送
    D. 注意病情所需的卧位

E. 尊重病人意愿
11. 护士在推治疗车时，应位于手推车（　　　）。
   A. 无护栏的一面　　　B. 有护栏的左面　　　C. 有护栏的右面
   D. 有护栏的正面　　　E. 任意一面均可
12. 消除病人顾虑最重要的因素是（　　　）。
   A. 娴熟的技术　　　B. 自然的仪态　　　C. 亲切的问候
   D. 舒适的环境　　　E. 均可

二、思考题

产科病室接收了一位感染甲型 H1N1 流感病毒的孕妇，责任护士在操作时，应该怎样做才能既保证孕妇的安全、维护其尊严，又能做好自我防护，杜绝院内感染的发生？

第六章　护士沟通礼仪

【学习目标】

◇ 掌握

1. 沟通技巧在日常护理工作中的应用。
2. 常用的礼貌用语。

◇ 熟悉

1. 言谈技巧。
2. 护理工作的沟通礼仪和技巧。

◇ 了解

言谈礼仪在护理工作中的重要性。

【预习案例】

某医院普外科新入职护士小张,一次她去为一位60多岁的直肠癌患者静脉输液治疗,她来到病床旁后发现病人情绪非常低落,忧心忡忡地靠在床头不肯配合治疗,并向她诉说以后生活的苦恼。小张听了后回答说:"你担忧什么,你算幸运的,得的是直肠癌,还可以开刀做手术,至少还能多活几年。你没看见前两天走的21床吗?得的是胰腺癌,没到两个月就'报销'了。再说,你都是60多岁的人了,原先住你这张床的那位病人30多岁就得癌症死了,你该知足了。"病人听了后心情更加郁闷,情绪更加低落,整天唉声叹气的。

◇ 课前问题

1. 该病人听了护士小张的言谈后为何心情更加郁闷,情绪更加低落?
2. 护士小张应该使用什么样的语言技巧与该病人沟通?
3. 如果你遇到这种情况应该怎样和病人交谈?

言谈是语言和谈吐的统称,是人们为了某种目的在一定的情景中以口头形式运用语言的一种活动,是人类运用语言进行交流的一门艺术。言谈在社会活动中可以帮助人们传递信息、交流思想、增进了解、加深认识。言谈可以反映一个人的内心世界、品德修养、文化水平和个人志趣等。常言道:"言为心声""听其言,观其行"。护理人员在与护理服务对象进行接触的过程中,言谈是护理工作者应当掌握的基本工作技巧之一。由于职业的特殊性，护理人员的言谈可以"治病"，也可以"致病"，言谈的过程直接关系到病人的生命和健康。因此，在护理工作中，护士一定要遵循相应的言谈礼仪，使用恰当的沟通技巧，因为有效的沟通是护患沟通的桥梁。

沟通是一种自然而然的、必需的、无所不在的活动，通过沟通人们可以及时传递和获得信息，生活中的大小事务才得以开展。相互沟通交流才能获得和谐的人际关系，因此沟通是人类组织的基本特征和活动之一，没有沟通，就不可能形成组织和人类社会。列夫·托尔斯泰说："与人交谈一次，往往比多年闭门劳作更能启发心智。思想必定是在与人交往中产生，而在孤独中进行加工和表达。"

第一节　护士言谈礼仪

言谈是衣着的精神部分，用上它撇开它，就和戴上或摘下装饰着羽毛的女帽一样。
——〔法〕巴尔扎克《十三人故事》

一、言谈礼仪的定义

言谈简单地说就是说话，是指人们运用口头语言形式来传递信息、交流思想、增进了解和加深认识的一种活动过程。

言谈礼仪是指两个或两个以上的人在进行谈话时，运用语言、体态、聆听等方式构成的一种沟通方式，是交谈过程中的礼仪规范，其目的是传递尊重、友好等讯息。

二、言谈礼仪的重要性

古希腊著名医生希波克拉底曾说过："医务工作者有两种法宝治病，一是药物，一是语言。"

语言是人类特有的沟通工具，是信息的第一载体，是人们互相交往的纽带。护士的服务对象是人，是有生命的人。语言是护士与病人之间进行沟通的重要工具和手段。恰到好处的言谈礼仪，可以给患者带来被尊重与被重视之感，可以解除患者的思想顾虑和心理负担，并从中得到自信与鼓励。例如：产妇在待产过程中，由于疼痛难忍大喊大叫，拒绝与医护人员合作，此时护士只要耐心地讲解一些分娩知识，给予其安慰、鼓励，并轻轻地抚摸产妇，就能使产妇平静下来、积极配合，为产妇顺利分娩创造条件，同时也为建立良好的护患关系奠定基础。相反，如果护士大声训斥，效果就会截然相反，产妇甚至会因为情绪紧张、恐惧而难产。可见，言谈礼仪在护理工作中的重要性。

三、言谈礼仪的技巧

（一）语言规范

目前世界上已知现存的语言有 3000 多种，在交流时，应使用规范的语言进行有效的交际，根据言谈的场合、时间、地点、对象的不同而做相应的变化。

俗话说："良言一句三冬暖，恶语伤人六月寒。"礼貌用语则是尊重他人的具体表现，是友好关系的敲门砖。生活中常用的礼貌用语有：

见面语："早上好""下午好""晚上好""初次见面，请多关照""很高兴认识您"等。

感谢语："谢谢您""麻烦您了""难为您了""拜托了""十分感谢"等。

致歉语："对不起""请您原谅""请多包涵"等。

致谢语："谢谢""非常感谢您""劳您费心了"等。

告别语："再见""请您慢走""欢迎下次再来""祝您一路平安"等。

赞美语："非常好""好极了""了不起""非常棒"等。

安慰语："请您稍等，别着急""您多保重身体""请您节哀"等。

（二）语言准确

1. 发音准确

发音准确会使对方更加注意我们所传递的信息，不会因为我们发错了音而分心。发音准确涉及两方面：一是读准字音，二是声调正确。读准字音主要靠熟记几千个常用字的字音。除了发准字音外，声调也非常重要，若念错声调，不但变成了另一个字，意思也会走样。比如："买""卖"同音不同调，弄错了声调，就会差之毫厘、谬以千里了。

2. 语速适度

语速的快慢是由内容表达的需要决定的，它将直接影响表达的效果。语速太快，会对听者的大脑皮层造成不间断的刺激，导致大脑皮层由兴奋转向抑制；语速太慢，会造成大脑思维状态的疲软，导致听者注意力的分散。只有快慢适度才能表达出作者想表达的思想感情。一般来说，语速受以下三方面因素的制约：一是听众的年龄、知识结构、心理因素和生理因素。二是作品的思想内容。通俗易懂的宜快，晦涩深奥的宜慢；描写叙述的宜快，哲理论说的宜慢；环境描述的可轻快一些，紧张情节的叙述可急迫一些。有时为了调动听者的想象力，语流可做短时中断，留下"空白"，这样会达到"此时无声胜有声"的表达效果。三是环境因素。不同的空间距离，不同的会场气氛，不同的听者情绪，都会对语速有不同的要求。

3. 语法规范

语法是语言结构和使用的规则，如果违反规则，可能会造成沟通上的障碍。

1956年2月，国务院发布的《关于推广普通话的指示》中提出了语法规范标准，即"以典范的现代白话文著作为语法规范"以使少出错误或不出偏差。

4. 语气谦和

子曰："果能此道矣，虽愚必明，虽柔必强。"低调谦和的态度、诚挚友善的语气必定会比训斥责骂、讥讽挖苦更容易让人接受。在与人交往中，无论谈话的对象是谁，都应该给人一种谦和的感觉，让人觉得你是在尊重他而没带有任何的偏见或诋毁，千万不要咄咄逼人。有一位哲学家说过："尊重别人是抬高自己的最佳途径。"

我们来看一个小故事：胡佛是美国著名的飞行员，经常参加飞行表演，技术卓越。有一次在参加飞行表演返回途中，他驾驶的飞机的发动机突然在300米的高空中熄火了，胡佛凭借高超的飞行技术安全着陆，但飞机也遭到了严重的损坏。下机后胡佛检查了飞机，发现是飞机燃料加错了。回到机场后，他见了为他飞机服务的机械师，这位年轻人为自己的过失（一架昂贵的飞机损毁严重，三位飞行员差点因此丧命）后悔不已，羞愧难当，本以为胡佛会对他严加指责，大发雷霆，结果胡佛走到他身边，轻拍他的肩膀充满鼓励地说："为了证明你永远不会再这样做，我希望你明天为我的F-15（战斗机）进行维系服务。"结果可想而知，这位年轻人必将不会再犯一丁点错误，今后的工作也必将不遗余力，更加出色，胡佛的语言充满宽容且语气谦和，不仅保护了年轻人的自尊心，让他对今后的工作充满责任心和信心，而且赢得了人心，让人感受到他宽宏的气度。因此，在与人交流的过程中要做到语气、态度谦和，这样才能赢得他人的尊重。

5. 内容简练

简练就是要用最少的语言，表达最多的内容。简练不等于语言少、内容空洞。在与人交流中，要想做到内容简练，首先自己要对谈话的内容和主题有清晰的思维，做到重点突出，若过分简练，导致对方听不明白意思，就达不到交流的目的；其次谈话时要保持心情平静，情绪激动容易引起思维的混乱，思绪一混乱就容易出现意思表达不清、颠三倒四的情况；最后要注意自己平时交流时的语言问题，自觉练习简练的语言表达。

6. 通俗易懂

在沟通时使用通俗易懂的语言，会让人感觉真挚平实、如沐春风。因此，交流时使用老百姓喜闻乐见的语言能贴近大众，迅速拉近与听者的距离。毛泽东同志在为同志们讲哲学时，面对同志们参差不齐的文化水平，他就使用了通俗易懂的语言，将枯燥的理论与实践相结合，这样同志们就非常容易理解了，比如在讲《矛盾论》时，他举例说合适的温度可以使鸡蛋孵化成小鸡，但绝对不能使石头变成小鸡，以此来说明"外因是变化的条件，内因是变化的根据"。

（三）选题恰当

话题少而集中有助于交谈的顺利进行，在交谈时通常可以选择已定的话题、自己擅长的话题、高雅的话题、时尚的话题等。要注意避免容易引起双方争论的话题、涉及他人隐私以及批评别人的话题。初次见面要避免谈论性、宗教及政治等敏感话题。

（四）方法得当

两人以上的互动谈话过程中，"停、看、听"的谈话规则要牢记在心。"停"意味着没想好不要开口；"看"意味着察言观色，留心观察谈话对象的面部表情；"听"意味着认真倾听对方的谈话。"倾听"尤其重要，仔细倾听且富有同情心的人最受欢迎，因为人人都喜欢同一个真正倾听自己讲话的人谈话。

古语说："愚者善说，智者善听。"倾听是指护士对患者所发出的各种信息进行整体性接收、感知和理解的过程。具体的倾听技巧有：

1. 全神贯注

交谈过程中，护士应聚精会神，表情应亲切自然，目光要与患者保持适当的接触。

2. 及时反馈

倾听时应适时点头或应答，如"哦""是的""知道了""您说得有道理"等，以表示自己正在认真听以及有所思考。

3. 不急于判断

护士不要急于对患者诉说的内容做出判断和评价，应让患者充分表述，以便全面完整地了解患者的本意和真实情感。

4. 不打断诉说

让患者把话讲完，不要随意打断或插话。

5. 注意非语言行为

非语言行为往往是真情的流露。护士要善于观察患者的面部表情、手势、神态等非语言行为，并结合患者的语言听出弦外之音，以了解患者的真实意图和想法。

（五）善于赞美

赞美别人是为人处世应具备的基本条件，是崭新人际关系的开始，是人际交往的"润滑剂"。生活中有了赞美，人才会有进取心和自信心。

能否熟练应用赞美的艺术，已经成为衡量医务人员职业素质的标志之一。虽然赞美不是包治百病的灵丹妙药，但可能对病人产生深刻的影响。病人可以一扫得病后的自卑心理，重新树立自我对社会及家庭的价值观。赞美是一件好事，但却不是一件简单的事情，因此要注意实事求是、措辞得当。要学会用第三者的口吻赞美他人、间接地赞美他人。一般来讲，间接赞美他人的话最后都会传到病人耳中，可增加可信度。当面赞扬有时会给人一种虚假和吹捧的感觉。必须学会发现别人的优点，用最生活化的语言去赞美别人。

赞美他人的方法有很多，常用的有：

1. 直言夸奖法

夸奖是赞美的同义词，在赞美他人时，不拐弯抹角，而是直接说出自己对他人的欣赏之情，可以激起潜藏在他人内心的深情。如"您真能干""您真是个心地善良的人"！

2. 反向赞美法

让指责与挑剔变成赞美，让对方在赞美声中意识到自己的错误，这是非常巧妙的做法。如在技能竞赛中，学生成绩不太理想，心里很难过，老师可以安慰说："不要难过，您已经尽力了，这次没拿第一，有多种原因，下次再争取。"学生听了会更加努力。

3. 肯定赞美法

人人都有渴望赞美的需求，在一些特定的时机更是如此。例如，在人多的时候说了一句俏皮话，在报刊上发表了文章，比赛荣获了一等奖等，都希望得到别人的肯定。这时，不失时机地给予真诚的赞美会使被赞美者高兴万分，或对自己有了一个清醒的认识，或增强其自信心。

4. 目标赞美法

在赞美他人时，巧用语言为他人树立一个目标，往往能够坚定他人的信心，促使他人发愤图强，为实现这一目标而努力奋斗。如歌唱家席贝德年轻时空有抱负却穷困潦倒。为了谋生他几乎想放弃唱歌，但他的朋友休斯劝他不要放弃并且称赞他说："您的嗓音很有发展潜力，您该去纽约深造。"正是那次得当的称赞和鼓励，使席贝德的生活发生了巨大的改变。如果没有休斯的赞赏和鼓励，一个天才可能就被埋没了。

5. 意外赞美法

出乎意料地得到别人的赞美会让人更加惊喜。如下属把工作总结交给上司，下属认为是分内事，却意外地得到了领导的表扬。赞美只要时机适当又巧妙使用，更能激动人心，有利于创造和谐的人际关系。

（六）安慰真诚

安慰性语言是对患者心理上和精神上的支持，具有"雪中送炭"之功效，不仅能给患者带来安全感和温暖，还能带来光明和力量。

护士安慰病人的时候，态度要诚恳，明确自己的目的和立场，对病人的关心和同情要恰如其分，要融入一些积极的言语，避免自己也陷入消极的状态。护士对病人的安慰方式通常有以下两种形式：

1. 礼节性安慰

这种安慰不带有明确的目的，较为客套、简短，如护士对新入院的病人说："我是您的主管护士，您在住院期间需要什么帮助都可以找我，我会尽我所能帮助您。"

2. 实质性安慰

这种安慰具有指向性和目的性，不是一般的同情和道义上的支持，而是实际的指点和启迪。可采用以下方法进行安慰：

（1）激励法：在安慰时要激起病人的抗病意志和信念。鼓励病人：① 相信医生，如介绍本科室医生的水平；② 相信自己，如指出病人有利于康复的优势所在；③ 相信治疗方案，如"这种药效果很好，许多病人服后都有好转，您不妨试试"。

（2）对比法：根据病人具体情况的不同，将病人与其他患者进行比较，如"某某比您的病情严重多了，现在都好转了，您的病也很有希望的"。通过这样的对比，让病人树立起战胜疾病的信心。

（3）解惑法：有的患者因充满疑虑而产生恐惧，可用解惑法安慰病人，取得信任。如慢性病人问："住了这么多天，怎么还不好？"护士可回答："您这个病的病程相对长些，俗话说'病来如山倒，病去如抽丝'，您的病需要慢慢调养。"

（4）松弛法：有些病人因各种原因导致情绪十分紧张，可用松弛法进行安慰。如对手术前紧张的患者说："您的手术我们做了周密安排，手术时医生、护士、麻醉师好几个人围着您转，主任也一定会到场的，这样的手术我们科做过很多例了，都挺成功的；麻醉的效果也不错，病人在术中几乎感受不到疼痛。"

（5）转移法：对于那些只把注意力集中在病症上而引发不良情绪的病人，可采取转移法分散其注意力，如让其家人来看望他，说一些他关心和感兴趣的事情，放松他的情绪。

（七）巧妙提问

提问是交谈的基本手段，提问的有效性决定了搜集信息的广泛性、真实性和实用性。因此，提问技巧的应用直接影响护士专业水平的发挥，是护士沟通能力的重要体现。交谈中的提问方式有：封闭式提问和开放式提问。

1. 封闭式提问

这是一种将病人的应答限制在特定范围之内的提问，病人回答问题的选择性很小，有时甚至只用回答"是"或"不是"，"好"或"不好"，"同意"或"不同意"等。如：

护士："今天您服药了吗？"

病人:"服了。"
护士:"伤口还痛吗?"
病人:"痛。"
护士:"您的家庭成员中有患糖尿病的吗?"
病人:"没有。"

(1)封闭式提问的优点:省时,单位时间内护士能迅速获得的信息量大。

(2)封闭式提问的缺点:由于提问方式的限制,病人没有充分表达情感和说明自己情况的机会,病人缺乏自主性,并且不具有很强的暗示性。

2. 开放式提问

提问的范围较广,不限制病人,鼓励病人说出内心感受,特别是心理、精神等方面的信息。如:"您对我们的工作有何建议?""看您不太开心,有什么想法能告诉我吗?"

(1)开放式提问的优点:有利于护理人员掌握病人的真实意见和观点,病人也能更好地发挥主观能动性。医护人员可获得更多、更可靠的第一手资料,便于护理人员有的放矢地护理病人,避免盲目性。

(2)开放式提问的缺点:此方法比较耗费时间,在护士人力资源缺乏的情况下,难以很好地运用。

3. 提问时要注意的问题

(1)避免连续性提问:提出一个问题,待患者答复后,再提下一个问题。同时避免连续使用同一种提问方式,如连续封闭式提问,这有可能使患者感觉在被审查,会使患者紧张,感到没有喘息的机会。

(2)不宜提对方不懂的问题:这样的提问会使患者感到紧张、有压力,不利于交谈的展开和深入。

(3)不宜追问对方难以回答或伤感的问题:"别人服了这种药病情都减轻了,而您怎么用了这么久一点也不见效?"这样的问话看似在关心对方,其实对被询问者来说无疑隐含着责备之意,会增加患者的思想负担,勾起患者不愉快的情感。

(4)不宜打破砂锅问到底:如果提问时不注意分寸,一味地追问对方,会引起打听隐私的嫌疑。如果工作需要,护士要向对方说明,在得到对方理解的基础上方可提问。

(八)适当沉默

沉默是超越语言力量的一种沟通方式,能达到"此时无声胜有声"的效果。《荀子·非十二子》中曰:"言而当,知也;默而当,亦知也。"因此,沉默是有声语言的延续和升华,恰到好处地运用沉默可以促进沟通。

1. 何时用

护患交谈时常在以下几种情况使用沉默技巧:

（1）病人语言偏激、情绪激动时；
（2）病人因受到打击而悲伤哭泣时；
（3）病人意识到所谈内容不当时。

2. 作用

在护患沟通过程中，沉默技巧可起到如下作用：
（1）给病人提供回忆、思考的时间，提供倾诉的机会；
（2）给护士提供观察、思考的时间；
（3）可以表达对病人意见的默许或不认同甚至抗议，可以表达对患者的同情和支持。

使用沉默时要注意：时机的选择要适当；不能长时间保持沉默，护士应在适当的时候打破沉默。

（九）其他言谈技巧

1. 抓住对方心理的交谈法

一个人的性格特征往往是心理特点的表现，人们坚持某种观点的程度，往往受其性格影响。一般来说，性格倔强的人，他们心中形成的观点往往是很难改变的，但是如果把握住他倔强的性格特点，"对症下药"，要说服他往往能"速战速决"；而性格温和的人，要他接受你的观点往往需要采取迂回的策略，因为这种人往往比较自负，表面上可能会立即"被你说服"，但他并不一定是真正的"心服口服"。所以针对不同性格特征的人可采取不同的说服方法，抓住对方心理，也是人们所应掌握的说服他人的技巧之一。

那么，怎样抓住对方的心理呢？

三国时期，蜀国丞相诸葛亮就针对张飞和关羽不同的性格特征采取不同的说服方法：针对张飞暴烈、倔强的性格特点，他经常使用"激将法"，说怕他完不成某事或怕他喝酒误事，激他立下军令状，而不用费太多力气和心思就把他说服了；针对关羽自负的性格，诸葛亮则常使用"推崇法"。如关羽提出要从荆州到四川与马超比武，诸葛亮便给他写了一封信进行说服：马超等人只能与张飞等人为伍，怎能与你"美髯公"相比呢？再说，你身负镇守荆州的重任，如若有失，罪莫大焉！关羽看了信后说："孔明知我心也。"所以，就不再坚持要比武了。

诸葛亮说服关羽，实际上是激起对方的自尊心。让对方的自尊心得到满足，这样他就接受了你的观点。诸葛亮所运用的说服技巧，还充分地体现在说服孙权与刘备联手抗击曹操一事中。公元208年，刘备兵败樊口，再也没有反击之力，要与曹军抗衡则必须与孙权联手，所以就派诸葛亮去江东说服孙权。

如果是其他一般的使者，为了请求对方的援军，一定会低声下气。但是诸葛亮却相反，摆出一副强硬的态度，以激起孙权的自尊心："将军您是否也要权衡自己的力量，以处置目前情势。如果贵国的军力足以和曹军抗衡，则应该早早和曹军断交才好；若是无法与曹军相抗衡，则应尽快解除武装，臣服于曹操才是上策。"孙权年轻气盛，果然被激起了强烈的自尊心："照你的说法，为什么刘备不向曹操投降呢？"诸葛亮就紧接着"火上浇油"："你知道田横的故事吗？他是齐国的壮士，忠义可嘉，不愿侍二主而自我了断。更何况我主刘备乃堂堂汉室之后，钦慕刘君之英迈资质而投到他旗下的出色人才不计其数，不论事成或不成，都只能说是天命，怎可向曹贼投降？"说到这里，孙权的自尊心已被充分激发起来了，于是他激动地表示："我拥有江东全土以及10万精兵，10万精兵，又怎能受人支配呢？我已经做好决定了。"刘备能在赤壁之战中转败为胜，应归功于诸葛亮通过激起孙权的自尊心进而说服孙权。

所以，在说服他人的过程中，抓住对方的性格特点，引起对方的知音之感，激起对方的自尊心是第一要诀。抓住对方的心理动态，迎合其心理。先说什么，后说什么，该说什么，不该说什么，必须自己做到心中有谱，这样方能按照自己的意图改变对方的立场、观点，成功达到说服的目的。

抓住不同人群的心理特征与喜好进行交谈，可以拉近言谈双方的距离，使得交流能够继续下去。

2. 幽默法

幽默法是以诙谐、愉悦的方式来传播信息，是在一定的语境下，通过语言的反常组合，即与人们的共识相违，超出人们预料来实现预期目标的一种语言表达方式。幽默法是语言礼仪的高级表现形式，具有妙不可言的功能。正如恩格斯所说："幽默是具有智慧、教养和道德优越感的表现。"言谈中善于利用幽默，能活跃和缓解紧张的气氛，还能起着润饰、调解人际关系的作用。

构成语言幽默意境的技法有正话反说、替换概念等。不论采用何种方法，都贵在机智、灵活、得体，使人听后或惊喜交加，或啼笑皆非，同时又回味无穷，寓意深刻。适度的幽默，既能礼貌周到、保护自尊，又发人深省、极富情趣，还可减少社交中不必要的摩擦。

例如：有位顾客在一家饭店吃完饭后对服务员说："你们的米饭真不错，花样繁多。"服务员不解地问道："不是只有一种吗？"顾客接着回答："不，有生的，有熟的，有半生不熟的。"

3. 委婉法

委婉，也叫婉转、避讳，是语言中的"软化"艺术，即以柔克刚，运用迂回曲折的含蓄语言表达本意的方法。使对方在接受不同意见的同时仍感到自己是受到尊重的，能从理智上、情感上都接受对方的意见或批评。实践证明，使用委婉的方法表达某种意思，常比直抒己见要显得高雅，而且成功率更高。

人们的认知和情感很多时候是不能完全一致的。在交往中，有些话虽然完全正确，但有时却碍于情面难以接受，直言不讳的结果可能是不愉快的争议。这时可以巧用语气助词，把"你这样做不好！"改成"你这样做不好吧。"也可灵活使用否定词，把"我认为你不对！"改成"我不认为你是对的。"还可以用缓和的推托，把"我不同意！"改成"目前，恐怕很难办到。"这些都能起到意想不到的效果。委婉的具体做法也很多样，关键在于用得恰当。

（1）用词灵活。例如有位客人向我国某领导人提问："中国人民银行有多少资金？"这位领导人答："中国人民银行的货币有18元8角8分。"又如病人违反规定在病室内吸烟，护士劝阻时把"不能在病房内吸烟"委婉说成"到室外去吸烟空气会更好些"，就把同样的意思表达得不那么强硬。

（2）语气婉转。例如给一位病人做护理，需要同病室其他病人暂时回避，护士可说："各位好，我一会儿要给小张做护理。今天天气不错，大家愿意到阳光室晒晒太阳吗？"这样语气婉转，使人易于接受。

（3）转移话题。例如病人有求又不便直截了当拒绝时，可以说："很抱歉，这件事过段时间我们再谈，好吗？"又如朋友问："星期天我们一起去看美国大片，好吗？"你若想婉拒可以这样回答："我们一起去图书馆温习功课吧。"

（4）模糊化。交流中，有时不便或不愿意暴露自己的真实思想，可以把信息"模糊化"，这样既不伤人，又不会使自己难堪。

4. 暗示法

暗示法是一种信号化的刺激，是一种通过语言、行为或其他符号把自己的意向传递给他人，并引起反应的方法。暗示法可以通过人的语言、手势、表情等来施授，也可以通过情境（视觉符号、声音符号）来施授，使被暗示对象按授示者所寓意的方式去行动或接受一定的意见，从而达到暗示、教育或治疗的目的。暗示法根据授示方法的不同可分为点化式、引发式和图像式等。

（1）点化式暗示法。点化式暗示法是用点化的方式，用与意向紧密相关的另一件事引起被暗示者反应的方法。例如公路转弯处，一块标语牌写着"这里已经有六人死于撞车事故"，这个标语牌通过"这里已经有六人死于撞车事故"的事实点化人们"这段路交通事故多"，提醒人们注意交通安全。再如医院中某个病人不遵守卧床休息的医嘱，执意要下床活动时，护士可劝告说："请您还是保持安静，从前我们有位像您一样的病人就因过早下床而摔倒，造成终身残疾"，从而点化暗示病人不合作将可能产生严重的后果。

（2）引发式暗示法。引发式暗示法是用引导、启发的方式，使矛盾的双方受到启发暗示而做出相应反应，从而达到化解矛盾的方法。例如某大学因进修生、旁听生多而时常挤得在校生没有座位，于是班长在课前说："为了尽可能让来我班听课的进修生、旁听生有座位，请本班同学坐前六排。"例子中，班长出于礼貌用引发式的暗示方法，以"请本班同学坐前六排"来暗示"非本班学生坐六排以后"，从而引起双方的反应，使矛盾得以体面和礼貌地解决。

（3）图像式暗示法。图像式暗示法是以图像来暗示并引起反应的方法。例如医院以张贴母亲给婴儿哺乳的宣传画来暗示"母乳喂养好"，教育人们科学养育的道理。又如公路上张贴交通肇事后惨不忍睹的图片，以此说明交通事故的可怕后果，教育司机们要注意交通安全。

5. 态势语

态势语是人们进行交流时通过自己的手势、表情、目光等来表达思想感情，传递信息的一种重要的交流工具。在交往中，人们不但要"听其言"还要"观其行"，所以态势语是口才与交际艺术的重要组成部分。有时，态势语所传达出的信息要比有声语言更富有表现力和感染力。

人在不同场合可以表现出成千上万、不计其数而且十分微妙的态势语，有许多态势语是习惯性的、下意识的，它比有声语言更真实可靠。面部表情的变化是十分迅速、敏捷和细致的，能够真实准确地反映感情、传递信息。因此了解掌握一些常用态势语的含义，恰当礼貌地使用态势语，对交流沟通的作用是不可忽视的。

（1）面部表情。在人际交往中，表情能直观、形象、真实、可信地反映出人们的思想、情感和交流的信息。如表情端正，表现的是自信、严肃、有精神；头部前倾、表情专注，表示倾听、关心、同情；表情紧张，表示惊奇、恐惧、焦虑；微笑，表示热情、友好；低头，表示沉思、内疚、忧虑、痛苦；点头，表示同意、理解、赞许；摇头，表示拒绝、不理解、无可奈何；嘴角向上，表示喜悦、友好、礼貌；嘴角向下，表示忧郁、痛苦、悲伤；嘴角轻撇，表示鄙夷、轻视；嘴角上撅，表示生气、不满意等。

（2）眼神。如前文所述，眼神语言的构成一般涉及时间、角度、部位、方式、变化五个方面。眼神是最能表露人内心秘密和感情的无声语言。在日常社交活动中，通过眼神来传情达意可以表达丰富的内容，眼神在交流中有非常重要的作用。如双眼注视对方的脸部，表示重视、关注；瞪大双眼，表示惊奇、疑惑、不满；睁圆双眼，表示愤怒、极度惊恐；眼皮眨动，表示思索、厌恶、轻蔑、调皮等。关于面部表情和眼神的使用，前文已有详细表述，此处不再列举介绍。

（3）手势。手势语表达的信息也极为丰富，是人们在交往中不可缺少的动作，是人与人之间表达思想、信息的有效手段。如手心向上，表示礼貌、坦诚、幽默风趣；手心向下，表示否定、强制、命令；单手挥动，表示告别、再见；手拍前额，表示健忘、后悔；拳头紧握，表示决心、挑战；竖起大拇指，表示称赞、佩服；伸出小指，表示轻视、瞧不起；摆手，表示不同意、请你走开；伸手，表示打招呼、欢迎你；抬手，表示自己要讲话了，请对方注意；双手挥动，表示欢呼、情绪激昂等。

（4）动作。指交流礼仪中的站、坐、行等姿态及行为举止。前面的章节已对姿态礼仪、举止礼仪等相关内容做了详细介绍，此处就不再重复讲解。

总之，言谈礼仪表达的方式方法是多样化的，在交往活动中，各种方法往往交叉、重复使用，只要运用得当，就可以产生良好的效果。（见视频6-1）

视频6-1
言谈礼仪

第二节 护理工作中的沟通礼仪

沟通是一种人与人之间的交互过程，它将某种意义、信息、情感或信念从一个人传递给另一个人或一群人。人与人之间的联系和相互关系是因为沟通而发生的。在过去以生物模式为主的护理工作中，好护士的标准是能够为患者多做些具体的、被患者或同行们认可的或看得见的事。在病房里和患者交谈则被认为是浪费时间，甚至被认为是对患者的娇惯。有的科室护士长甚至明确规定，护士上班时间不能与患者闲聊。

随着整体护理模式在临床的应用，沟通技巧贯穿护理程序的每个阶段，护士应通过与患者交谈和仔细观察病情获得评估资料，在评估资料的基础上确定患者的健康要求和健康问题，做出护理诊断，并根据患者的具体情况制定护理计划与实施护理计划。因此，护士的沟通技巧是建立良好护患关系和提高护理质量的保证。

一、治疗性沟通

（一）治疗性沟通的概念

治疗性沟通是一般性沟通在护理工作中的具体运用，是对患者的身体、精神和情感健康进行优先排序的沟通技术的集合。护士为患者提供支持和信息，可经常使用陈述、开放式语言。可通过重复信息或沉默来提示患者自己解决问题。治疗性沟通实质上是一种有目的的护患沟通。

（二）治疗性沟通与一般性沟通的区别

治疗性沟通具有一般性沟通的特点，又与一般性沟通有所区别，详见表6-1。

表6-1　治疗性沟通与一般性沟通的比较

项目	治疗性沟通	一般性沟通
目的	了解病人情况、确定健康问题与健康需求，协助病人恢复、促进与维持健康	加深了解，建立关系，彼此需要
地位	以病人为中心	双方对等
目标	护患共同制定，满足病人的需求	无特定目标
场所	医疗机构及与健康有关的场所	不限制
内容	与病人的健康相关	任意话题

(三) 治疗性沟通的目的

(1) 建立互信、开放、良好的护患关系，为提供有效的护理奠定基础。
(2) 收集病人的相关信息，为健康评估提供必要依据，以确定患者的健康问题。
(3) 与病人一起商讨病人的健康问题并制定护理计划。
(4) 为病人提供心理支持，促进病人身心康复。
(5) 为病人提供相关的健康知识，提高病人照顾自我的能力。

(四) 治疗性沟通的作用

1. 有利于收集各种信息和资料，为护理诊断提供依据

在护理工作中，护士除了要掌握病人的生理资料，同时也要熟悉病人的心理、社会资料，这些资料的获得需要护士与病人进行良好的沟通。无效的沟通无法获取全面准确的患者信息，护理评估若不完整，将会妨碍护士准确的护理诊断。

2. 有利于建立良好的护患关系

良好的沟通有利于护患之间建立信任、友好的护患关系，反之则容易发生护患冲突。

3. 有利于治疗和辅助治疗

良好的沟通有利于护患双方相互理解，营造出健康和谐的服务环境，这种环境氛围使患者以更主动的状态配合医护人员工作，有利于患者的疾病康复，起到治疗或辅助治疗的作用。

(五) 治疗性沟通的交谈技巧

治疗性沟通是一般性沟通在护理工作中的应用，它的特点是以病人为中心，它是围绕患者健康问题展开的有目的的沟通。在沟通过程中，护士要表现出真诚、关怀、理解、同情和同感。

1. 治疗性沟通的原则

(1) 以病人为中心。治疗性沟通的目的是减轻或消除疾病给病人带来的痛苦，因此在交谈中始终要以患者为中心，围绕病人的健康问题展开。

(2) 以目标为导向。治疗性沟通的目的是获取与患者健康问题相关的资料，因此在交谈中始终要以目标为导向。

(3) 接纳与尊重患者。护士必须接纳患者的感受，交谈时注意根据患者的年龄、职业、文化程度、社会角色等特点来组织交谈的内容和运用不同的沟通方式，不歧视和嘲笑患者。

(4) 控制自我表露。当病人向护士倾诉自己的焦虑、恐惧或其他方面信息时，护士耐心倾听后应做好相应的指导工作。严禁向患者展示和流露自己的负面情绪，

增加患者的心理负担。

2. 治疗性沟通的五个阶段

治疗性沟通过程可分为五个阶段：

（1）准备与计划：为了使沟通能够顺利进行，在沟通前护士应注意以下几点：① 根据病人的病情、治疗等确定交流的时间长短和具体时间段，熟悉病人的一般资料，如姓名、年龄、文化、诊断等。② 要明确沟通的目的。③ 为掌握交流的主动性，可列出谈话提纲。④ 准备好交谈时所需的物品。⑤ 提供舒适的交谈环境。

（2）开始阶段：开始交谈时要注意建立良好的护患关系，切忌急躁。要注意：① 首先礼貌地称呼病人，让病人感受到被尊重，然后介绍自己。② 向病人说明此次交谈的目的和大约需要多久时间。③ 协助病人取得一个舒适的体位。

（3）进行阶段：进行阶段是治疗性沟通的实质阶段，要注意运用沟通技巧证实或核实资料。对患者提出的问题，要提出解决的办法。

（4）结束阶段：① 在结束交谈前几分钟要告诉病人，使患者思想上有准备。② 对交谈过程中的重点内容进行简要的总结。③ 与患者约定下次交谈的时间。④ 对病人的配合表示感谢。

（5）记录阶段：① 记录的内容应注意客观和准确，不要带有自己的主观猜测或给患者妄下结论。② 资料描述要清晰、准确、及时。③ 不要使用含糊的词语，如"病人情况良好""病人精神欠佳"等。

二、阻碍沟通的沟通方式

不恰当的沟通会导致交流信息受到阻碍、误解甚至使交流无法进行下去，其主要表现方式是：

（一）突然改变话题

突然直接改变话题，会让患者感觉你在刻意回避某个问题从而产生怀疑和不信任感，影响建立良好的护患关系。

（二）急于陈述自己的观点或匆忙下结论

善于听病人说话的护士不会因为自己想强调一些细枝末节，或想修正对方话中一些错误的部分，就随便打断对方的话。护士打断患者的谈话，会显得护士个性激进、不尊重他人，很难与患者沟通，护患间的交流谈话往往达不到预期的效果。

（三）虚假或不适当的安慰

为了使病人减轻焦虑，使用一些虚假或不适当的安慰结束谈话，如对患癌症的患者说"现在医学这么发达，你一定能治好的"，对急诊的病人说"不要着急，我们会为你治疗的",对手术后疼痛的患者说"很多人动了手术后都会痛,有的人痛得比你还厉害,别人都能忍受"等,这些"安慰"会让病人感觉护士缺少同理心,护士将很难和患者建立良好的信任关系。

(四)调查式或过度提问

护士在交谈中使用过多刻板的调查式问题,会使病人感到厌烦,从而没有表达情感的意愿。

三、促进有效沟通的技巧

(一)建立治疗性的护患信任关系

良好的护患信任关系是有效沟通的基础和保障,是沟通成败的关键。在建立护患信任关系方面,护士要注意建立良好的第一印象。若护士给病人的第一印象是举止呆板、表情麻木,那么将会使病人感到非常失望。因此,初次见病人时,护士要注意自己的语言、举止和服饰等,争取留下良好的第一印象,为以后的顺畅沟通打下基础。此外,在日常的治疗性沟通过程中,注意以礼貌、尊重的态度对待病人,要有真挚的同情心和同理心、扎实的医学知识和熟练的护理操作技术。熟练的沟通技巧加上过硬的操作技术、扎实的理论知识是获得患者信任的不二法宝。

(二)注意倾听,及时反馈

在交流中要注意倾听病人的讲话,观察病人的表情和肢体语言,让病人感受到被关注和尊重,并及时给予反馈或提示,切忌走神、四处张望、心不在焉。

(三)注意保密,尊重患者隐私

《医务人员医德规范及实施办法》中明确规定:为患者保密,不泄露患者隐私。从一定意义上讲,患者由于疾病导致的生理上的缺陷,有损个人名誉、形象的疾病,不愿透露给他人的隐情、疾病等都是隐私。护士在治疗性沟通中,要注意保护患者的隐私,不泄露患者的秘密。谈话的内容若涉及患者的隐私,不要传播给与治疗护理无关的医护人员。如果因工作需要,要将患者的谈话内容告知其他人时,要事先取得患者的同意。

(四)理解病人,具有同理心

护士若能够理解患者的感觉和处境,就能更容易明白病人的需要,并做出合适的护理和回应,能更有效地帮助病人,更能体谅和理解病人做出常人认为夸张的行为。这种始终站在对方的角度去理解对方的"同理心"是护患沟通中最重要的情感,能拉近护患之间的距离,建立护患之间的信任关系,从而提高护理质量。

（五）提供信息，及时反应

护士为病人提供的医疗信息，应尽量避免使用医学术语，力求语言简单明了、通俗易懂，使病人易于接受。如果护士对患者提出的问题有疑虑，不能马上作答，应诚实地告诉病人，不能说谎或提供错误的、虚假的信息。如果病人因为病情，不愿意提供过多的信息，护士应尊重病人，选择合适的时间再进行沟通。

对病人发出的帮助信息，护士要及时做出反应，如病人在输液时出现输液肢体胀痛，护士应仔细检查，评估患者疼痛情况，给予相应的护理措施，达到减轻胀痛、提高患者舒适度的目的。这样患者就会感觉到被关心和重视，反之患者会产生被忽视或轻视的感觉。

四、护理工作中的禁忌用语

"良言一句三冬暖，恶言伤人六月寒。"护士在与病人交谈时，切忌使用伤害性语言。具体如下：

（一）忌粗话、脏话

交际场合语言一定要文明，以示对对方的尊重，切不可以为了显示自己为人粗犷而出言低俗，引起旁人厌恶。如直呼老年人"老头子"、把有钱人叫作"大腕"、把吃饭叫"撮一顿"等。

（二）忌质问式、命令式语言

交谈中使用质问、命令式语言，会使对方产生被审讯、被驱使、不受尊重的感觉，从而不愿与之交往合作，如果采用商量的口吻则能更好地解决问题。如为病人做治疗时，护士若采用命令式语言："李××，等会要给你打针了，要上厕所快点去"，会让病人感觉护士高高在上，在命令他，会很反感。如采取商量的口吻："李阿姨，稍候就要给您打针了，您看还需要去一趟洗手间吗"，这样既让病人感觉亲切，又拉近与病人之间的距离。

（三）忌恶语伤人

交谈中切忌出言不逊、恶语伤人。要知道"利刃割体痕易合，恶语伤人恨难消"，所以人际交往中切忌过分斥责、嘲笑、讥讽对方。

（四）忌语言欠完整准确

护理人员语言表达如果欠完整准确，而病人又断章取义，就可能造成不必要的误会和麻烦。如护士做完手术从手术室出来，等在手术室门口的家属焦急地问："怎么样？"护士说："完了。"患者家属顿时号啕大哭。护士不解地问："怎么了？"家属说："您不是说完了吗？"护士方知由于自己表达有误，家属将"手术完成"理解为"病人去世"，只好急忙解释消除误会。

（五）忌语言不通俗

护理人员语言不通俗，病人会听不明白，甚至会引起病人的不满。

（六）忌语言表达陷入单向思维胡同

所谓的单向思维，即非此即彼，黑白分明，是相对逆向思维而言的。

（七）忌推诿患者的语言

"忙呢""等一下""等一会儿""不知道""不行"等，都属于推诿病人的语言。

（八）忌不当话题

（1）个人隐私：个人隐私是指个人生活中不愿公开或为他人知悉的信息，如年龄、收入、婚恋情况、家庭情况、经历或生理缺陷等。除因工作需要必须了解有关情况之外，谈话时一般不应涉及此类话题。

（2）非议他人的话题：有些人喜欢在背后谈论他人的闲话，无中生有、制造是非，唯恐天下不乱。其实人们都清楚"说人是非者，必是是非人"。

（3）令人反感的话题：交际中忌谈对方伤感、不快、不感兴趣的主题，如灾祸、死亡、疾病、挫折等。一旦无意中引起了对方的不快，应立即转移话题，必要时要向对方道歉。

（4）捉弄对方的话题：交际中切不可语气尖刻、口无遮拦，挖空心思取笑对方，成心使对方出丑，这是极不礼貌、极不尊重他人的表现。

五、沟通技巧在日常护理工作中的应用

（一）护士站接待护患的沟通

护士站是护士处理医嘱、书写各种护理文件和接待病人及家属的场所。接待，即迎接与招待，常常是人际交往的第一步，也是非常重要的一步。令人满意的接待，会给病人或家属留下美好的第一印象，也给日后的人际关系打下良好的基础。

1. 接待新入院病人

护士应做到：有礼貌地介绍自己及责任护士、主管医生等其他同事；介绍病人所住的病室、病室内的其他病人及病区环境；介绍有关住院规则、作息制度、探视制度等。使患者尽快适应住院环境，消除陌生感。

2. 接待患者家属

面对自己的亲人住院，家属的反应因人而异，有的着急、有的恐惧、有的紧张、有的束手无策，这些负面情绪常常会影响到患者的情绪。此时护士的一言一行、一举一动起着至关重要的作用，家属往往从医护人员的行动举止中判断自己亲人的病情发展、治疗效果以及对医护人员的信任度。因此，护士应遵循的接待原则是：礼貌、大方、尊重、友好，具体指做好入院时的宣传教育、住院期间的解释工作等。

3. 接待探视者

探视者的心理特点是：急于见到病人，关心患者的病情，想了解疾病的进展、治疗情况等。护士在接待探视者的工作中应遵循的原则是：尊重、礼貌、热情、诚恳。

4. 接待来访客人

来访客人一般是指来医院参观、学习或来访的人。护士接待应遵循的原则是：热情有礼、周到谦虚、友好大方。

5. 护送病人出院

身体痊愈是住院患者盼望已久的好事，出院意味着将回归正常人群的生活。因此，患者心中充满了喜悦，所以护士要给予患者真诚的祝贺，并处理好一切出院事务，送患者出院。护士应遵循的原则是：真诚祝福、嘱咐远送。

（二）特殊情景的护患沟通

临床护理工作中，护士所面对的病人情况各异，如年幼的患儿不懂配合、年老的患者固执而不随和、女性病人情感脆弱、危重的患者危在旦夕，这些使得护士和患者在彼此的互动中常常要面对大量问题和挑战，护理人员需要创造性地运用沟通技巧，给病人以帮助。

1. 与患儿的沟通

儿童病人由于年龄、病情、住院时间的长短及个人的特点不同，住院后有不同的心理反应。住院患儿的主要压力来源：① 疾病本身带来的痛苦与创伤；② 陌生环境，如白色的病床、陌生的人；治疗限制了日常活动和部分自由，如输液、治疗等。另外打针、抽血等造成的疼痛和不适也易使患儿感到害怕和恐惧；③ 中断学习。被迫失去该年龄段应有的学习知识和技能的机会，易导致患儿的挫折感。

护士与患儿接触时，应首先和患儿父母谈话，使患儿对护士有一个熟悉的过程，以消除陌生感和恐惧心理；与较小的患儿交谈前可用玩具作引导，尽量蹲下，与患儿的视线保持同一水平，可缩短交往距离。在交谈的过程中，护士不要突然变换姿势或迅速移动位置，以免患儿惊慌。患儿常见的心理支持方式有：倾听、触摸和陪伴。

2. 与愤怒病人的沟通

护士在整个职业生涯阶段几乎都是与那些生病的人在一起工作的。有些病人只需要到诊所进行简单的处理，但大多数病人有一点疼痛或不适，这些疼痛或不适都可能滋生恐惧、烦躁和痛苦，并很可能以愤怒的形式表现出来。大多数护士都需要有一个整体的转变，因为多数人可能只会对待和处理愉快和有礼貌的人，但作为护士更多的时候却需要面对一个病人或一个家庭的烦恼，因此护士与愤怒的病人沟通时首先要在心理上准备好足够的耐心。

鉴于面对生气的病人是医疗职业的现实，护士要清楚自己的压力和挫折可能会恶化情况，因此保持平和的心态可以使局势得到控制。护士还可以通过阅读病人的肢体语言来预测愤怒。如患者夹紧的下颌和肌肉，可见的激动和突然的行为变化都表明病人的情绪变化。提前看到并解决这些问题可以防止愤怒出现，至少对愤怒的爆发有所准备。此外耐心倾听病人的哭诉，对他们看似不合理的痛苦、恐惧、担心和悲伤，护士都要有理解和同情心，并让病人感知到护士的理解。

3. 与悲哀病人的沟通

疗效欠佳、病情加重、经济困难等都容易让患者感到悲哀，让他们失去信心、情绪低落、情感脆弱，整日沉浸在悲伤中不能自拔，对治疗顾虑重重。临床实际工作中与悲哀的患者沟通时，要建立患者、家庭照顾者和医疗团队之间的信任关系；帮助患者、家庭照顾者和医疗团队相互分享信息；帮助病人和家人谈论感情和忧虑。如悲哀的患者在哭泣时，护士应让其宣泄自己的感情压力，因为哭泣被认为是一种释放、一种心理补品，是调节情绪、舒缓压力的方式，护士应在适当的时间为患者提供合适的场地让其宣泄情绪。

4. 与抑郁病人的沟通

与抑郁症病人沟通时，通过提供具体解决方案和"矫正"他们的看法来帮助他们是一种积极有效的方式。比如护士可以对病人说"我认为快乐是一个决定"而不是去声明"你应该选择保持积极的态度"，指引病人自由选择自己的感受。护士可以要求患者描述他对某个问题的感受，可以帮助患者感觉更美好的事情和服务，并要重视和尊重抑郁症病人自己的决定。

护士为获得抑郁症患者的信任与合作，需要理解和接受患者的情感。当患者分享愤怒、担心和焦虑的感觉时，护士必须承认患者的感情，并鼓励患者更多地表达。当然护士并非都要回复患者所有的感觉。一些情况下，沉默比精心制作的一组词语更适合作为回应。有时沉默可减慢谈话速度，为患者提供一些时间来思考和反思他分享的内容。

5. 与焦虑病人的沟通

与焦虑病人进行沟通时，护士语言要委婉动听，交谈要有针对性，帮助病人解决实际问题，鼓励病人表达内心的焦虑，接受病人的倾诉、抱怨、挫折感、罪恶感等，并引导病人说出心中的感受。"王先生，您又抽烟了，看起来心情很不好！"这样的话语给病人提供了倾诉焦虑感受和焦虑原因的机会，护士应以耐心、细致的态度，为病人讲解有关疾病的症状、临床表现、病因、病理及防治措施，消除其紧张感，取得病人的信任，使其积极配合治疗和护理，促进其病情的稳定。

6. 与感觉缺陷病人的沟通

成功的沟通需要所有参与谈话的人的努力。即使听力损失的人使用助听器，沟通的成败仍然在于参与沟通的护士是否使用了良好的沟通策略。

（1）与听力障碍的病人沟通：直接面对听力障碍患者时，护士应调整自己的位置，尽可能让自己站在良好的光线下，与病人保持同一水平位置。使灯光照在你的脸上，而不是患者的眼中；要说清楚，语速缓慢，做到简单明了，不要有大声或夸张的嘴巴运动，因为喊叫会扭曲声音，可能使病人理解变得更加困难；避免说话太快或使用过于复杂的句子。说慢一点，句子或短语之间暂停一下，以确保已经被病人理解，然后再继续。

（2）与视力障碍的病人沟通：护士与一个失明或视力低下的人交谈时，首先要做到自然；主动介绍自己，不要试图让病人通过声音认出你；自然而然地说话，因为病人视力丧失并不意味着听力丧失；减少使用肢体语言，肢体语言会影响护士的声音；不要向视力障碍者提供大量额外信息。

7. 与危重病人的沟通

进入重症监护病房的病人通常面临危及生命的疾病。他们的生存需要技术支持，现代化设施，以及用于测量、监测和调节生理功能的侵入性和非侵入性医疗护理程序。

与危重病人沟通时，无论病人是"无意识"还是处于"镇静状态"，护士在思想理念和行为上都要重视与患者的沟通，这可能会唤醒患者对生命的追求，并可能影响长期的心理结果。护士还应通过使用拼写板、图标和电子辅助工具，达到与插管病人沟通的效果。

8. 与艾滋病病人的沟通

由于艾滋病目前还缺乏特效的治疗手段，病人在遭受疾病折磨的同时还要遭受他人嫌弃的心理折磨，病人多数恐惧、悲观、丧失生活信心。护士要倾注全部的爱心，与病人进行情感沟通。护士在进行治疗护理时，要特别注意自己的肢体语言，不要让病人产生护士嫌弃他们的感觉。社会人群对他们的理解、尊重，是艾滋病患者摆脱"黑暗"生活的有效途径。所以医护人员对他们的关心、照顾与心灵的沟通，会对艾滋病病人产生神奇的效果，使他们积极配合治疗、积极面对生活和挑战，为防止艾滋病蔓延贡献力量。

沟通是一门科学，更是一门艺术，是护士在护理工作中应该具备的一种能力。护士通过良好的沟通策略，可与病人建立友好信任的护患关系，消除或减轻因为环境、疾病、诊疗护理带给病人的压力，达到促进病人康复的目的。

六、影响护患沟通的因素

护患关系受到多方因素的影响，理解和认识这些因素，对于构建和谐的护患关系有重要的意义。常见的因素有：职业道德因素、心理因素、环境因素、技术因素、文化因素等。

1. 职业道德因素

职业道德的基本内容包括职业理想、职业态度、职业责任、职业技能、职业纪律、职业作风等方面，它要求每个从事不同职业的人忠于职守、热爱本职。只有具有高尚职业道德的护士，才能在工作中以患者为中心，从患者的生理、心理和社会各方面出发，帮助患者早日康复。但在临床护理中，有少数护士违反这些职业道德规范，对患者态度冷漠，工作粗心大意、敷衍了事，缺乏工作责任感，这样易引起护患纠纷。

2. 心理因素

人患病后其生理状态首先发生改变，甚至破坏正常的生活状态或生活模式，接着精神状态也会发生改变，出现多种心理反应，最常见的有失衡、焦虑、恐惧、抑郁、多疑等。这必然会影响患者与他人的关系。有的患者对治疗护理效果的期望值过高，当期望得不到满足时，他就会以各种形式发泄不满，表现在对护士工作求全责备，甚至提出不符合医学护理规律的要求。有的重症患者，医护人员虽然积极救治、精心护理，最后仍然效果不好，患者及家人不能理解甚至无端指责，这是引起护患矛盾的重要因素。另外，护理人员紧缺，护士长期处于疲劳状态，易造成情绪不稳定、焦虑、亚健康等，在工作中可能会对患者不关心、不细心、不耐心，易造成护患关系不和谐。

3. 技术因素

护士的业务能力不仅关系到护理质量，也常常影响到护患关系。随着现代科技的发展，护理技术不断革新，许多新仪器、新技术进入临床。但由于护理人员知识、技术更新不及时，学习意识薄弱等原因，很多先进的技术、仪器在临床得不到推广，或不能发挥其应有的作用，客观上增加了患者的痛苦，影响了护患关系的和谐；另外由于患者维权意识的提高，患者希望在各项检查、治疗、护理服务前，护士能更详细地为其讲解目的、方法和注意事项，但护理人员由于知识水平的局限，常常不能满足患者的需要，从而造成患者对护理人员缺乏信任感，甚至引起投诉。

4. 医疗费用问题

新的医疗制度打破了过去"一人看病，全家吃药"的陋弊，医生所开的药品种类、剂量要严格根据患者的病情而定。根据医保类型的不同，部分医疗费用要个人承担，部分药品需要自费，再加上各种原因导致的医院乱收费、多收费现象时有发生，医疗费用成为病人与医院间最敏感的问题。而在临床工作中，催款、解释费用明细的问题多由护士来承担，这些往往会直接或间接影响正常的护患关系。

5. 文化因素

护理的对象是不同的人群，病人的文化素养、对疾病的认知程度及对语言信息的理解能力存在着差异，当护患双方对于信息的理解不尽一致的时候，要进行有效的沟通是困难的，而且这种理解分歧会对护患关系造成损害。例如医护人员之间习惯用专业术语进行沟通，但病人对这些专业术语是陌生的，容易造成误解。如护士问一腹泻的患者有无"里急后重"，而患者却以为护士说"痢疾很重"而忧心忡忡；又如"心悸"是心脏病的一个非常常见的症状，但现实中却有许多人并不能听懂其意，甚至误解为"心计"，从而误认为护士说他有"心计"，造成误解。

6. 环境因素

这里说的环境，主要指病人住院治疗的外部环境。对大多数病人来说，医院是一个陌生的新环境，对新环境的适应需要有个过程。陌生的环境易使病人产生恐惧心理、缺乏安全感。另外，有的医院环境差，医疗护理设备和生活设施陈旧，病房卫生设施不配套等，都会给病人造成不舒适、不方便，引起患者的不满情绪，造成护患关系的紧张（见视频6-2）。

视频 6-2　护患沟通

语言是一门技巧，更是一门艺术。语言是护士与病人沟通，实施身心整体护理的重要工具。无论是入院接待、心理护理，还是出院指导，护士都必须先用语言与患者沟通。根据不同的对象和不同的心理特点，护士应给病人启示、开导，解除患者的思想顾虑和负担，以取得良好的配合。有效的沟通建立在护士对患者真诚相助的态度以及和谐的护患关系上，护士语言规范及礼仪修养无疑是一剂疗效至佳的良药，对提高医疗护理质量起着举足轻重的作用。

【实践项目】

言谈礼仪训练——言谈技巧

病人谢某，女，60岁，因糖尿病入院治疗。住院后她听同室病友说糖尿病这个病治不好，要终生吃药，弄不好还可能会失明，为此谢某恐惧不安。护士该如何安慰和鼓励病人？住院当天遵医嘱通知患者第二天早晨要空腹抽血，检查血糖和血脂，如何告之患者？如果病人不愿意抽血，如何劝说病人？

情景设计：

1. 将全班学生分为 4 组，每个小组根据上述案例设置内容，准备言谈提纲。根据案例情景编排角色，如护士、病人、病友、家属等。

2. 各小组按照所设计的情景排练，要求全组成员认真准备，全员参与，为表演者献言进策。

3. 角色扮演。各小组进行表演，由老师和每组选出 1 位同学担任评委。

4. 评价。分组表演后，集体讨论、评价。

（1）能力评价。情景训练是否按要求进行并全部完成；交谈内容是否全面；角色安排是否合理；表演是否连贯流畅。

（2）技能评价。语言是否文明规范，称谓是否合适；语言的选用是否合适；还存在哪些问题。

（3）团队精神评价。小组成员配合是否默契；是否积极参与；是否体现了团结协作精神。

【拓展项目】

1. 病人李某，男，29 岁，未婚，刚从非洲回国，入境时被查出是艾滋病携带者，他无法接受事实。入院后，患者常常抱怨命运不公平，他脾气暴躁、乱摔东西和常常责骂家人，导致家人怕他，不敢到病房看他。护士为其进行治疗护理时，亦故意刁难、不合作，护士们都怕招惹他。近日，家人来看他，他和家人大吵大闹，值班护士小刘既害怕又苦恼，她该如何处理？请你帮助小刘，运用沟通技巧使患者冷静下来。

2. 大伟从医学院护理专业毕业后，到了某医院神经外科从事护士工作。工作的头几天，有患者得知大伟不是医生而是男护士时有点惊讶。一天，大伟推着治疗车来到病房给吴先生进行静脉输液治疗，当大伟将输液用物准备完毕请吴先生伸出胳膊时，吴先生却转过身用背对着大伟。面对这样的场景，请在分析沟通心理因素的基础上，设计一段对话，既要帮助大伟摆脱困境，又要达到治疗目的。

3. 病人黄某，男性，67 岁，退休工人，爱人无工作，有一对儿女，家庭经济状况差。病人因意识障碍来院就诊，诊断为"脑出血"入院。病人以往有高血压病史，曾服用复方降压片治疗，血压控制不理想。两周前，病人出现右侧肢体乏力，在基层医院接受治疗。一天，护士给患者翻身后不久，病人出现意识障碍，大小便失禁，家属认为病人的病情变化与护士翻身操作有关，自此以后坚决不让护士给病人翻身，最后导致病人尾骶部发生Ⅲ度压疮，面积为 6 cm×8 cm。尽管如此，家属仍然坚持不让护士给病人翻身，护患关系亮起了红灯。假如你是值班护士，你会如何处理？

【内容概述】

1. 语言是人类特有的沟通工具，是人们互相交往的纽带。语言的魅力在于表达真诚。

2. 良好的护患交谈有助于缩短护患间的心理距离，是护理工作顺利进展的基础。

3. 在护理工作中使用礼貌用语应做到：语言规范、语言准确、选题恰当、方法得当、善于赞美、安慰真诚、巧妙提问、适当幽默等，使用准确规范的语言，与病人交谈时要表现出对病人善意的关怀与同情。

4. 护理工作中忌粗话、脏话，忌质问式和命令式语言，忌恶语伤人，忌语言欠完整准确，忌语言不通俗，忌语言表达陷入单向思维胡同。

5. 治疗性沟通以病人为中心、以目标为导向、接纳与尊重病人、控制自我表露等为原则。

课后强化练习

一、选择题

1. 沟通技巧中可以给对方提供思考和调适机会的是（　　）。
   A. 抚摸　　　　　　B. 倾听　　　　　　C. 微笑
   D. 沉默　　　　　　E. 提问
2. 当患者病情危重时，应采取何种方式进行提问？（　　）
   A. 提问开放性问题　　B. 提问封闭性问题　　C. 使用姿势语言提问
   D. 不断地提出问题　　E. 不提问，凭自己经验判断
3. 下列关于护患关系的理解不正确的是（　　）。
   A. 护患关系是以护士为中心的关系
   B. 护患关系是一种治疗关系
   C. 护患关系是一种帮助与被帮助的关系
   D. 护患关系是多方面、多层面的专业性互动关系
   E. 护患关系是在护理活动中形成的
4. 指导—合作型护患关系适用于（　　）。
   A. 脑出血病人　　　　B. 老年痴呆病人　　　C. 骨质疏松病人
   D. 阑尾炎术后病人　　E. 病理性黄疸的新生儿
5. 影响医护关系的主要因素不包括（　　）。
   A. 角色心理差位　　　B. 角色期望冲突　　　C. 角色压力过重
   D. 自主权争议　　　　E. 专业理解欠缺
6. 患者陈某，被诊断为癌症晚期，因情绪受到打击而不停哭泣，护士走到病人病床边，对他说："如果您不想说话，可以不用说，我希望坐在这里陪您一会，好吗？"此时护士运用了哪一种交流技巧？（　　）
   A. 保证　　　　　　B. 反馈　　　　　　C. 扩展

D. 倾听　　　　　　　E. 沉默

7. 某病人女性，45 岁，被诊断为"宫颈癌"入院。患者情绪忧郁、经常哭泣，此时护士应选择哪一项护理措施最合适？（　　）

　　A. 通知医生，对其病情给予解释　　B. 增加陪客，使其有安全感
　　C. 注射镇痛剂，使其情绪稳定　　D. 耐心听取病人倾诉，给予解释和安慰
　　E. 不予理睬

8. 某病区护士，采用提问的方式了解病人病情。护士提问时，患者只需用"是"或"不是"就能回答，该问题属于（　　）。

　　A. 一般性问题　　　　B. 特殊性问题　　　　C. 封闭式问题
　　D. 开放式问题　　　　E. 涉及隐私问题

9. 某病人，因脊椎损伤导致截瘫，需终身坐轮椅。患者自暴自弃，拒绝接受任何治疗，并有自杀倾向。对于该病人，目前下列沟通技巧最恰当的是（　　）。

　　A. 开导病人，鼓励其接受复健运动，告知其有望改善失能状态
　　B. 介绍积极的病友与其分享感受，并指出其行为让家人失望
　　C. 劝其面对现实，告知病人"坐在轮椅上还可以有一片自己的天地"
　　D. 首先引导与倾听病人诉说，了解其对下半身不遂的感受以及对未来的期望
　　E. 与病人家属一起劝说其接受治疗

10. 某住院病人，因便秘请求其主治医生给予通便药，医生答应病人晚上给药，但未开临时医嘱。第二天早晨，护士因晚上没有给予患者通便药而受到埋怨，护士为此对该医生产生极大的不满。导致医护关系冲突的主要原因为（　　）。

　　A. 角色心理差位　　B. 角色压力过重　　C. 专业理解欠缺
　　D. 角色权利争　　　E. 角色期望冲突

11. 某病区护士，业务水平高、为人热情，但脾气急躁，所以护患关系紧张。有利于该护士建立良好护患关系的措施是（　　）。

　　A. 学会控制情绪，耐心解释患者的疑问
　　B. 加强工作责任心
　　C. 刻苦练习各项操作技术
　　D. 尽量减少与患者的交流和沟通
　　E. 做好病人心理护理

12. 某病区护士长为了解病人情况巡视病房，在与一位病人交谈中谈到住院收费问题时，病人情绪变得异常激动、愤愤不满。为了缓解患者的情绪，护士长此时可采用的交谈技巧为（　　）。

　　A. 倾听　　　　　　B. 核实　　　　　　C. 提问
　　D. 阐释　　　　　　E. 沉默

二、思考题

案例：黄先生患有骨癌，已多处转移，家属不愿意其知道病情。晨间护理时，黄先生对其主管护士说："我骨头疼了一个晚上，我要坐着才喘得过气来，我想我一定是快死了。"

讨论：

1. 此时其主管护士应该如何处理？

2. 主管护士要了解更多患者对其疾病的真实感受和对治疗护理的看法，最好采取怎样的交谈技巧？

第七章　护理工作礼仪

【学习目标】

◇ 掌握

1. 各护理岗位的工作礼仪。
2. 与患者及其家属的沟通礼仪。
3. 与同事的交往礼仪。

◇ 熟悉

接待患者、家属及探视者的礼仪。

◇ 了解

护士日常工作中与相关人员及科室的沟通礼仪。

【预习案例】

案例1：护理人员小李是普外科的责任护士，工作十分繁忙。这天上午她正准备处理医嘱，发现危重患者3床的病历不在护士站，她知道如不及时处理医嘱，会延误病人的治疗，便只好焦急地到处找。来到医生值班室，她看见年轻的许医生正在一本病历上写着什么。小李说："许医生，这是3床的病历吗？我得用一下。""噢，不行，病人情况有变化，我得记录。"许医生说着，头也不抬地继续写。

案例2：病人王某，男，58岁，因胸闷、上腹烧灼感伴左臂麻木，由家人陪同来院就诊。在候诊的过程中突感心前区剧烈疼痛，面色青紫，从椅子上跌倒在地，即刻进入急诊室进行抢救治疗，医生诊断为急性心肌梗死。病人有濒死感，深感恐惧，家属也非常紧张。

◇ 课前问题

案例1：
许医生和护士小李可能发生冲突的原因是什么？遇到这种情况，护士小李应怎样处理与许医生的关系？

案例2：
1. 护士在抢救患者时应该注意哪些礼仪规范？
2. 护士应该如何安慰紧张的患者及家属？

第一节 接待礼仪

护理工作是科学、爱心和艺术相结合的具体表现，护士除了要具备丰富而扎实的护理知识、精湛的护理技术外，还要有丰富的人文社会学知识、高尚的职业道德，这样才能使护理服务中的礼仪风范成为一道美丽的风景线。护士在工作中应以最佳的精神面貌、温文有礼的形象为每一位需要帮助的病人提供优质服务。

医院每一个护理岗位都是医院形象的展示。所以，护士与病人每一次接触时的接待礼仪都尤为重要。护士自身良好形象的展示，代表着医院的管理水平和医院的文化内涵，护士专业化的接待礼仪，更能使病人和家属对医院建立信任感和安全感。

一、新入院病人接待礼仪

当病人经过了门诊或急诊的初步检查和救治后，需要进一步住院治疗和诊断时，病人及家属的身心往往是疲惫、沉重和无助的。一方面是出于对自身病情的担心和恐惧感，一方面是就诊过程中的劳累感和面对住院陌生环境的压力感，从而使病人及家属的情绪低落、精神紧张。如果病房护士能掌握病人及家属的心理特点，有针对性地提供人性化服务，如友好亲切的态度、礼貌优雅的接诊、热心诚恳的帮助、专业耐心的解答，能缓解病人及家属紧张焦虑的情绪，帮助病人树立战胜疾病的信心和希望，这对形成良好的护患关系意义重大。

（一）树立良好护士形象

护士在接待新入院病人及其家属时的形象对后续的护理工作起到关键的作用。一个人的形象除了反映出个人的素质、修养，还反映着所在团队、企业、民族或者国家的形象。研究表明，一个人初步印象的形成只需要短短的 7 秒钟，而且印象的形成具有不可逆转性、非理性等特点。因此，树立良好的护士形象是接待礼仪的重要内容。

（二）充分体现尊重病人

尊重病人主要是指尊重病人的人格及权利。尊重病人的人格就是尊重其个性心理，尊重其权利就是其及时获得医疗的权利，如在医疗过程中的知情权、对医疗方案的选择权、对医疗行为的拒绝权及个人隐私权等。当病人踏入病区时，当班护士应起身主动、礼貌、微笑着迎接病人，充分体现出对病人的尊重。如在视线三米之内，其他护士也要起身并关切地微笑问好。每个礼仪细节都能缩短护士和患者的心理距离，给病人及家属极大的安慰和信心。

（三）耐心做好入院指导

主班护士要耐心细致地告知病人家属如何办理住院手续。此时，要理解病人及家属焦急的心情，更要注意自身的言谈举止、面部表情等，要主动与病人沟通，了解其身心需要，用友好的态度、亲切的语言接待病人，多听病人的诉说，及时给予帮助。接待病人时要做到彬彬有礼，面带微笑，热情接待，落落大方，点头问候，使病人及家属有如归家的感觉。

（四）建立良好护患关系

护患关系中"护"指护士，"患"包括病人、病人的家属以及除家属以外的病人的监护人（有时称作"患者方面"）。在护理工作中，护士与患者之间产生和发展的工作性、专业性和帮助性的人际关系，也属于护患关系。良好的护患关系有助于病人身心的康复。护士是护患关系中处于相对主动地位的群体，只有不断提高其心理素质，培养其人道主义情感，才能与病人群体建立良好的护患关系，并从根本上体现以病人为中心的服务宗旨及整体护理理念。因此，在具体的护理活动中，护士要做到不分民族、信仰、性别、年龄、职业、职位高低、远近亲疏，对所有病人一视同仁。一切从病人利益出发，满足病人的身心需求，尊重病人的权利与人格。

护士与病人之间通过各种方式表达自己的身心感受并感知对方表达的感受，对彼此产生着具有反馈作用的相互影响。但护患之间相互影响的力量是不平衡的，护士的影响力明显大于病人，护士工作中应主要从语言、行为、情绪、工作态度等方面努力促进护患关系的良性发展。

1. 语言

护患之间，语言是特别敏感的刺激物。它能影响人的心理及整个机体状况，尤其对人的健康具有重要作用，可作为生理和心理的治疗因素，也是心理护理的重要手段。工作中，护士应善于运用语言，发挥语言的积极作用，维护病人的自尊，减轻病人的陌生感，消除患者的紧张、焦虑情绪，帮助病人建立对医护人员的信任感，使病人正确认识和对待自身疾病，缓解消极情绪，肯定自身价值。护士应根据病人的年龄、个性、心理特征，调整自己说话的方式和语气，对心理压力大的患者要提供良好的情感支持，减少其紧张心理。说话语气要亲切自然，语速要缓慢、有停滞，冷静地倾听后给予反馈，从而建立良好的护患关系，让患者感到护士的诚恳、友好与善意，赢得病人的信任，促进病人康复，提高护理质量。

2. 行为

行为是在人的思想支配下的活动，是思想的外在表现，也是人际交流的方式。不同病人的不同行为表现，是医护人员认识疾病、进行诊疗护理的主要依据，病人行为所传递的信息对医务人员判断病情及确定治疗护理措施具有重要意义。在护理活动中，护理人员的技术操作及其行为受到病人的关注，是病人对自身疾病和治疗效果认识的重要信息来源。因此护士要亲切自然，精神饱满，着装得体，举止大方，操作时要稳、准、轻、快，消除患者的疑虑，带给病人心理上的安慰。

3. 情绪

护士在工作中的情绪对病人有很大的感染力，护士的积极情绪可使病人乐观开朗，消极的情绪会使病人变得悲观焦虑。因此，护士要在自我情绪认知的基础上，学会控制情绪，掌握自我调整和自我安慰的方法，寻找正确的压力释放途径，将不良情绪适当转移和宣泄，提高挫折的承受能力，并时刻以积极的情绪去感染病人，为病人提供积极乐观、心身愉悦的治疗环境。

4. 工作态度

护士的工作态度对护患关系的发展和病人的身心健康具有重要影响。在护理工作中，护士应通过自己积极的工作态度来取得病人的信任。严肃认真、一丝不苟的工作态度可使病人获得安全感和信任感；真诚的热情、友善的态度可使病人感受到温暖并获得支持，有助于病人疾病的恢复，促进护患关系的良性发展。

（五）护送病人进入病室

病人在护士站办理完相关手续后，应该尽快将其护送至病室。对于一些急症患者或者是一些不方便行走的患者，如老年病人、孕妇、婴幼儿等，应使用平车或轮椅进行护送，并尽快使患者处于最佳舒适体位。责任护士不应该在护士站询问病史、测血压、查体等，如此只会增加患者等候的时间，同时也会扰乱护士站工作场所的正常秩序。

护士引导病情较重的病人时需要进行搀扶或平车运送，并随时观察其状态。如患者不用搀扶，引领患者及家属时，身体要稍微朝向病人，走在病人家属的左前方1米左右处，一边行进一边适当交流，并介绍住院病区环境。这样的礼仪细节既是礼貌的表现，又是一种尊重和关心的表达，能让病人和家属有一种宾至如归的感觉。同时，护士可以随时观察病人的病情和心理状态，以便及时掌握病人更全面的相关状况。如果病人家属提的物品过重，护士要随时给予帮助，解决病人及家属遇到的每一个麻烦。行走中护士切忌只顾自己往前走，不顾病人的感受，把病人甩到身后。

为病人安排好床位后，责任护士必须在第一时间看望病人，主动做自我介绍。做自我介绍时注意语速适中，态度亲切自然，声音柔和，根据入院规定和病情情况，告知患者住院期间衣食住行的相关事项。对病人所提出的疑问及时给予解答，同时掌握更多的第一手资料，为给病人提供完善的护理计划做准备。尽快通知医生到病室看病人，减轻病人及家属的焦虑感，满足病人归属感的需求，帮助病人尽快适应医院治疗环境。具体工作礼仪如下：

（1）责任护士进行自我介绍，进行沟通交流，减轻病人的陌生感和焦虑感。

（2）介绍病区环境、同病室病友以及主管医生。

（3）耐心听取并解答病人的咨询。

（4）介绍病区有关制度、常规标本留取法、抽血化验的相关注意事项等，还要介绍探视时间、就餐时间等事项。

（5）及时通知医生查看病人，并按医嘱及时进行护理及操作。

（6）填写相关表格。

在护患交谈中，注意非语言信息交流的礼仪细节。如果病人采取坐位，护士可以采取站位，身体前倾，微笑注视着对方眼睛，适当点头，及时回馈，恰当提问、确认和总结，让病人感受到护士的热情、亲切的服务、专业负责的工作态度。病人如果是卧位，护士可以取坐位或站位，但是要以基本平行的视线进行交流，以拉近护患之间的心理距离，这样更适合彼此的交流。

二、病人家属接待礼仪

良好的护患关系不仅仅是护士与病人的关系，也包括护士与病人家属的关系。家属在患者治疗康复的过程中发挥着极其重要的作用。因为，家属的言行举止，既受病人情绪的影响，也影响着病人的情绪，可以说护士与家属的关系，是护患关系非常重要的部分。在病人就诊的过程中，家属也承受着很大的心理压力，急症病人的家属情绪上更易激动、担心和恐惧。慢病病人的病程长，病情好转得不明显，家属不免在情绪上有焦虑感和烦躁感。所以，护士在接待病人家属时也应注意工作态度和语气，请字当先，理解家属，主动问候，应主动真诚地去帮助他们解决生活上、护理中遇到的困难，从而使家属对护士产生信任感，主动帮助病人配合医护人员的治疗和护理工作，保证护理工作顺利进行。

三、探视者接待礼仪

护士的形象和工作服务质量代表着一个医院的形象和管理水平，对医院创建良好的社会信誉和社会影响举足轻重。所以，在护理工作中，护士接触每一个人、服务每一个层次的群体时都要注意礼仪规范。日常护理中，护士既要严格遵守病区的管理制度，维护正常的工作秩序，又要体谅理解探视者的心情，一切以促进病人康复为目的，对探视时间和探视人数的限制进行人性化调整，满足探视者的需求。同时，对患者及家属做好健康宣教工作，告知他们陪护正常的探视规则，让其明确为什么规定探视时间及减少探视机会，以理服人，以礼感人，相互理解，为探视者留下良好的护理服务形象（如图7-1，见视频7-1）。

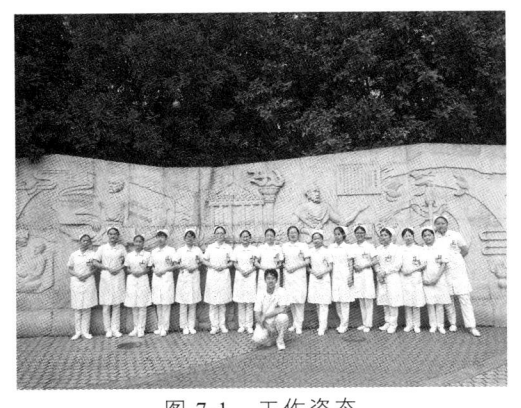

图 7-1　工作姿态

视频 7-1　病人出入院礼仪

第二节　送别礼仪

一、来宾送别礼仪

在日常护理或行政中，送别礼仪是接待工作的最后一个环节，也是一个团队良好精神风貌的体现。来宾接待时以礼相迎，客人告辞时同样要相送。接待人员千万不要轻视送别这一环节，如果不能善始善终，会大大降低接待工作的效果，使接待工作前功尽弃。在护理工作中，对来宾的送别礼仪多用道别的形式。道别时应当由来宾率先提出，如接待者主动与来宾道别，难免会给人以厌客、逐客的感觉，是非常失礼的表现。来宾提出离开时，接待方才可以进行道别。

在道别时，要注意以下送别礼仪细节：

1. 婉言挽留

有时候一人提出告辞时，是对主人的试探，看主人是否高兴继续谈下去。这时候主人切不可急于起身送客，如果客人确实要走，则不必再三勉强，以示尊重。

2. 握手道别

客人提出离开后，要等客人先站起来，主人再站起来，同时伸出手握别，并预祝客人一路平安或者热情地欢迎客人下次再来等，以示礼貌。

如果是将客人送至门口，应在客人的身影完全消失后再返回。

如果来宾乘坐电梯离开，送别的工作人员要快步走到电梯处，控制电梯开关，请来宾进入电梯。微笑送别，挥手致意并说一些送别时的祝愿语言，如"感谢各位领导专家的工作指导""一路顺利"等。待电梯门关闭后，方可转身离开。

如果送自行乘车来宾离开，送别的工作人员要陪同来宾到车前进行告别。来宾上车后，送别人员要站在距车 1 米左右处微笑挥手告别，直到车辆消失在视线外。

如果送客到车站、码头，最好是等车船开动并消失在视线以外以后再返回；送客到机场，要等客人通过安检处之后再返回。

3. 送客禁忌

（1）在客人来访时不断看表会给人"下逐客令"的感觉，所以，会客的时候即使要知道时间，也应回避客人。

（2）客人离开时，没有热情挽留，也不说送别的话语，让客人自行离开。这样的表现是要断绝交往的意思，因此，切不可如此对待客人。

（3）到车站、码头或机场送客时，尤其不要表现得心神不宁或频频看表，以使客人误解成你催他赶快离开。

二、病人送别礼仪

（一）做好出院宣教

在病人痊愈出院的时候，护士要第一时间通知家属，并为其出院表示祝贺，表达出因为病人的痊愈和康复感到高兴之意。同时，要主动协助病人办理出院手续，做好出院后的用药指导、康复训练、定期复查等事项。同时提供书面宣教资料，并为病人提供专家出诊的时间，耐心回答病人所咨询的问题。嘱托病人如果身体有不适或用药疑问，要随时来医院就诊或打电话咨询。并请病人留下联系方式和家庭住址，便于进行定期电话回访或者上门随访。

（二）离院道别礼仪

病人诊疗结束离开医院时，送别病人是护士良好精神风貌的体现，也是护士对病人关爱的延续，临别的时候表达友好祝愿是增进护患关系的良好时机。护士应协助病人办理出院手续，做好出院带药的解释，如药物的名称、作用、剂量、用法、不良反应和注意事项等。护士还应为病人提供本科室、门诊或专家出诊的时间，便于不适时的咨询。保留病人的联系方式并在适当的时间打电话回访，以观察治疗的效果和提醒病人定期复查。无论护士工作多忙，都应送病人及家属到病区或电梯门口，帮助控制电梯开关，协助他们进入电梯，微笑、注视、挥手送别，告别时不说"再见"与"欢迎下次光临"等语言，可以这样说："您慢走""请您保重""请代我向您的家人问好"等，待电梯门关闭后再转身离开。特殊病人需要轮椅和平车护送的，要一直护送病人至上车，并安置好，待病人安全离开后，护士再携运送工具返回病区。

第三节 临床护理工作交往礼仪

在社会交往中，每个人都希望在社会地位、人格、才能等方面受到他人的尊重。护士在医院内要与病人及家属、医生、其他护士、辅助科室人员等进交往，因此，在工作中应掌握必要的交往礼仪。

一、与病人交往的礼仪

（一）与病人交往的基本原则

1. 尊重病人

尊重病人指尊重病人的人格和权利。尊重人格，即尊重病人的个性心理，尊重其作为社会成员应有的尊严，如遇到未婚怀孕或分娩、性传播疾病、肝炎、施暴致伤等病人时，不能因疾病而训斥、嘲弄和侮辱病人，不能因病症歧视病人，更不能因疾病否定病人的人格。对待精神病病人，同样也要做到尊重病人人格。尊重权利，即尊重病人获得及时医疗护理的权力、护理过程中的知情权、对医疗护理方案的选择权、对医疗护理行为的拒绝权及个人隐私权等。其中病人隐私的问题越来越受重视，隐私权已得到法律的保护。因此，护理人员在尊重病人隐私方面应注意以下几点：

（1）沟通的地点要适宜：在病房与病人沟通时要注意保护病人的隐私，若谈话的内容涉及病人的隐私，应选择安静的、有保护性的房间进行。对于某些隐私性较强的特殊病例的讨论，不要在病房进行，可以安排在单独的房间进行。

（2）维护病人的身体隐私：如果在病房给病人进行体检或处置，应拉上两床之间的屏风帘，让其他无关人员回避。减少病人躯体的暴露，体现对病人的尊重和爱护，必要时应在治疗室进行。护士给异性病人做检查需要第三人在场。

（3）不打探和泄露与治疗、护理无关的个人隐私：护士在看资料时，不应打探与治疗、护理无关的个人隐私。如关系到护理诊断与措施的制订，应在尊重病人的态度和相互信任的基础上，使病人敞开心扉，切忌泄露给他人。

（4）保守病人的信息秘密：任何信息资料均是个人隐私，如信件、病情等。因此，在非治疗护理区域不要随意讨论和传阅患者资料，更不要作为茶余餐后谈论的话题，也不能向与治疗护理无关的人员谈及。

2. 诚实守信

诚实守信指对他人要真诚，承诺的事情要付诸行动，履行诺言。护理人员在与病人交往的过程中，要做到诚实守信，言必行、行必果，认真履行护理人员的神圣职责，只有这样，才能取得病人的信赖，建立起良好和谐的护患关系。

护理人员取得了病人的信任，病人才会在有困难和要求时请求帮助，护理人员应根据病人病情的需要和医院的实际条件，尽量给予满足。如不能满足时应向病人说明原因，以取得病人及家属的谅解。护理人员向病人承诺的事情，要想方设法给予兑现，认真完成，要诚信于人；对病人的承诺，必须是病情的需要与实际的可能，不能信口开河，随意许愿。

3. 举止文明

举止文明指一个人的行为适度、大方、稳重。护理人员的行为举止，常常直接影响到病人对他们的信赖和对治疗护理的信心，尤其是护患初次接触时护理人员的举止、仪表、风度等是形成第一印象的主要内容。所以，护理人员的举止要落落大方，做到着装端庄，面部表情自然，谈吐礼貌，温文尔雅，作风正派。切忌浓妆艳抹，恶语伤人。严禁在公共场所，特别是在办公室嬉笑打闹，在与异性接触时更应注意自己的言行举止。

4. 雷厉风行

雷厉风行指一个人办事敏捷，干脆利落，处理问题果断。护理的服务对象是人，护理工作是治病救人，抢救病人生命是一场争分夺秒的战斗，赢得了时间就是赢得了生命。因此，护理工作，尤其是抢救工作，特别需要雷厉风行的工作作风，同时应镇静果断，机智敏捷。任何怠慢迟疑、优柔寡断都会贻误抢救的时机，甚至危及生命。

5. 共情帮助

共情是从对方的角度出发，用对方的眼光看问题，从对方的角度去感受。理解他人的感情，简言之就是设身处地为他人着想。共情不是同情。同情是以自己的眼光看对方，在某种程度上产生与对方的感情交流或共鸣；共情则是把自己摆在对方的位置上，去体验对方的内心世界，提出"如果是我，该怎么办？"这类问题。在护患交往中护士多表达共情，可以使患者减少被疏远和陷于困境的孤独感觉，从而使护患之间产生共鸣，促进护患关系的良好发展。护理人员对服务对象的共情不是简单的"悲患者之悲，乐患者之乐"，而是在理解、感受服务对象包括家属在内的痛苦的同时，能够明确判断自己应该如何采取有效措施来帮助服务对象提高健康水平。

（二）与不同病人交往的礼仪

在与不同病人交往的过程中，举止文明、注重语言、检查技巧、尊重患者等尤为重要。

1. 与小儿病人交往的礼仪

小儿病人的特点是活泼、好动、好玩，善于模仿，接受能力和求知欲望强，但对疾病的反应性强、耐受力差，不善于语言表达等，加之来到一个陌生的环境，他们的心理反应是恐惧、无助。与患儿交往时应注意：

（1）注意沟通技巧：面带微笑，声音柔和亲切，语言生动活泼、浅显易懂、符合孩子的年龄特征。如有的患儿怕见陌生人，护士应亲切地安慰他"小朋友，不要怕，这里有许多和你一样的小朋友，你们很快会成为好朋友的"。同时，可轻轻抚摸头部或拉拉手，表示友好，以增加其亲切感。针对好奇心比较强，又比较淘气的孩子，可重点讲解医院的安全防范知识。在进行护理操作时，要本着耐心、和蔼、关心的态度进行操作，用鼓励的话语安慰患儿，减少其恐惧感。平时还应注意多与患儿接触，如陪伴患儿做游戏、讲故事等，以取得患儿的信任，使其更好地配合治疗和护理。

（2）注重检查技巧：在给患儿护理查体时动作应准确、轻柔，以免引起患儿的恐惧。如用听诊器孩子哭时，可让孩子先听听自己的心跳声，满足其好奇心，消除其恐惧感；有些检查会带来不适感，应先做必要的解释，或用分散注意力的办法争取孩子的配合。

（3）尊重患儿：在检查、治疗、护理过程中要征得患儿家长的同意，对患儿要多赞扬、多鼓励，要讲信用，不要哄骗孩子。注重礼貌礼节，给孩子一个模仿的好榜样，使他们从小就学会尊重自己、尊重他人。

2. 与年轻病人交往的礼仪

年轻人一方面有较强的自尊心和自信心，情感丰富，兴趣广泛。另一方面年轻患者情绪强烈，常表现出烦躁不安、情绪不稳定，易愤怒、沮丧、抑郁，不配合治疗等。为了取得他们的信任，增强战胜疾病的信心，护士要做到：

（1）尊重病人。尊重他们的自尊心，用商量的口吻进行交谈，以取得他们的信任；举止要干脆利落、自然大方；态度要热情礼貌、和蔼。

（2）语言要真诚、肯定。自我介绍时，要以朋友相待，如"我叫刘××，你就叫我的名字吧，我是你的责任护士，有什么需要尽管找我"。使病人有一种亲切感，让他觉得选择来这里住院是正确的。

（3）掌握分寸。对异性病人进行治疗、护理时，应避免过分热情，只要不卑不亢、以礼相待，做好该做的事即可。在年轻异性病人面前应避免交谈个人的事情，特别是感情方面的问题。

3. 与中年病人交往的礼仪

中年人虽然在思想和心理上比较成熟，对现实有自己的见解，但由于此时期是生命中压力最大的一个阶段，此时患病住院，他们的心理活动往往表现为自责、急躁、矛盾等。他们一般不愿意离开工作岗位，即使看病也是抓紧时间，疾病稍有好转就急于出院。护士应理解、同情对方，必要时对他们进行心理疏导和劝解，劝解时要站在病人角色的立场，言辞恳切，避免华而不实。如病人需要照顾小孩而不想住院，护士可劝导"我理解您此刻的心情，不过您一定要安下心来养病，只要您痊愈了，才能更好地照顾孩子""您的孩子都大了，也该放手了，他总要独立呀，就算给他一次机会锻炼一下嘛"等。

在疾病恢复期，护理人员要指导中年病人进行康复运动，帮助他们饮食搭配、平静情绪、合理调整工作与休息时间，预防疾病的复发。一旦出院，中年病人对身体的关注一般会越来越少，护理人员要特别指出继续治疗和预防疾病的重要性。

4. 与老年病人交往的礼仪

老年人生理功能衰退，心理上具有孤独、不安、悲观、爱猜疑等特点。因此，护理人员对老年人的尊敬理解、友好和善、耐心帮助就显得尤为重要。要选择适度的称呼，多使用敬语、谦语，以商量的口吻交谈。如称呼一句"大爷、大娘、叔叔、阿姨"等显得亲切和尊敬，也缩短了护患间的心理距离。对视听能力下降的老年患者，要充分发挥体态语言的作用，并辅以适度的表情，如点头微笑、同情的目光、温柔的抚摸等。要善于利用老年人的习惯和特点，如护理人员可在必要时将这个特点作为导入语，作为解决问题的沟通点，调动老年病人的积极因素，达到让其配合护理与治疗的目的。

二、门诊护理工作礼仪

门诊是医院的窗口，窗口形象需要护士去塑造。窗口形象与医院的口碑是紧密关联的。门诊是病人来医院就诊的第一站，门诊护士常是病人接触的第一人，给病人留下的印象是好还是坏都是很深刻的。好印象很容易被病人接纳，而坏的印象一旦形成，对门诊护士而言，则很难有机会去改变它。因此，与病人见好第一面，做好医院的形象使者，门诊护士是责无旁贷的。

（一）热情接待病人

对于病人而言，无论是急性病还是慢性病，无论是男是女、是老是少，都有一个共同的心理需求，就是希望得到重视、获得同情、得到理解，希望能马上见到医生，能得到护士最好的治疗护理。尤其是在候诊室等候期间，容易情绪焦躁。这时，门诊护士作为专业护士，应该懂得病人的心情，理解其心理，接待每一位病人的时候，都要主动、和蔼地向他们打招呼，询问是否需要帮助。合理的安排和维持就诊的秩序，使病人感到在陌生的医院里，自己是受到尊重和重视的人。

（二）主动介绍环境

对于大多数病人而言，医院是一个陌生的环境。病人希望了解医院的环境和医疗现状，了解将为自己诊治的医生以及自己所关心的其他问题。护士在维持就诊秩序的同时，应该主动向病人介绍医院及与其相关的科室特色，介绍出诊专家的诊疗特长，宣传疾病预防的常识和护理知识，从而营造一个温馨友善、互助有序的就诊环境。

(三) 做好引导工作

病人从挂号开始到就诊、到取药、到做各种检查，需要经过几个不同的环节和不同的场所，护士应该耐心和详细地说明行走的路线和方向。特殊情况时，护士可在工作允许的情况下，带领病人走一段路程，对病情重、行走不便的病人，护士要主动协调轮椅或平车护送。这时候可以使用这样的语言："您稍等一下，我安排一辆平车送您。"

(四) 做到微笑服务

微笑是一种特殊的语言。门诊护士作为医院的使者，在与病人第一次见面时，要用最亲切的微笑面对病人。无论自己遇到了什么不愉快的事情，工作时一定要控制好情绪，要用最亲切的微笑去面对候诊病人，使他们能够安心就诊。不要把不良情绪带到工作场合。

语言是人类最重要的交际工具，而门诊护士的礼貌语言，是医院团队文明程度的标志，也是门诊护士的基本功。问候语是门诊护士最常用的礼貌用语，一声"你好"就可以使病人感到心情舒畅，会给病痛中的病人带来温馨与安慰。因此，得体的问候与灿烂的微笑在门诊工作环境中是十分重要的。

(五) 灵活处理特殊病人

对高龄、危重症、高热、临产、赶乘火车或飞机等病人，门诊护士应该主动地给予关爱，应该酌情简化就医的程序并给以关照。但同时也要注意向待诊的其他病人做好解释、征得同意和理解。

对待军警病人，还要考虑到他们群体的特殊性，在医疗护理工作中，他们享受军警优先的特殊礼仪。看病、检查、治疗要做到优先，耐心热情地为军警病人服务，这充分体现了医院对军警人员的爱护和关心，有力地保障了部队和公安干警的战斗力。

(六) 养成雷厉风行的作风

雷厉风行是指一个人动作敏捷、干脆利落，处理问题果断。对于医疗工作而言，时间就是生命。所以，门诊护士不仅要具备扎实的理论知识，还要有娴熟的护理技能和雷厉风行的工作作风。但门诊护士的态度则应该是和风细雨式的，与患者交谈时，应该注意掌握语言的语气和节奏，要做到快慢张弛有度、声调和谐、措辞恰当、富有感情。

三、急诊科护理工作礼仪

急诊病人是随时可能发生生命危险的特殊人群。当生命垂危的患者被推进急诊室时，病人和家属紧张、焦虑的心情交织在一起，他们将所有的希望都寄托在医务人员的身上，医护人员的一举一动都成为病人病情转归的信号和话题焦点。急诊护士是首先与病人和家属接触的医务人员，她们的工作不仅直接关系到病人对医院的信心，也关系到病人疾病的转归。所以一名合格的急诊护士，除应具备高尚的职业道德、健康的身体和精湛的护理技术外，良好的心理素质和礼仪修养也是极其重要的。急诊护士在抢救病人的过程中，要做到稳中求快、忙而不乱，用语应简单明确。

（一）急诊接待工作礼仪

接待急诊病人时，接待护士应迅速、果断地为病人开通绿色通道，在最短的时间内为其实施各项急救措施。急诊接待护士应做到快速有序、忙而不乱、稳中求快，争取抢救时间为病人安排与抢救有关的各项事宜。急诊接待护士应充分应用良好的护理礼仪，并了解病人心理，体谅其病痛，运用恰当的沟通方式向病人表达信息，维持与其良好的护患关系；面对病情较重的病人要做好解释、安慰工作，稳定其情绪。

1. 主动快捷地接待病人

听到急救车"120"呼叫声音后，急诊接诊护士就应立即推车出来等候病人，并及时搬运到诊室，询问其哪里不舒服、持续多长时间等，初步判断其病情状况。急诊病人病情紧急、突发状况较多，患者心理准备较少，病人及家属对疾病的意识较差，对医护人员的心理依赖较强，因此需要急诊接待护士有较高的应急能力，做到有求必应、有问必答。

2. 建立生命绿色通道

急诊科接待护士要尽快与医生及临床相关科室取得联系，积极开展施救，提供顺畅的抢救环节，用最短的时间使病人获得最有效的诊查、治疗。在急诊科同一时段就诊病人较多或有成批伤员时，急诊接待护士需要有较强的协调能力，根据病人病情的轻、重、缓、急及时分类处理病人，争取抢救时间。

3. 安慰病人及家属

在接待急诊病人时，急诊接待护士应做到忙乱却不失礼，不能因为紧张而不顾及礼节，应鼓励病人表达出自己的感受，相信病人的主观感受，给予病人同情和关怀，减轻病人心理上的压力；密切关注病人的病情变化，对其进行心理疏导和心理支持，增加他们对突发情况的心理承受能力，以良好的心态来配合抢救治疗。同时，应对病人家属给予安慰，急诊病人家属面对病人突发疾病一般没有思想上的准备，表现为恐惧、急躁，急于了解病人病情。此时急诊接待护士应理解病人家属，在抢救过程中对他们行适当的安慰、解释及鼓励，随时向他们交代病人病情的变化，家属有充分的心理准备。

（二）急诊救护工作礼仪

急诊救护的护士需要掌握广博的医学知识，且需要在最短的时间内对病人病情做出准确的判断，同时要有扎实的抢救技术、硬朗的工作作风，要具备全面的综合救护能力。

1. 准确评估病情、确保抢救设备齐全

当病人来到急诊室后，急诊救护护士应争分夺秒地听取病人的主诉或家人的代诉，以敏锐的观察、正确的评估进行分诊，争取抢救治疗的时间。急救护理工作不是被动地执行医生的医嘱，而是需要护士根据病人的病情进行独立分析、思考，按照科学的护理抢救程序来进行操作。急诊室的抢救设备应该处于备用完好状态，保证物品齐全、性能良好，以满足应急需要。

2. 抢救及时到位

急诊救护的护士应该及时处理病人的各种急症，熟练使用各种抢救设备。在抢救时要临危不乱、沉着冷静地选择抢救方法，配合医师保证抢救药物及时到位，力争在最短的时间内为患者实施抢救。

急诊救护的护士在救治过程中要保护病人的隐私，如采取适当覆盖或屏风遮挡等。

3. 安全转运病人

病人在急救室救治后，急诊救护的护士负责全程转运至相应的科室，如 CCU、ICU 等科室继续接受治疗，并应提前通知病区护士为病人准备床位，将病人安全护送到病房，与病区护士做好交接工作。当患者烦躁不安、意识不清醒时，做好约束，保证运送安全。若救治病人死亡，应撤销各种管道，缝合各种伤口，清洁皮肤，填塞腔隙，做好尸体料理，维护、保持病人的尊严。

四、手术室护理工作礼仪

手术室是医院外科的职能中枢。手术室护士工作独特，责任重大，任何差错、失误都可能给手术者带来不可挽回的影响甚至危及生命。所以手术室护士必须严格要求自己，锻炼体魄，提高自身修养，以最佳的精神面貌、负责的工作态度，高质量地完成工作。

（一）术前工作礼仪

手术是一种创伤性的治疗手段，给病人带来生存希望的同时也给其带来了一定的身体创伤。大多数病人害怕手术，尤其是第一次手术的病人多有焦虑、恐惧和紧张心理，常表现出坐卧不安、烦躁等不良的情绪反应。这就要求护士不仅要配合医生进行手术，而且要具备关心、爱护病人、文明礼貌的职业素养，以减轻手术对病人造成的不良心理影响，确保手术成功。

1. 手术前疏导礼仪

手术病人在术前往往会出现焦虑、紧张的心理，担心手术不顺利危及生命或不能康复，从而导致失眠、心神不宁、焦躁不安、饮食无味等术前反应。术前恐惧心理如得不到缓解，将会影响病人术中配合和术后恢复程度，甚至可能引起严重的并发症。为此，护士应针对病人术前的心理特点妥善地做好心理疏导工作，达到有礼有节、科学可靠。具体做法如下：

（1）亲切交谈，稳定情绪。护士应用亲切、平等的话语与病人交流，了解其心理需求和对手术的想法，了解其生活习惯（吸烟史、饮酒史）、社会背景（职业、社会地位等）、接受手术的态度。评价病人对医疗护理工作的协作程度，启发病人说出自己对手术有哪些顾虑、要求。根据病人的具体情况因人施护，针对具体问题给予适当的说明和解释，用事例来激励和安慰患者，消除患者的紧张心理，解除患者的思想顾虑，让患者对手术做好充分的心理准备。术前疏导时，不宜向病人机械地宣读术前的各种注意事项，使患者感觉冷漠、无助如同接受宣判。

（2）讲究技巧，满足需要。护士与病人交谈时要时刻注意言谈的礼仪要求。选择适宜的时间，错开病人进食、治疗的时间，交谈的时间不宜过长，以不引起病人的紧张、疲劳为宜。注意信息表达的准确和委婉，某些不知道或者不明白的事情，不要含糊地回答病人，应礼貌地向病人致歉，并请医生或其他知情人员解答。交谈时避免说一些会引起病人不安的话语，如癌症、死亡等。不必对手术过程详细说明，以免增加病人的心理负担。经过术前谈话，多数病人能减轻心理压力，对手术有一定的心理准备，对术后出现的疼痛能够耐受，并能自觉地配合术后治疗和护理。

2. 接手术病人的礼仪

手术前，手术室护士负责接病人到手术间，接病人的过程虽然很短暂，却是病房护理工作向手术室护理工作过渡的重要阶段，要求手术室护士以亲切和蔼、严谨认真的工作态度对待即将手术的病人，使其心理放松，有安全、信任感，进而积极配合手术。

（1）仔细查对，严防差错：手术前，手术室护士到病房接病人时，首先要礼貌地与病房护士联系好，核对病人的科室、床号、姓名、性别、年龄、诊断和手术项目等，严防接错病人。然后再来到病房，亲切地与病人打招呼，再次核对病人手术的相关信息，同时还要核实术前准备工作是否完成。

（2）安慰鼓励，缓解压力：虽然病人对手术已有了一定的思想准备，但病人真要进入手术室时，仍会有不同程度的紧张、恐惧等心理问题。因此手术室护士接病人时，要礼貌温和，表情自然亲切，动作缓慢。根据病人的自理能力协助他们上平车，推车时要平稳不可过快，此过程多与他们交谈轻松的话题，以缓解手术给他们带来的紧张心理。

(二)术中工作礼仪

手术给病人带来了巨大的心理压力,医护人员的言行可能会引起病人微妙的心理变化,文明、礼待病人也就成了医护人员工作的重要内容。手术过程中,医护人员除认真地开展工作外,应尽量不谈与手术无关的话题,表情要自然、安详,举止要从容,使病人感到被关注。

1. 礼待病人,视如亲人

护士对待每一位手术病人,应像对待自己的亲人一样,以高度的责任心和爱心,精心照顾他们。手术台上的病人渴望护士的关怀,护士可以根据病人的年龄和性别谈论一些轻松的话题,以缓解其紧张的情绪。如护士推病人进入手术间时,为了打消病人对手术室的恐惧感和神秘感,护士可以边走边向病人介绍手术间的布局、设置。根据病人的身体状况扶助他们到手术床上,动作要轻稳,带有保护式地帮助患者摆脱麻醉体位。同时向患者解释正确体位对防止手术意外、避免麻醉不良反应及术后并发症的重要作用。尽量满足病人的要求,用温暖、亲切、鼓励的话语安慰他们,如"请放心,我会一直陪您在这儿"等。当病人进入麻醉苏醒期时,护士可以在他们耳边小声而温和地呼唤其名字,轻声说:"××先生(女士、小朋友)您醒了吗?手术已经结束了,感觉痛吗?"促使其苏醒过来。

2. 言谈谨慎,镇定从容

由于手术麻醉方式不同,病人会有不同的心理反应和情绪体验。非全身麻醉的病人对医护人员的言行很在意,对器械的触碰声和仪器的运转声都非常敏感。所以参加手术的人员除应尽心尽力地进行手术外,还要做到沉稳、冷静,不要在病人面前露出惊讶、可惜、无可奈何、慌乱等负面信息,以免给他们带来不良的心理暗示,更不要讲容易引起他们误会的话,如"糟了""人不行了""错了"等。非全身麻醉的病人,对医务人员的言行举止都非常留心,如果术后发生一些不良反应,病人往往会把手术中听到的只言片语及当时的情景不合理地联系起来,执意认为那些是产生问题的原因,给医护人员带来不必要的医疗纠纷。

(三)术后工作礼仪

手术完成并不代表治疗的终结,术后仍可能会发生许多病情变化,医护人员要关注、重视病人术后的症状和体征,及时发现问题,这对确保患者生命安全具有重要意义。

1. 和蔼可亲,认真交接

病人术后体力消耗较大,加之切口的疼痛,易情绪烦躁、精神萎靡,此时护士要体谅病人,关心、爱护、鼓励患者。除了通过用药和心理暗示减轻患者的疼痛外,还要告诉病人术后的注意事项。手术结束后,护士送病人入病房,将其安置在病床上后,应检查各种导管是否通畅、手术局部有无渗血、有无意识等,认真同病房护士交接,并告知家属注意病人的体位、保暖、输液等。然后以亲切的态度告诉病人手术过程顺利,术后效果理想,不要担心,赞扬病人战胜恐惧、配合手术的精神,并鼓励其继续发扬这种精神,积极配合病房护理工作。

2. 密切观察,耐心解释

护士要密切观察病人术后的病情变化,注意其麻醉作用消失后各器官的功能恢复情况。应耐心、细致地与家属交流术后出现的反应,指导病人及家属术后注意的问题,直到病情平稳。手术后的病人常会伴随一些不适症状并对一些症状提出质疑,护理人员要礼貌、慎重地给病人及其家属讲清原因。如术后的"随症反应"(患者把术中看到、听到的情况与术后的不良反应联系起来),医护人员要给予科学的解释,帮助病人淡化"角色行为",告诉其术后不适是暂时的现象,以缓解紧张的情绪,争取得到病人和家属的理解和配合,认识到术后病情是逐渐好转的,以增强病人术后康复的信心。

3. 正确指导,鼓励活动

适当的活动、合理的饮食起居对病人术后的康复起着积极的作用,护士应掌握术后护理要点,正确指导病人手术后的饮食和功能恢复,鼓励其尽早活动。如鼓励阑尾炎病人手术后要适当活动,以改善血液循环,减少局部粘连,促进康复;指导骨科病人手术后要保持功能复位,坚持功能锻炼;颈部病人手术后要防止术后出血,以免影响呼吸等。在具体操作上护理人员要给予病人示范和指导,并把关爱、尊重等美好情感表达给病人,使病人得到文明、优质的服务(见视频 7-2)。

视频 7-2　手术礼仪

五、病人住院期间责任护士工作礼仪

住院期间,病人需要接受各种治疗及护理。在这个过程中,病人除要面对身体上的痛苦折磨外,还要承担来自家庭、经济和社会方面的压力。当自身病情有波动或疗效反复时,病人更容易产生烦躁、焦虑、抑郁等负面情绪,更有甚者会无法调节而精神崩溃。病人住院期间与其接触最多的就是其责任护士,所以责任护士要时刻关注病人精神和躯体上的痛苦,从日常生活和精神上给予关注和支持。责任护士的工作、形象及礼仪是患者评价医院服务质量的媒介,因此责任护士在工作中要十分重视自身礼仪。

(一)提供专业护理

病人住院期间，责任护士负责病人所有的护理工作，为他们提供专业照顾：评估病人的生理、心理问题，发现护理问题，提出护理问题，制订护理计划，实施护理计划，评价护理效果。责任护士应与病人建立良好的护患关系，关心病人的病情及心理变化，分析其产生心理问题的原因，给予有效、及时的心理疏导及心理支持；及时严密地观察病情变化，当发现病人有变化时，及时通知医生，并配合、协助治疗、护理，帮助他们减轻痛苦，使用安慰性语言鼓励病人。

(二)提供日常的生活护理

病人住院期间，责任护士应该把病人当成家人一样关心照护，确保病人居住环境清洁、舒适、安全，保持床单及其他日用品的干净；责任护士应协助病人打水、预定膳食；责任护士应保证病人的舒适，协助病人调整卧位、姿势等，必要时给予按摩护理，帮助病人搞好个人卫生，如在床旁洗头、更衣等。病人在住院期间，责任护士还应注意他们的安全，评估跌倒、压疮的危险因素，指导、协助病人如何进行预防，将风险降到最低。

(三)在操作中体现关爱

责任护士在工作中的站、立、行、坐及执行各种操作时的姿态都应规范，操作动作应舒展、柔美，行走时应轻盈、快捷，接取物品时应庄重、自然，推治疗车时应平稳，进入病房要先敲门，病人同意后进入病房，要做到轻开门轻关门；进入病房后脚步要轻，在与病人交谈时语气要温和，不能太严肃、太大声。患者住院治疗对病房需要一个适应的过程，此时责任护士亲切的语言、热心的帮助会使病人感觉到温暖，能使他们尽快消除焦虑感和孤独感。病人在住院期间，责任护士查房或护理操作时一句亲切的问候、一句温馨的提示，在病人配合治疗后说声"谢谢"，都可以让患者产生亲切、信任的感觉，有利于建立良好的护患关系。

(四)满足病人的信息需求

责任护士要经常与病人沟通，提供与病人自身疾病相关的信息，给予疾病知识介绍、各种操作的介绍、用药指导等，满足病人的需求，减轻病人入院后的焦虑及不适感，促进病人康复；并采用辅导和宣教相结合的办法对病人进行健康教育，指导病人养成健康的生活方式，帮助病人戒烟戒酒，使其养成良好的习惯。指导病人进行康复活动，促进病人的自护能力，从而提高病人的生活质量。

六、护理操作礼仪

病人在接受治疗的过程中需要进行许多护理操作，如面部护理、口腔护理、皮肤护理以及静脉注射、导尿等。在执行操作的过程中，护士应热情对待，表现出对病人的关心，多用安慰性的语言。同时，护士在进行护理操作时，应保持举止自然大方、表情亲切温和、动作准确、操作娴熟，对患者提出的合理需求要尽量满足。在对病人进行护理操作的过程中，护士应以礼貌的态度对待病人，这有助于建立良好的护患关系，使病人更积极地配合护理操作。护士在操作时遵守礼仪规范也可以使病人增加信赖感，既有助于各项操作的顺利进行，也有助于病人树立治愈疾病的信心。

（一）操作前的护理礼仪

护士应做好充分准备，仔细核对医嘱，严格"三查七对"。护士在进病人病房之前应先轻轻敲门，以表示对病人的尊重，在得到病人允许后进入病房，并致以问候，亲切礼貌地问好。护士应态度亲切友好、举止端庄大方，这样可以使病人产生温暖的感觉，可以消除病人的距离感。护士应到病床旁轻声告知病人操作目的，以取得病人的配合；为病人拉好窗帘，遮挡屏风，并对病人的精神和健康状况进行评估。

（二）操作中的护理礼仪

护士在操作中动作应轻柔规范、有条不紊，边操作边询问病人的感受，注意随时与病人沟通，向病人解释操作的步骤并询问病人的感受，当病人出现异样的时候要立即停止操作，并马上通知医生。护士在进行操作的同时应给予病人安慰，消除病人对护理操作的恐惧感和疑惑感，给患者带来安全感，争取得到患者的积极配合。护士上岗禁止携带手机，以免手机鸣响分散护士注意力，造成病人不安情绪。一名合格的护士应具备熟练的操作技术和灵活的应变能力，温和的态度、稳重轻柔的动作也可以使病人感受到尊重。

（三）操作后的护理礼仪

护士完成护理操作时要首先感谢病人的合作，协助其获得舒适体位、整理好衣物，认真讲解注意事项及可能出现的反应等。护士巡视病房要做到"四轻"，即说话轻、走路轻、操作轻、开关门窗轻。护士夜间巡视中要按时关闭各病室电灯，打开地灯，给卧床病人做好安全防护。（见视频7-3、7-4）

视频 7-3　操作礼仪

视频 7-4　护理操作礼仪

七、危重与临终病人护理工作礼仪

护士应对危重病人进行严密的监测与治疗护理，使他们度过危险期，为以后的逐步康复创造条件。护士应在危急的时候进行快速的紧急处理，反应要快，在常规工作中要细致周到，有较强的洞察能力和综合分析判断能力。

临终意味着病人的生命走到了终点，在病人人生的最后阶段，护士必须尊重临终病人，坦然地使患者无怨无悔地面对死亡，维护病人最后的尊严。此时应注意非语言的沟通行为，如抚摸患者额头、手背等，使患者精神上得到安慰、心理上得到满足，使患者感受到关心、尊重等，这些都是提高患者临终生命质量的一种方式。

（一）危重病人护理礼仪

1. 尊重、热爱生命

在临床治疗护理中，维护和挽救生命是医疗护理工作的首要任务。当生命与形体美不可兼得的时候，必须全力抢救生命，不可因一味追求美而延误抢救时机。例如，当患者发生窒息时，应及时地进行气管切开手术，虽然手术破坏了患者颈前的正常组织结构，使皮肤留下了不可愈合的疤痕，损害了人体美，但是却保住了生命。

2. 抢救病人要沉着、果断、敏捷、精湛

ICU是危重病人集中的区域，抢救工作是一项重要而严肃的任务，护士应以镇定自若、沉着稳重、娴熟果断、有条不紊的工作态度，表现出临危不乱的工作作风。

3. 需要敏锐的洞察力和分析、解决问题的能力

ICU病人病情复杂、变化快，护士要根据病情果断判断、争分夺秒地处理病情，依据检查化验结果，并结合平常护理的经验，及时捕捉信息，不失时机地采取有效的治疗护理措施。

4. 非语言交流

由于病人病情危重、生活不能自理、接受多种仪器监测、心理反应严重而不能进行语言交流，护士应"零距离"接触病人，可采取非语言交流方式进行沟通，如与病人的目光交流、皮肤接触、简单交流图片等。护士在床旁记录监护仪参数时，也别忘了给病人一个微笑。

（二）临终病人护理礼仪

在临终关怀实践中，居丧照护是指在临终病人去世前后向临终病人家属提供的一种社会支援。自病人进入临终期至死亡，甚至死亡后的很长一段时间，几乎所有的家属都会出现不同程度的生理、心理反应，经历一段难以忍受的悲痛时期。这种负面生活事件会产生许多不良反应，对人的健康影响极大，严重者甚至造成严重疾病甚至死亡，护士应主动帮助死者亲友渡过这一特殊时期，减少或降低过激反应，以体现护理专业高尚的社会美。

1. 尽职尽责地挽救生命

对于濒临死亡的病人，护士应以严肃、镇静的态度，紧张规范的操作，争分夺秒、全心全意地抢救。做到忙而不乱，使家属确信医护人员已经尽最大努力在挽救病人。当病人死亡后，护士协助尸体料理时，应尊重逝者、维护死者形象，体现人道美。对于死亡的胎儿，护士也应精心擦洗死胎、包裹后请家属确认，以体现对生命的尊重。

2. 理解、同情临终病人的家属

临终不仅会给病人带来痛苦，同时会引起家属一连串痛苦的心理反应，加之照顾临终病人消耗体力，更易使他们身心疲惫。因此，护士应向家属提供相关知识，如临终病人的心理反应、与临终病人沟通的技巧、消除心身疲劳的方法等，这样既能调适好自己的情绪，又能参与临终病人的照护等。亲人一旦去世，许多家属在短时间内将不知所措，对病人的留恋之情难以控制，护士充满同情与爱心可使家属尽早从病人死亡的阴影中解脱出来，接受失去亲人的现实。例如，病人由于急症抢救无效死亡，家属悲痛欲绝、哽咽哭泣时，护士可得体地上前让家属靠在肩上。无须言语，只需轻拍家属的肩膀便能使家属痛失亲人的悲哀得到良好的宣泄。

3. 为死者家属提供宣泄感情的途径与环境

面对死亡，家属的心情十分复杂且急需疏导、宣泄，他们可谈话或哭泣，但应劝告家属不要大声哭泣，以免惊扰其他病人。护士应积极创造温馨的、单独的环境，给死者家属及时的慰藉，体现社会关爱死者家属的美学意义，提升护理科学与艺术的品性。

4. 宽容死者家属过激的言行

刚刚失去亲人的家属心情悲痛，有时因暂时无法接受现实，对医护人员产生误解，甚至出现过激言行。此时，护士对家属的过激言行要宽容、富有爱心和同情心，更应冷静而耐心地对待。当然，也要讲究方式方法，提供更多的帮助，这样才有利于及时处理问题，化解矛盾与误解，体现护士的友善和修养。

第四节　护士交接班工作礼仪

护士交接班制度是保证日常医疗护理工作连续性和严密性的一项重要的工作程序，交接班按形式可以分为集体交接班、日常交接班和床头交接班；按内容可以分为药品器材交接班、治疗交接班、病情交接班等。执行严格的交接班不仅可以使病人的治疗护理更加有序、系统、连贯，还可以加强护士间的密切配合和相互合作，有利于形成和谐的工作氛围和良好的人际关系。因此，交接班中注意各种礼仪是非

常重要的。交接班工作是否严谨、认真对护士之间的沟通交流起着非常重要的作用。护士的交接班是否顺利对各种护理工作的开展有着直接的影响。

一、交班者礼仪

交接班的目的是使全体护士对本科室内重点和特殊的患者、仪器设备、药品等情况有一个掌握，同时床头交班也可以让病人感到尊重、安全和温馨，做好交班工作是保证临床护理工作连续性及顺利进行的重要措施。

（一）交班护士在交班前应做好准备工作

交班护士在交班前应做好个人准备，应着装整齐、仪态端庄；交班护士在交班前应仔细阅读交班报告及医嘱本，仔细清点科内药品及护理器械数目；交班护士必须在交班前完成本班的各项工作，写好交班报告及各项护理记录；交班护士必须保证病人体位舒适、床单整洁、各种引流管及静脉输液管通畅。在交班时交班护士不可说笑、嬉戏，谈论与病人无关的事情，对有些病人不需要了解的内容应刻意回避，如病人的隐私、家属要求对病人保密的诊断、病人的病情及工作人员之间的问题等。

（二）交班护士在集体交班时应注意的礼仪

晨间集体交接班是交班护士向当日在岗人员做出口头及书面本班工作情况的报告，是医院各科室的常规晨会。交班护士在参加晨会交班时应保持正确的站姿或坐姿、着装整洁、仪表端庄，面向与会者时双眼平视、面带微笑。交班护士首先应问候与会人员，然后报告本班次的值班情况。交班护士应姿态优美、大方，不可以有小动作，要注意与参会人员进行眼神交流，以吸引听者的注意力。当交班护士站姿交班时手臂应呈直角持交班本，身体挺直。报告病人病情时应声音响亮、口齿清晰、语调自然、语气得当，表情应严肃认真。交班内容应准确充分、全面概括、突出重点，交班护士应用规范的医学用语，真实体现病人的病情变化。一般情况下，交班时间不宜过长，否则会影响下一班的正常工作。

（三）交班护士在病房交接时应注意的礼仪

床头交接是交班护士向下一班护士在病人床旁进行的重点交接，交班内容主要包括病人的诊断、手术名称、治疗措施、病情变化、检查结果、护理要点及观察重点、特殊情况及未完成的工作。交班护士在查看病人时动作应轻柔、检查要仔细，床旁汇报病情时应严肃认真，这样可以体现对病人的尊重。交班护士应做到口头讲清、床头看清、记录写清。交班护士在床边也应对病人进行问候，表示关心，询问其当天不舒服的情况，鼓励病人表达自我感觉。床旁交班不应打扰患者休息，护士交班后应向患者道别。

二、接班者礼仪

接班护士应提前 15 分钟到达科室做好交接准备，如清点物品及阅读医嘱等。通过交接班，接班护士应对科室内病人的病情有所了解，对科室内的药品、物品及借还设备有所掌握，以便顺利开展当日的护理工作。

（一）晨间交班礼仪

接班护士在晨会交接时应认真倾听交班护士的交班报告内容，若对交班报告的内容提出问题，应使用礼貌用语。在交班护士做报告时切忌东张西望、交头接耳等不礼貌、不严肃的行为。接班护士应仔细、认真记录交班护士阐述的内容，尤其对手术、重大疾病、病情较重的病人更应留心。掌握前一班出入院及转科病人名单，了解上一班护士未完成的工作，由接班护士继续完成。接班护士特别要关注需要特级护理、一级护理的病人，及时观察病人的病情变化。

（二）病房交接班礼仪

接班护士应提前到岗，在进行病房交接前应着装整齐、精神饱满、面带微笑。接班护士在接班时应对交班护士进行问候，如"你辛苦了，还有什么未完成的护理工作请交给我吧"等，体现对同事的关心、体谅，这样有利于建立良好的同事关系。接班护士在交接时一定要仔细认真，有不明白的问题一定要弄清楚，对上一班护士多做的工作应表示感谢，接班护士也应尽量完成本班工作，以保证下一班护士工作的顺利进行。在交接班过程中应做到交的清、接的明，不能只是口头交接，发现问题互相抱怨。接班者应有宽容大度的精神，对上一班护士有疏漏的工作做到及时补救、互相帮助，形成友好的工作作风及团队合作精神。

（三）交接班工作细节礼仪

接班护士在整个交接班过程中态度应严谨认真，要全面了解病人的情况，如果发现病人病情、治疗、器械物品等有交代不清的应立即查询。接班时如果发现问题，应由交班者负责，但接班后因交接不清发生差错事故或者物品遗失等，是接班者的工作疏漏，应由接班者负责，所以接班护士要仔细查对各项物品及医嘱。如果是因上一班护士的疏忽造成的问题，接班护士应礼貌地向其提出。但注意不可用生硬的语言，应对其表示理解和宽容，并帮助其解决问题。护士交接班时不应为一些问题与同事产生不必要的冲突和隔阂，这样才能增加一个团队的凝聚力，更好地为病人进行护理服务，提高护理服务质量（见视频 7-5）。

视频 7-5
护士交班礼仪

第五节 护理会诊及业务查房礼仪

护理会诊是根据病人存在的护理问题邀请相关专业护士进行研究，就病人的情况提出会诊意见。护理会诊可分为科内会诊、科间会诊、院内会诊、院外会诊等。凡复杂、疑难或跨科室和专业的护理问题和护理操作技术均可申请护理会诊。

护理业务查房是指在主查人的指引下，以病人为中心，以护理程序为指导框架，以解决病人问题为目的，对重点内容进行深入的讨论，并制订相应解决方案的查房。护理会诊及护理查房都是在护士间的合作下完成的，护士在工作中应注意自身的礼仪规范，良好的形象、举止、礼仪有利于建立和谐的工作氛围和友好的人际关系。在会诊及查房过程中，护士应注意自身礼仪、与同事间的礼仪和与病人间的礼仪。

一、护理会诊礼仪

护理会诊可以及时解决护理工作中的疑难问题，有利于全面掌握病人的病情，以制订合理的护理方案来减轻病人痛苦，促进病人疾病早日康复。护理会诊也有利于完善护理服务、发现护理工作中存在的问题、改进和完善各项护理操作，从而提高护理服务质量。护士在进行护理会诊时应注重礼仪，无论是作为成员还是主办者都应讲究文明礼貌，在交谈时使用礼貌用语。举止大方、得体可以给其他护士留下一个良好的印象，有利于以后护理工作的开展、建立良好的同事关系。

（一）会诊科室护士的工作礼仪

病区如有本科室不能解决的护理问题时，应由病区或科部组织跨病区、多专科的护理会诊，并明确提出护理会诊的目的和需要解决的问题。具备主管护师以上职称的责任护士才具备参与会诊的资质。申请会诊需要填写"护理会诊单"，护理会诊由专科护士或护士长主持，相关专业护士及病区相关护理人员参加，认真进行讨论，提出解决问题的方法或进行调查研究。进行护理会诊必须事先做好准备，负责的科室应将相关材料加以整理，尽可能做出书面摘要，并事先发给参加会诊的人员。护理会诊的内容主要是正确评估病人、发现护理问题和对病情转归的判断，提出有效的护理措施及需注意的问题。病区护士在汇报病人病情时应语气得当，表情应认真严肃，声音应响亮，邀请其他专科护士进行会诊时态度应谦和礼貌，表示出对同事的尊重。

（二）参与会诊的护士的工作礼仪

参与会诊的护士在接到通知后应详细、系统地回顾与会诊目的有关的知识，系统地整理分析资料，仔细阅读病人的病历，根据会诊需要解决的问题进行认真准备。讨论时由高级职称的责任护士负责介绍及解答有关病情、诊断、治疗护理等方面的问题，参加会诊的护士对护理问题进行充分的讨论，并提出会诊意见和建议。认真参与护理会诊不仅可以体现参与护士的自身价值，还是对自身护理能力的肯定，又可以帮助更多病人解决疾病带来的痛苦，还有利于同事之间的沟通协作、增加彼此的信任感。参与护士在提出自己的意见时应首先对科室护士采取的护理措施予以肯定，对她们的工作表示尊重。

（三）会诊中护理的工作礼仪

护理会诊过程中所有参与会议的护士都应态度认真、严谨，并主动思考，积极发言，在进行病例讨论时要注意使用礼貌用语，遇到有分歧的意见时不能激烈争论，应仔细倾听其他护士的意见，组织好语言阐述自己的观点。会诊结束时由专科护士或病区护士长进行总结，对会诊过程、结果进行记录并组织临床实施，观察护理效果，对一时难以解决的问题可以立项专门研究。

二、护理业务查房礼仪

护理业务查房有利于保障和促进整体护理的实施，丰富整体护理的内涵可促进护理人员相互学习和交流。护士在进行护理查房时应着装整齐，在进入病人病房时应步伐轻盈，与病人交谈时应语气温柔、态度谦和，这样可以增加病人对护士的信任感和尊重，改善护患关系；在与同事交流时应使用礼貌用语。护士在查房时不可嬉笑打闹，应严肃认真地完成查房过程。

（一）查房前护士的工作礼仪

护士在进行查房前应准备好病人的病历、了解病人目前的状况、对病人的病情资料做到心中有数。查房时先由责任护士介绍病人病情，再到病房对病人进行全面检查。参加查房的护士应按时到场，查房前对自己的着装进行整理，穿戴整洁，最好提前5~10分钟到场，以便熟悉查房内容并保证查房准时开始。如果有其他科室护士共同参与，主查科室应提前通知参加的各科室查房的时间、地点和内容，查房前应提前5~10分钟安排护士迎候，待参加人员到达后再组织进行查房。

（二）查房时应取得病人配合

护理查房是护理工作的重要组成部分，但是配合护士进行护理查房不是病人的义务。护士在进行护理查房前应先征得病人的同意，向其介绍护理查房的目的及意义，得到病人的配合后再进行。护士在进行查房时还应将其他护士介绍给患者，这可以表示对病人的尊重，在查房结束后应感谢病人的配合与支持，当病人拒绝配合时，护士应表示理解。如果是肢体残疾或生理有缺陷的病人，护士在查房时不应对其异常表示惊讶和嘲笑，这是对病人的不尊重。

（三）查房中护士的工作礼仪

在护理查房过程中，责任护士在汇报病人病情时应语句清晰、突出重点；参与查房的护士应注意集中、举止端庄，站立时应身体挺直，不可以倚靠病床，不能随便翻动病人的物品，不可讨论与病情无关的事情。参与者应将目光集中在谈话者的面部，对谈话者做出回应，护士应认真记录查房讨论的内容，在讨论中如果有不明确的问题，应在对方讲话结束时进行提问，不可随意打断他人的讲话。护士的查房时间应避免过长而影响病人休息，尽量减少暴露病人，防止其着凉，在房人数较多时应保护病人的隐私，必要时进行遮挡。护士不可私下交头接耳议论，在细微处体现对病人的关心，可以使病人感受到护士的尊重和关怀。

第六节　同事间工作交往礼仪

在医疗卫生场所中，护理人员需要与其他各种工作人员进行交往合作。每个人的个性、爱好、个人修养、文化水平、生活经历等各不相同，因此彼此间的工作模式势必会有很大的差异。要想与他人友好相处，必须要遵循相应的礼仪规范，具有与他人和睦相处的积极态度。

一、与同事交往的基本原则

护士作为一个社会人，在医院这个特定的社会环境中，必然要和医院内的同事进行广泛的交往与合作。同事关系的好坏，不仅关系到事业的成败，也与每个人的身心健康密切相关。与护士相关的人际关系包括医护关系、护患关系、护际关系等。与同事交往应遵循的总的礼仪原则是尊重、团结互助、诚信、善待。同事间友好的相处，是顺利开展工作的基本条件。所以礼待同事也是做好护理工作不可缺少的礼仪要求。

1. 尊重同仁，举止文明

同事间往来，互相尊重、互相支持、文明相处、礼貌相待是为人处世的基本要求，也是最基本的职业要求。

2. 信守诺言，以诚待人

诚信是中华民族的传统美德，要取信于人，首先要尊重自己。一般情况下，不要轻易应承没有把握完成的事情，一旦允诺就要尽一切努力做好。如果由于特殊原因未完成则应诚恳道歉，并解释事情的原委，以求谅解。

3. 宽以待人，严于律己

每个人都希望得到别人的关爱，但只有从自身做起，处处为别人着想，以礼相待，才能营造出一个温馨的工作氛围。

4. 善待个性，幽默有度

个人之间的能力、水平、教育、个性均有差异，应正确对待，不必自卑，也不能骄傲。要学会善待他人，对同事的成就和幸运，要真诚地表示祝福，决不能产生嫉妒或报复行为。在单调重复的工作中，幽默风趣的交流会给同事间的交往带来可贵的情趣，但应避免油嘴滑舌和低级庸俗。

二、同事间交往的禁忌

1. 忌无原则、纠缠小事

同事相处，要避免在无原则的小事上纠缠不休。每个人都有自己的性格特点、处世方法，不必因他人的某些小缺点、小毛病耿耿于怀，为了小事纠缠不休只会损害同事间的友好关系。

2. 忌挑拨离间、搬弄是非

同事交往，不应拨弄是非。"人无完人"，要对他人的短处宽容大度，而不是把别人的短处作为背地里的笑料。

3. 忌冷漠、无情无义

同事相处时也应有正常的同事感情，不要对同事持过于冷漠的态度。应相互尊敬、相互关心帮助，将会使同事间的关系更加融洽、工作更加顺利。

三、护士工作交往礼仪

（一）医护间礼仪

医生与护士是工作上的合作伙伴，既相互独立又相互补充、协作，共同组成了医疗护理团体。近年来，随着医学技术的发展，特别是整体护理的实施，一切以病人为中心，扩大了护理工作的范围。工作中难免产生误解和矛盾，正确处理医护间的矛盾，建立相互融洽的医护关系尤为重要。

1. 把握时机，虚心好学

利用各种机会（科室例会、交接班、研讨会等）向医生介绍护理技术的新进展和发展趋势及科室护理工作情况，随时征求医生意见，必要时邀请医生参加，使全体医护人员为了一个共同目标团结协作、互相帮助、互相支持、提高医疗护理质量。

2. 礼貌交往，讲究艺术

护士应有礼貌地敲门再进入医生办公室，找到主治医师或值班医生。例如："王医生您好，3床病人刘小丽病情有变化，呼吸困难，您看如何处理？"如果医生正在写病历或讨论病例，为避免打扰别人，应以轻稳的脚步走到医生面前，低声说"刘医生对不起，打扰一下，5床病人病情又有变化……"。医生与病人或家属交谈时，汇报病情应注意避免负面影响。

3. 疑问医嘱，及时沟通

执行医嘱是护士的工作内容之一，但不能盲目被动执行，对有疑问的医嘱要及时与医生沟通，但应做到：① 注意时间、场合，保持医生在病人心目中的"权威性"。② 注意语言的表达方式，以询问或商讨的方式进行沟通，如"李医生您好，这个医嘱我这样理解对吗？麻烦您看看"。这样既体现了对医生的尊重，又解决了执行医嘱中遇到的实际问题。③ 以诚相待，对有疑问的医嘱要查实后再执行，切忌把主观看法、埋怨、责怪等情绪渗入话语中。如"怎么开的医嘱，让我们如何执行"，更不能用讽刺、挖苦的语言对待医生。

总之，医护之间要相互学习，共同提高。三人行，必有我师。有经验的医生能根据病人的症状和体征做出准确的诊断，有经验的护士能发现疾病并发症的先兆，这都是双方精湛技术的体现。医护双方应本着真诚、宽容的态度在工作中相互学习，取长补短，谦让谅解，这样就可以克服医护间的人际矛盾，提高医疗护理质量，使病人处于最佳的治疗护理环境之中。

（二）护际间礼仪

1. 以诚相待，与人为善

以诚相待，与人为善是指真心诚意地对待他人，友好善意地与他人相处。这是人与人交往的基本规范和总体要求，也是护理人员处理人际关系的首要准则。古人云："精诚所至，金石为开"，只要真心诚意对待他人，就会感化他人。护际间的职业目标就是使之成为志同道合的同事，所以护士之间应当真诚相待。当同事取得成绩时，应当真诚地祝贺和感到欣慰；当同事受到挫折或不幸时，应当主动表示关心和同情；当同事遇到困难时，应当积极地给予帮助和解决。

2. 互相尊重，取长补短

高年资护士在体力、精力上不如年轻人，但他们有着丰富的临床经验，办事稳重，分析、解决问题能力强；年轻护士有理想、有热情，接受新事物快，有创新精神，但自控能力差、吃苦精神不强等。年轻护士应多向高年资护士虚心学习、请教，遇事多征求他们的意见；高年资护士要看到年轻护士的长处，在护理实践中带动年轻护士树立积极的工作态度，通过传、帮、带，帮助他们掌握正确的护理技巧，弥补缺乏临床实践经验的不足，从而形成互相学习、取长补短、谦虚谨慎、彼此尊重、和谐的人际关系。

3. 宽以待人，善于制怒

护理人员应具有宽广的胸怀和气度，对于别人的缺点和短处应持包容的态度。包容并非无原则的迁就，而是相互交往中的彼此宽容。遇事能够站在对方的角度考虑问题，多替别人着想，才能宽容他人。

要处理好同事间的矛盾就必须善于制怒，善于制怒不仅需要有"忍人所不能忍"的宽广胸怀和以大局为重的精神境界，而且还需要强烈的自我控制意识，遇事需冷静地思考，尽量减少情绪失控。

4. 关心他人，团结协作

护理人员在工作、生活、学习中相互支持和帮助是圆满完成护理工作的前提。支持体现在各种护理实践中，如对工作成绩优异同事的祝贺和称赞；对不正确观点和做法提出诚恳、善意的帮助；协助同事解决工作中的难题。积极主动地配合，齐心协力地工作，充分发挥团队协作精神，以获得最佳效应。

（三）护士与其他部门交往时的礼仪

在日常护理工作中，护士经常与医院的辅助科室，如检验科、药剂室、放射科、后勤保障部门及行政部门进行交往。护士在与上述部门交往时应把病人利益放在首位，维护病人利益的同时注意避免带有优越感或支配对方的情感，尤其是对后勤保障等部门，不能因为对方不是一线工作人员就轻视对方的工作。工作中应做到：相互尊重，相互支持，举止文明，宽容大度，以诚相待（见视频 7-6）。

视频 7-6　与同事交往的礼仪

【内容概述】

1. 迎接新入院病人时应树立良好的护士形象，充分体现对病人的尊重，耐心做好入院指导。建立良好的护患关系，应从语言、行为、情绪、工作态度四方面努力。

2. 与病人交往的基本原则是尊重病人，诚实守信，举止文明，雷厉风行，共情帮助。

3. 门诊护理工作礼仪应做到热情接待病人，主动介绍环境，做好引导工作，灵活处理特殊病人，养成雷厉风行的作风。

4. 急诊接待护理工作礼仪应做到主动便捷地接待病人，建立生命绿色通道，安慰病人及家属。急诊救护工作要做到准确评估病情、确保设备齐全，抢救及时到位，安全转运病人。

5. 护士操作治疗前要做好必要的解释和安慰，操作治疗中要体现对病人的尊重和关心，操作治疗后不忘多嘱咐几句。

6. 同事间交往的基本原则包括尊重同事，举止文明，信守诺言，以诚相待，宽以待人，严于律己，善待个性，幽默有度。

7. 医护间交流礼仪要把握时机、虚心好学、礼貌交往、讲究艺术、疑问医嘱、及时沟通。

8. 护际间礼仪应做到以诚相待，与人为善，互相尊重，取长补短，宽以待人，善于制怒，关心他人，团结协作。

9. 在日常护理工作中，护士与医院的辅助科室进行交往时应做到相互尊重、相互支持、举止文明、宽容大度、以诚相待。

课后巩固练习

一、选择题

1. 接待新入院病人时，下列哪项不会引起病人的不满意（　　）。
   A. 应答病人不耐心　　B. 面部无表情　　C. 目光不正视
   D. 缺乏礼貌用语　　E. 服饰礼仪不规范

2. 与病人道别时不合时宜的道别语是（　　）。
   A. 请慢走，多保重　　　　　　B. 祝贺您痊愈
   C. 再见，欢迎您再来　　　　　D. 请坚持康复训练，早日康复
   E. 请按时吃药，定期复查

3. 避免引起探视家属与护士发生冲突的礼仪做法不包括（　　）。
   A. 严格执行探视制度　　　　　B. 耐心解释，真诚友好
   C. 对探视家属表示理解　　　　D. 态度友好
   E. 礼貌用语，尊人敬人

4. 病人女性，58岁，突发胸闷，心前区偶发疼痛，无家属陪伴下自行住院。病人入病房后，此时护士最应该先为病人提供的服务不包括（　　）。
   A. 介绍病区环境、病房环境和病友　　B. 简单的自我介绍
   C. 耐心解答患者疑问　　　　　　　　D. 立即通知医生
   E. 安慰患者

5. 男性病人，38岁，企业管理者，持续高热两天，实习护士小王为患者做健康宣教时，为体现亲切热情的护理服务态度，不符合礼仪规范的做法是（　　）。

A. 礼貌称谓 　　　　　　　B. 关切的表情
C. 倾听病人感受 　　　　　D. 人际交往距离将保持在 0.5 米内
E. 身体略微前倾

6. 下列哪项不是接待方送别来宾时的礼仪（　　）。
    A. 起身站立 　　　　B. 主动握手相送 　　　　C. 加以挽留
    D. 握手时，伸手在后 　　E. 相送一程

7. 对于新入院病人，下列护理工作人员的接待哪项不妥？（　　）
    A. 态度友好 　　B. 必须由主班护士负责接待 　　C. 主动热情
    D. 及时询问 　　E. 微笑问好

8. 接待新入院的急症病人时下列哪项做法不妥？（　　）
    A. 指导办理手续 　　　　B. 填写基本资料
    C. 自我介绍 　　　　　　D. 待病人办理完所有手续后方可入病房
    E. 亲自护送病人入病房

9. 下列做法中哪项不是避免引起探视家属与护士发生冲突的礼仪？（　　）
    A. 严格执行探视制度 　　　　B. 耐心解释，真诚友好
    C. 对探视家属表示理解 　　　D. 态度友好
    E. 礼貌用语，尊人敬人

二、思考题

1. 主班责任护士小张准备处理医嘱时，没发现危重病人 1 床的病历，为及时处理医嘱，不耽误病人的治疗，她到处找病历。她看见医生办公室里年轻的医生正在写病历。小张便说："郝医生，这是 1 床的病历吧？我先用一下。""不行，我还没记录完。"郝医生说着，头也不抬地继续写，护士小张无奈地愤愤走开。

（1）郝医生与护士小张的对话中，有哪些行为举止有失礼节？

（2）护士小张与郝医生沟通时应注意哪些礼仪细节？

2. 一位患者因复合外伤急诊入院，急诊手术后回到病房，值班护士按照医嘱为他输液，数分钟后病人全身皮肤瘙痒并发热，值班护士立即为病人测量体温。护士在测量体温时发现病人已口唇发紫，马上意识到病人可能是发生了输液反应，于是立即停止输液。同时对病人进行紧急必要的抢救，并让同班的另一位护士去告诉值班医生。家属看到护士转身跑开，不知道是怎么回事，认为护士没有积极抓紧时间全力抢救，于是向医院投诉护士。

（1）在这个案例中，病人病情出现异常时，值班护士观察及时，处理到位，操作熟练，抢救措施得当，为什么病人还要向医院投诉呢？

（2）在临床工作中，应当怎么做才能避免此类误会？

第八章　护士求职礼仪

【学习目标】

◇ 掌握

1. 自荐信、个人简历的写作礼仪规范。
2. 书面求职材料的写作要求及注意事项。

◇ 熟悉

求职礼仪的概念和重要性。

◇ 了解

求职礼仪的作用、意义及特点。

【预习案例】

小石是某本科院校毕业的大四实习生，临近毕业，小石还没有找到工作单位签署就业协议书，正在为此事忧心忡忡，这时某三甲医院通知她一周之后去医院参加面试。

◇ 课前问题

1. 小石应该为面试做哪些准备？
2. 为争取尽早就业，小石准备给更多用人单位推荐自己，她该做哪些准备？

随着社会经济的繁荣发展，人才市场和劳动就业市场不断完善和成熟，通过投简历面试的方式找工作已成为时代的必然。在招聘和受聘的过程中，求职礼仪能够帮助求职者获得更多的就业机会，增加成功的可能性。心理学家奥里·欧文斯说："大多数人录用的是他们喜欢的人，而不是最能干的人。"因此，求职礼仪对于应聘者来说是非常重要的素质修养。对即将毕业的大学生而言，求职应聘是一个严峻的考验，求职已成为每一位大学生必须面对而无法逃避的一项重要活动。如何在求职中立于不败之地，已成为每一位毕业生最关心的话题。

第一节 概 述

一、求职礼仪的概念

求职礼仪是公共礼仪的一种，是指在求职过程中表现出来的礼节和仪式，即求职者在求职过程中与用人单位接待者接触时应表现出来的礼貌行为和仪表规范。它具体体现在求职者的仪表、仪态、言行、举止以及求职者的书面资料等方面。求职礼仪包括思想、行为和外在三个系统，其中思想系统是核心层面，即不论何种礼仪，其最基本的原则就是对他人的尊重和关注；行为系统是技能层面，指沟通技能、行为方式等；外在系统是表层层面，指仪表、仪态、服饰等。三个系统是由内向外紧密联系的整体，思想系统是核心，是行为系统和外在系统的出发点；行为系统提供能力上的支持，具有动态性和发展性；外在系统是思想系统和行为系统外在的表现。

二、求职礼仪的重要性

良好的礼仪修养是建立和谐的人际关系的润滑剂，无论任何情况、任何地点，规范的礼仪都是不可缺少的。特别是在求职的过程中，求职者表现出良好的礼仪修养常常会有利于达到求职预期的目的。因此，在求职过程中不仅要重视展示个人的知识、才能和道德修养，还要通过展现个人的礼仪修养来体现自身的整体素质，使自己从众多求职者中脱颖而出。

三、求职礼仪的特点

1. 广泛性

所谓广泛性，主要是指在整个人类社会的发展过程中，求职礼仪是普遍存在的，并被人们广泛认同。我国人口较多，劳动力资源丰富，每年都有大批求职者涌入劳动就业市场。特别是随着当今社会的发展和国际化的交往频繁，面对众多的求职者应聘，用人企业、单位对于每一位应聘者的个人能力和内在素质不可能进行全面客观的评价，更多的是通过求职过程中求职者的礼仪表现来进行初步的判断。古人云，"腹有诗书气自华"，是指文化层次不同的人，对礼仪规范的认识程度也不同，对礼仪的要求和美的标准也不同，所表现出来的形象气质也都各不相同。一般来说，对礼的理解越深，表现出的文化修养水平就会越高，体现为装扮得体大方、举止风度翩翩、言谈温文尔雅、书信文质兼美。而对于一个毕业生、一个求职者来说，在社会的不断发展过程中，适应社会的发展，实现自己的人生目标，也需要通过求职来获得一份满意的工作，来实现自己的人生价值。因此，求职礼仪具有广泛性。

2. 时机性

每个人都会表现出不同的个性特征，谦虚或是谦卑、自信或是高傲、文雅内向或是直性粗鲁等。虽然不同的岗位需要不同的个性特征者与之适应，但是求职者在求职过程中体现出良好的个性、素质、修养和境界是求职成功的重要环节。

求职具有一定的时机性，尽管求职者在求职前都会做大量的准备工作，但是求职的结果却取决于双方的意向。特别是面试过程中双方的短暂接触，或者求职者对临时出现的一些意外情况的处理等，是否达到招聘单位意向中的考核标准，决定了求职者的成功与否。可能一个随意的举止，一个毫无表情的脸孔，一个不专注的眼神，一句不够谦卑、严谨的话语等，都会导致求职失败。因此，对于每一位求职人员来说，求职具有一定的时机性。

3. 目的性

有德才会有礼，无德必定无礼。求职礼仪是个人道德水准的外在表现，也是一个人文明程度的反映，招聘单位与求职者短暂的接触中，对求职者的感性认识是从求职者的礼仪行为中获取的。根据社会心理学、社会印象学的相关理论，一个人的仪容仪表、服饰打扮、举止交往都能体现出一个人的综合能力和道德水准。因此，具有较高的道德水准是成功求职的关键。

对于招聘单位和求职者来说其目的性非常明确。求职者希望得到招聘单位的认可，谋求一份自己称心的工作，而招聘单位希望录用综合能力强、整体素质水平高的求职者。所以，求职者应根据这一点进行有目的的准备，从而实现求职的成功。

四、求职礼仪的种类

根据招聘单位的机制、性质、招聘形式的不同以及求职者所具备的获取信息、传递信息的条件，求职形式可分为书面求职、面试求职、电话求职、网络求职四种形式，四者可以是单一出现，也可以综合出现。其中，书面求职是求职方式中比较常见的一种形式。不论是何种形式的求职，只有恰当正确地运用求职礼仪规范，才能保证求职的成功率。

第二节　书面求职礼仪

书面求职主要包括自荐信、个人简历等书面求职材料。书面求职材料是求职过程中很重要的一个环节。在未与招聘者正式接触之前，书面求职材料就是两者之间的媒体。文笔流畅、格式正确的书面求职材料能给招聘者留下良好的印象。其主要目的是引起招聘者的注意和兴趣，使求职者争取到面试机会。书面求职是一份呈现在纸上的"自我介绍"，它不仅能以无声的语言达到自我宣传、自我推销的目的，也能起到说服用人单位录用的作用。因此，掌握求职信的基本写作方法非常重要，能促使用人单位增加对你的认同和赞赏，做出对你有利的决定，增加求职的成功率。

一、自荐信的写作要求

写一封能吸引眼球的自荐信，成功机会就大大增加。自荐信也是人际沟通的一种重要形式，自荐信可以反映出一个人的专业水平、性格特点、个人能力、价值取向和文化修养等多方面信息。自荐信可以让招聘单位对求职者有一定认识，或者做出对求职者有利的判断，增加面试机会。因此，注意书面求职礼仪细节，掌握自荐信的基本写作方法非常重要。

书写自荐信要有一个谦卑的态度，给人一种恭敬、平易、正式的印象。自荐信在具有个人特色的同时，还要让人感受到你是一个彬彬有礼、温文尔雅的求职者，这样应聘成功的概率就会增加。如果自认为是招聘方需要的人才，太过自信的表现就会显得自负和自傲，给对方强势的印象，很难取得成功。顺势而进，逆势无为。当然，求职并不是过于降低自己的身份和人格。自荐信应做到表达简洁，书写清晰，充分显示出求职者的乐观、责任心和创造力。

（一）自荐信的基本要素

自荐信一般由三部分组成：开头、正文和结尾。字数在500字左右适宜，求职信过长显得不精练，招聘单位没有时间和耐心去阅读。自荐信过短显得没有诚意，对自身优势情况介绍得也不够详细，成功的机会自然就小。

1. 开头部分

开头部分包括恰当的礼貌称呼、简短的自我介绍、引言和求职意向四个内容。引言要尽量引起对方的兴趣，以使招聘者能够继续看你的材料；求职意向要直截了当地说明你求职的岗位。这样使自荐信的主旨明确、醒目，使招聘者自然进入主体部分。

有些人以为自荐信开篇就直奔主题太过功利，于是开篇写大段热情洋溢、文采激扬的内容，以为这样能够吸引招聘人员的注意，对自己求职有益。其实这可能让招聘者觉得求职者浮夸和不踏实，他很可能会把你的材料搁置一边，甚至扔掉。招聘人员对文字游戏并不感兴趣，他感兴趣的是应聘者是否是他们需要的人才，能否进入下一轮面试。

撰写开头部分时可运用一些写作技巧，以便一开始就能抓住用人单位的注意力。常用的技巧有以下几种：

（1）赞扬用人单位近期取得的成就或发生的重大变化，同时表明自己渴望加入的愿望。如果能提及一两位能使用人单位敬仰的人，将更能引起对方的注意。

（2）根据用人单位要求的技能，简要陈述自己的工作能力，表明自己有足够的能力做好此项工作。

2. 正文部分

正文部分是自荐信的重点，写明申请的职位后，首先要说明你是如何得知该职位招聘信息以及获取招聘信息的途径。

简明扼要并有针对性地概述自己求职的理由、目标。接着介绍自己应聘的条件和具备的能力，主要是突出自己的特点和优势，着重说明自己的优势恰好符合所求职位的标准要求，这样可以增加你面试成功的机会。但切勿夸大其词或不着边际地说明你将如何满足用人单位的要求。

陈述个人技能和个性特征，要突出重点，说明个人的技能和个性特征正与某一职位的需求标准相吻合，这样的求职信表述效果会更好。

3. 结尾部分

首先，要感谢对方阅读并考虑你的求职请求。其次，要进一步把你想得到工作的迫切心情表达出来，请用人单位给予一个面试的机会，如"非常感谢您能在百忙之中阅读完我的求职申请，如果贵院能够给我一次面试机会，我倍感荣幸，也相信能给您和贵院一个更满意的表现……"。最后，要有祝颂语，如"此致""敬礼"等。署名要诚恳，表达求职者的诚意。日期一般写在署名右下方，最好用阿拉伯数字写，并把年、月、日全写上。

自荐信是用人单位对求职者的一次非正式的考核和评价，用人单位可以通过自荐信了解求职者的语言修辞和文字表达能力，同时，可以看出这个求职者的整体情况。因此，自荐信是用人单位对求职者取得第一印象的凭证。

（二）外企自荐信的写作要求

随着国际化交流的日益频繁，近年来，全国一些高校的涉外英语护理专业蓬勃发展，护理学生的就业方向扩展到中外合资医院、外资医院以及出国就业等多种渠道。书写外企自荐信要考虑到不同国家书信书写的礼仪习惯，如称呼、表达方式等。

1. 合适的语种

求职信一般要用外语书写，主要是英语，或准备好中英文两份材料。写自荐信的过程本身也就反映出了你的外语水平，故应尽量做到语言规范、符合外文习惯，减少语法错误。

2. 明确的目标

西方人的处事方式比较直接，时间观念较强，求职者的表述要明确直接，让对方快速明白求职者的意图很重要，否则对方会感觉非常浪费时间。在目标职位的明确表述中，让对方觉得你的经历和素质与所聘职位要求一致即可，因为外企招聘的原则是所需要的不是最好的人才，而是最适合其所聘工作的人。

3. 乐观而自信

自荐信要充分表达求职者自信、乐观的状态，外企在聘用人才时尤其注重这一点。中国人的传统处事方式是在任何场合都要体现谦虚,但是在西方文化中,中国人的谦虚表现却是缺乏自信的表现,这一因素是被外企拒绝的主要原因之一。因此,在写外企求职信时,要应充分强调自己的长处和技能,对自己比较重要的工作经历和工作实践要详细地叙述。当然,其他与应聘相关的人生重要经历也可以适当叙述,以加深对方对你的印象,引起应聘单位的注意和认可。

4. 诚实又守信

诚实和守信是求职信中最需要体现出来,不能无中生有、自吹自擂,不要夸大其词,吹嘘自己的工作能力;也无须妄自菲薄,过分谦卑,以免让对方感到你缺乏自信。简言之,只要态度诚恳诚实守信就好。

【自荐信写作范例】

×××护理部主任:

您好!

前几天由贵单位人事部门获知贵医院护理部想招聘本科学历护理人员的信息,本人不揣冒昧,写此自荐信,望您百忙之中能予以考虑。

本人就读于××大学护理学专业,已系统学习了医学基础知识、护理学基础知识和护理临床知识,并学习了有关现代护理学的专业知识,如护理礼仪、护理专业英语、护理管理学、护理科研、社区护理学、老年护理学等课程,学习成绩优秀,曾连续四年获得校级一等奖学金。计算机通过国家级二级,英语达到CET-6级水平。

在××医院实习的一年中,本人积累了一定的临床工作经验,培养了良好的人际沟通能力,具有良好的团队协作精神。如果我有幸加入贵院,在您的领导下,我将和大家一起为提高护理水平竭尽所能。个人简历与相关证明材料一并附上,诚恳希望能给我面试的机会。谢谢!

此致

敬礼!

求职人:×××

××××年××月××日

二、个人简历的写作要求

个人简历是对个人学历、经历、特长、爱好及其他相关情况进行的简明扼要的书面介绍,包括资历与能力的书面表述,对求职者而言,个人简历是应聘时不可缺少的一种应用文。书写时要尽可能做到格式化,因为个人简历不仅仅是一份资料,同时也是向用人单位进行自我推销的商业性文件。个人简历在一定程度上是一个人整体情况的缩影,也是现代人事档案中一个重要的组成部分。按照具体格式进行书写，一方面有助于强调个人简历的重点，使材料简洁明了，具有较强的说服力，另外一方面也可以避免内容的遗漏。

个人简历一般包括三个主要部分：个人基本情况；说明本人求职目标、资格和能力；附加参考性资料。

（一）个人基本情况

采用一目了然的格式、简洁明了的语言说明个人的基本情况，主要包括姓名、性别、民族、政治面貌、籍贯、最终学历、通信地址、联系方式及求学、工作经历等。书写时应注意以下几个问题。

1. 姓名

必须同其他相关资料和证件（如身份证、学生证、毕业证等）上的相吻合，前后文字保持一致，避免引起用人单位的误解和不必要的麻烦。

2. 性别

此项目不应忽略，要如实填写。

3. 年龄

应注意要与身份证上的年龄一致。

4. 通信地址或联系方式

通信地址和联系方式一定要填写求职者在工作期间内能够找到的方式。目前，一般多填写电话或者邮箱。如果是填写电话，填写的最好是随身携带的手机或自己住宅电话号码。如果填写邮箱，求职者必须经常打开邮箱查阅，以免错失良好的机会。此外，通信地址切记要填写详细，以免耽误下一步的应聘。

5. 照片

求职者的个人简历上一般都要贴一张近期免冠照，要能体现出求职者的端庄大方，切忌随手贴上一张学生照或生活照，给人留下不认真、漫不经心、办事粗心大意的印象。

（二）说明本人求职目标、资格和能力

1. 求职目标

求职目标即求职者所希望谋求到的工作岗位。该项可用简短、清晰的一两句话来说明。求职目标要尽可能地体现自己在某方面的优势和特长，尽量把要选择的目标描述明确，具体到科室或部门，以增加被聘用的机会。例如，陈述"本人性格外向，具有良好的人际交往沟通能力，能够胜任产品的市场开拓工作"就比"本人有较强综合素质和才能，可胜任多方面工作"更具体和有针对性，也更有利于用人单

位进行筛选和安排。

2. 求职资格与能力

这两部分是个人简历的重要组成部分。陈述时语气要积极、有力、坚定、中肯以使其具有较强的说服力，并可以适当列举。

若是应届毕业生，主要优势就是受教的经历，应进行详细陈述：① 按时间顺序依次列出从初中到最后学历各个阶段学习起止日期、学校名称、所学专业及各阶段证明、是否曾担任过学生干部等具体职务；② 要醒目地列出与用人单位所招明岗位、专业能力或要求相关的各种教育、培训及取得的成绩；③ 要注明或列出上学期间获得的各类奖励和荣誉。另外，对于一些比较注重实践经验的用人单位，必须要将上学期间的兼职、实习或其他社会实践等经历逐个列出。对学生而言，在校期间参加或组织的各种社会活动对其无疑是一笔巨大的财富，它可以证明自身的交际能力、组织能力、创造能力等综合素质。写好此部分内容可既充分、得体地表现自己，又可助求职者成功。

若是再就业，以往的工作经验就成为求职的主要优势，因此要将工作经历的陈述作为重点。陈述的经历一定要真实全面，依照时间顺序将所有的工作情况列出，包括工作单位、部门、工作起止时间、具体工作岗位和所取得的成绩等。填写时应注意以下三个方面的内容：

（1）工作单位：一般情况下要详细填写，若不方便透露可只说明目前工作单位的性质，如"三甲医院""医药公司"等。

（2）工作部门：要讲明具体工作的性质、职责和职务，不可过于笼统，但也不必把自己的工作重要性过分描述，以免脱离实际情况，避免有浮夸之嫌。

（3）工作成绩：展示个人能力最重要的当属工作中所获得的成绩和荣誉。用人单位最为看重就是这部分，所以表述时一定要注意表述清楚。

如果还有其他特长，在介绍特长时一定要注意把特长与招聘目标结合起来，并说明该特长与目标工作的关系和产生的作用，以增加被录取的机会。

（三）附参考性资料

为增加简历的真实性和可信性，在结尾可附上有利于求职成功的相关证件和资料。

（1）毕业证。毕业证是多年来求职者辛勤学习的最好证明，也是求职者学历水平最有力的物质载体。

（2）有关证件。包括各类奖励证书、英语水平证书、计算机等级证书、各种技能水平测试证书、资格证、培训证等。这些都是求职者综合素质的展现，对求职者求职成功与否有很大的帮助。

（3）学术成就。将与应聘工作有关的代表性成果进行展示，包括科研成果、专利证书、设计作品、论文、论著、科研课题等。

（4）主要的社会活动和兼职聘书等。

(5)若有知名专家、教授、权威人士或原单位领导的推荐信,则成功求职的概率将大大增加。

【个人简历写作范例】

姓名:××　　　　　　　　　　　出生年月:1997.04
性别:女　　　　　　　　　　　　民族:汉
政治面貌:中共党员　　　　　　　健康状况:良好
籍贯:湖南省长沙市　　　　　　　最高学历:本科
通信地址:×省×市×路×小区×号楼×信箱　　邮政编码:41000
邮箱:××××　　　　　　　　　联系电话:××××
求职目标:急诊科护士
所受教育:
2009年9月—2012年7月就读于×市×中学(初中)
2012年9月—2015年7月就读于×市×中学(高中)
2015年9月—2019年7月就读于×市×医学院护理系(本科)
在校期间,学习的主要专业课程:
医学公共课程类:英语、计算机、高等教学、医用物理等
医学基础类:人体解剖学、组织学与胚胎学、病理学、生理学等
护理专业基础课程:护理学导论、护理教育学等
护理专业临床课程:外科护理学、内科护理学、妇产科护理学、儿科护理学、护理研究、社区护理学等
承担的学生工作:
2012—2013年担任班级副班长,主要负责学习资料的下发
2012—2013年参加全国中学生"地理小博士"论文写作比赛获得国家二等奖,校级三好学生
2013—2015年担任语文课代表,有良好的写作能力
2014—2015年获得长沙市"新三好学生"、宁乡县"优秀学生奖学金"
2015—2016年担任班级心理委员,多次组织班级活动,有较强的组织协调能力
2016—2019年担任班级学习委员,主持×课题×项,熟练使用SPSS数据分析软件及撰写论文
2017—2018年担任2017级护理本科班辅导员
2018—2019年担任护理学党支部青年委员,协助处理各项党务工作
曾参加的社会实践情况:
2015—2017年多次参与针灸推拿学社义诊活动以及爱心服务社爱心活动
2016—2017年暑假,在×市医院见习
大学期间获奖情况:

2015—2017学年，连续两年获得国家励志奖学金

2015—2018学年，连续三年专业成绩及综合成绩排名第一，获校级一等奖学金

2016—2017学年，获校级"优秀学生干部""优秀教学信息员""学习标兵"；临床护理知识竞答获三等奖

2017—2018学年，获校级"三好学生"、院级"优秀辅导员"

计算机技能：

已获得国家级计算机二级等级证书。并能熟练使用Office、Photoshop等自动化办公软件，熟练掌握有关数据库的使用，能熟练掌握中英文打字。

英语能力：

已经获得国家大学英语六级合格证书。有较好的听、说、读、写能力，具有校好的口头交流能力。

自我评价：

具有良好的思想品德，有较强的责任心和团队意识；知识面较广，专业基础较为扎实；具有较强的自学能力，善于独立思考；具有较强的人际交往能力，善于与他人进行沟通与交流，有较强的工作能力。

具有工作经验的求职者写个人简历时，除上述书写要求外，还应详细描述工作经历、获奖情况、证明人（如需要提供）等内容。

三、书面求职材料的写作要求及注意事项

（一）设计简洁、格式规范

书面求职材料是求职者真实、完整、准确的映像，是首次与用人单位接触、传递个人信息的正式文件。在格式化基础上完成相关内容的陈述时，其书写款式、字体种类、字迹色彩、书写材料的整体外观等方面均不可忽视。其书写款式要求简洁、大方、自然；求职信中的称谓、开头应酬语、正文、结尾应酬语、祝福词、署名及时间等都需符合一般书信的写作规范，并注意其结构、层次、顺序和书写格式。用纸用料、笔墨颜色也要体现出应有的礼节礼貌。信纸要使用白色、质地优良的纸张，避免色彩娇柔或印有卡通图案的信纸，做到庄重、整洁、大方。笔墨应以黑色、蓝色为首选，不应用圆珠笔，以免有不严肃之嫌。红色笔书写或打印代表着绝交，应禁止使用。

（二）词句精炼、一目了然

书面求职材料主要是通过文字来传达其内容，它能够向对方反映你的工作态度、精神状态和性格特征。古人云："字如其人，文如其人。"求职材料的文字应做到语句准确、精炼、通顺，条理清晰，用词规范，避免拖沓冗长、乏味的陈述，应开门见山、简洁明了。禁止出现错字、别字和漏字，更不可涂改，以免使人有不严肃、不踏实、草率马虎、不尊重他人的不良印象，不仅要让人看懂，还要让人感觉一目

了然、赏心悦目，这也直接体现出求职者的礼貌和尊重他人的美德。书写时不可矫揉造作、故意堆砌华丽的辞藻，以免给人留下浮夸的印象。

（三）实事求是、突出重点

书面求职材料是展示自我能力的广告，用人单位通过阅读可以获悉求职者能做什么、为什么能做、怎么做等方面的信息。所以，求职材料提供的事实一定要令人信服，且要真实地描述个人的基本情况、学历、资历、能力和求职动机。重点强调自身的优点或强项，对于自己的不足或弱项可在适当的时候一带而过，但也不要把自己吹嘘成无所不能的求职者，以免给用人单位留下浮夸的印象。

（四）注意篇幅、也可推荐

书面求职材料是一种书面的自我介绍，应尽可能展现出求职者最优秀的一面，但也应注意内容精炼。个人简历一般篇幅不可超过两页 A4 纸。写求职信时，有时为了突出个人特长，可以适当列举有一定社会地位或专业权威人士的推荐信（需经其同意）。当然，涉及个人隐私的内容，如婚姻、家庭情况等，如果认为有必要说明，可以在个人简历或求职信的适当位置有所体现，如果认为没必要提及也可不说明，有时也可不附照片。

总之，求职者要从用人单位的角度考虑，了解他们的需求方向和要求，然后有重点地向他们提供个人的具体资料，这样能够充分表现出自己的优势所在。在表述中可以强调自己能为求职单位做出哪些贡献，希望能在招聘单位提供的岗位上努力学习，有所收获等。

【自荐信写作范例】

尊敬的领导：

您好！

当您亲手打开这封自荐信时，将是对我过去四年的检阅，当您最终合上它时，也许又将决定我人生新的旅程。感谢您在百忙中抽空翻阅我的自荐信，自信的我不会让您失望。我叫×××，毕业于××医学院护理学专业，借此择业之际，怀着一颗赤诚的心和对事业的执着追求，真诚地推荐自己。

医学是一门神圣的科学。它的价值在于挽救人的生命。在校的理论学习和一年的临床实践使我养成了严谨的学习态度、缜密的思维方式和坚韧的性格。对待患者我有一颗关怀的心。我热爱护理事业，四年护理学的熏陶圆了我的护理梦，让我的羽翼更加丰满。此外，一直以来的社会实践活动也让我有机会和社会上形形色色的人相处，让我学会了忍耐、服务至上以及微笑和宽容待人的原则。在社会实践工作中，也遇到过很多问题，这些经历让我学会了冷静分析。大学期间，我积极参与校园活动，担任英语俱乐部编辑部部长，组织多次活动，这让我学会了做人，学会了如何与人共事，培养了吃苦耐劳、关心集体和乐于奉献的思想。

在医院的实习生活中，我把理论知识运用于实际工作中，既巩固了理论知识又加强了基本技能，并积累了临床经验，整体素质有了较大的提高。实习经历培养了我敏锐的观察力，正确的判断力，独立完成工作的能力，严谨、踏实的工作态度，让我以细心、爱心、耐心、责任心对待每一位病人，并让我能够适应整体护理和人性化服务的发展需要，因此我对自己的未来充满信心！

在生活中，我把自己锻炼成一名吃苦耐劳的人，工作热情主动、脚踏实地、勤奋诚实，能独立工作、独立思考，身体健康、精力充沛是我能充分发挥潜能的优势。当然过去并不代表未来，勤奋才是真实的内涵。我会不断完善自己，做好本职工作。如果有幸加入贵单位，我坚信在我的不懈努力下，一定会为贵单位的发展做出应有的贡献，殷切期盼能够在您的领导下为这一事业添砖加瓦，并在工作中不断学习、进步！

随信附个人简历表，盼面谈！最后祝贵单位事业蒸蒸日上！再次感谢您的审阅！

此致

敬礼！

自荐人：×××

××年××月××日

个人简历表

姓名	彭××	性别	女	出生年月	1997.04
身份证号码	4301241997042776××	民族	汉族	政治面貌	中共党员
婚姻状况	未	健康状况	良好	身高	160
现户口所在地	湖南宁乡	所学专业	护理学	学历	本科
最后毕业学校	××大学医学院	毕业时间	2019.06	技术职称	护士
通讯地址	湖南省宁乡县××	联系电话	188672××781	Email	97280××31@qq.com
主要简历	起止年月	在何单位（学校）		任何职务	
	2012.9—2015.7	××中学		学生（任副班长）	
	2015.9—2018.5	××大学医学院		学生（任学习委员）	
	2018.5—2019.5	××医院		学生（任实习大组长）	
业务专长及工作成果	本人政治思想素质好，乐于助人，尊老爱幼，关心集体，以集体利益为重，有较强的工作能力，个性活泼、开朗，为人诚实可靠，对工作充满热情，责任心强，能理论联系实际，熟练进行各种临床技能操作；能自己独立值班，完成各项医疗文件书写。医护关系融洽，并以"视患者如亲人"为宗旨，擅长与患者交流，对患者热情、耐心，具备了临床护士的基本素质，能胜任临床医疗护理工作。在校期间获得英语六级证书、普通话二级甲等证书、优秀团员证书、优秀班干证书、三好学生证书以及优秀学生证书。				

第三节 面试礼仪

面试是用人单位对应聘者进行选拔而采取的诸多方式中的一种，也是应聘者求职成功的关键一步。在整个应聘过程中，面试是最具有决定性的一环，是求职者展示自身素质、能力、品质的最好时机。礼仪是否得体是衡量一个人素质修养的直接体现。礼仪得体会给考官留下良好的印象，为面试的成功奠定基础。

每一位求职者都希望在面试的时候留给主考官一个好印象，从而增大录取的可能性。所以，事先了解一些求职礼仪，是求职者迈向成功的第一步。中国有句古话："知己知彼，百战不殆。"面试就如同一场试探性的战斗，战斗的双方就是面试单位的主考官和参加面试的求职者。因此，要在短暂的面试时间里更充分地展示自我，就需要应聘者在面试前做好充分的准备。面试过程中简洁的对答、机智灵活的反应、充分自信的展示、得体大方的举止等，都将为求职成功打下基础。

一、面试前的准备

（一）信息资料准备

1. 收集的内容

（1）就业政策：了解国家最新就业方针、政策及相关法律法规。了解招聘单位所在地的招聘政策、人事代理政策、落户要求等。

（2）就业市场：了解当年毕业生总的供求形势，用人单位的需求、对应聘人员的要求（性别、年龄、学历、阅历、专业、技能、外语等方面的具体要求和限制等）；招聘人数；招聘单位的性质和背景；工作氛围、将来职业的发展前景；福利待遇（工资、奖金、补贴、假期、医疗、保险、住房等）。了解用人单位常用的途径有：与用人单位的雇员交谈；可利用图书馆查阅用人单位的相关资料；利用网络寻找相关信息等。

2. 收集的途径

（1）从本校毕业生就业指导机构获得信息。学校每年都向用人单位输送毕业生，与社会各有关单位保持着广泛而密切的联系，并在与用人单位长期的合作中建立起了稳定的关系，了解和掌握大量的人才需求动态和信息，是毕业生重要的求职信息源。从学校就业部门获取的需求信息，针对性强，可信度高，是毕业生获取就业信息的主要渠道。

（2）通过各级毕业生就业主管部门、人才服务机构及其组织的相关活动获取信息。各级毕业生就业主管部门和人才服务机构，是沟通用人单位和大中专毕业生的桥梁和纽带，是为毕业生提供就业服务的专业机构。毕业生可通过他们组织的定期或不定期的人才交流洽谈会、大中专毕业生供需见面会等活动获取需求信息。

（3）通过网络、报刊、广播、电视等媒体获取信息，如当地人力资源与社会保障局官方网站、医疗卫生机构的官方网站、专业招聘网站、医学专业网站的招聘板块等。

（4）通过实习、社会实践、社交等活动获得信息。在毕业实习、参加社会活动等实践中，对相关单位的人才需求情况进行了解，也可以获取所需要的就业信息。

（5）利用家庭和各种社会关系获取信息。从父母、亲友以及他们的社会关系中也可以获得需求信息。这种信息针对性更强，对用人单位可以进行更具体的了解，易于双向沟通，因而就业成功率较高。

（二）面试资料准备

面试所需资料包括简历、求职信、推荐信、在校成绩单、各类专业获奖证书、荣誉证书、护士资格证书、发表的文章、参加社会活动或实习等证明材料。

（三）做好心理准备

"凡事预则立。"每个面试的人都会有不同程度的紧张和焦虑，这是很正常的。尽量做好充分的面试准备，提前进行模拟演练，可以极大地缓解焦虑和紧张情绪。一个成功的面试者应该自信、沉稳地面对考官，不卑不亢，在面试中充分展示出自己的实力。在面试前，求职者可以采取以下三种方式来缓解面试时的心理压力。

1. 了解自我

面试时间一般相对较短，该如何充分利用有限的时间给招聘者留下积极、肯定、深刻的印象就显得尤其重要。人贵在有自知之明，不仅要清楚自己的长处和优点，还要知道自己的缺点。面试前，求职者可把自己的优点和不足逐一列举并写到纸上。面试时要将自己的长处尽可能发挥出来，缺点则要加以掩饰，做到扬长避短。

2. 充满自信

自信是对自己实力的充分估计和坚定信心，自信心可以使求职者以饱满的精神状态去解决困难，是面试成功与否的关键，是在面试前必备的心理素质。而自卑又胆怯者，在紧张又短暂的面试中，要达到举止大方这一礼仪要求是非常困难的。因此，可以通过以下几种方法来增强自信心。首先，保持一颗平常心，在面试前求职者应牢记自己的各种资格和能力，反复进行自我介绍的演练，如：可以反复大声地朗读，也可在熟人或朋友面前多次叙述，直到把所有的内容熟记于心，达到轻松自如地谈论自己为止，同时可以多给自己做心理暗示"我可以胜任这项工作，我能够获得这份工作"；其次，亲切地与招聘方进行目光交流，消除紧张的情绪；最后，与招聘方谈话时可以保持适当的沉默，给自己思考的时间，如果感到非常紧张时，可以做几次深呼吸来调节情绪。

3. 提前熟悉面试环境

应养成提前到场的良好习惯，一般提前 10～20 分钟。可到面试的地方看看，提前熟悉环境，以缓解面试时的紧张情绪。

（四）保持最佳的身体状态

健康的体魄既是个人全面发展的一个重要体现，又是顺利完成学业和工作的必备条件。因此，求职者平时就应养成良好的卫生习惯，培养健康的生活方式，坚持体育锻炼，使自己保持良好的身体素质和拥有健康的体魄，以便在面试时让用人单位感觉到一种精力充沛、健康向上的状态，提高应聘的成功率。

（五）培养扎实的专业知识

培养自身扎实的专业基础知识不仅仅是面试前应重点准备的内容，也是护理学生在校学习期间应不断奋斗的方向。学生在校期间应努力学习，培养刻苦钻研、精益求精的学术作风，重视技能训练，争取掌握多种实用技能，以便在应聘时给人留下良好的专业素质形象。

（六）仪容仪表的准备

如果想在短暂的面试中给招聘者留下一个良好的印象，求职者的仪容仪表起着非常重要的作用。人际认知理论指出："在交往双方初次接触时，求职者的仪容、仪表对相见双方彼此印象的形成起到 90% 的作用。"因此，面试前求职者一定要重视自己的应试服装和仪容的准备，给招聘者留下良好、深刻的印象。

1. 仪容整洁

首先是要保持面部的清洁，尤其要注意局部卫生，如眼角、耳后、脖子等易被人们忽略的地方。其次，女学生要将面部稍做修饰再化淡妆，做到清新、淡雅，色彩和线条运用都要"宁淡勿浓"，恰到好处，使人显得精神而干练，切勿过浓或过于夸张，以免给人留下过分招摇和庸俗的印象。男生则需要修面，不可胡子拉碴，显得无精打采、邋里邋遢。还要注意身体应无异味，面试前不可吃大蒜、韭菜等有强烈异味的食物，以免引起招聘者的反感。

2. 发型适宜

发型既要与个人的特点相符，也要与服饰相配。面试时，许多求职者很注意着装，却忽略了发型的设计，认为头发只要干净就好。其实，发型在整个仪表美中占有很重要的位置。发型除了要适合个人的脸形、个性特点和当时的着装以外，还要注意面试的特殊要求。面试时，对发型总的要求是端庄、文雅、自然，避免太前卫、另类的发型，同时还应与所要申请的职位要求相宜。比如秘书要端庄、文雅，护理人员要亲切、干练。一些长发披肩的女生要注意，在面试时头发切忌遮住脸庞，除非是为了掩饰某种生理缺陷，否则会让主考官对你印象模糊。男生的发型以短发为主，做到前不覆额、侧不遮耳、后不及领。

3. 着装得体

大学生面试着装可以保留学生装清新自然的风格。年轻人蓬勃的朝气、清新的风格很容易赢得主考官的青睐，不需一味追求高档、华丽、时髦。首先，服装要清洗干净、熨烫平整。其次，款式要简洁大方，尽可能抛弃各种装饰，忌穿过短、过紧、过透和过露的衣服。女生一般以样式简洁的套装套裙等为主，男生则是清爽的衬衣、平整的夹克或西服。再次，颜色的选择要适宜，避免过于鲜艳夺目的颜色，尽量选择深色系。最后，鞋子应选择较正式的皮鞋，不能穿凉鞋或露脚趾的鞋子，颜色应和下装接近，皮鞋要擦拭干净，不能带灰带泥。袜子的颜色应与鞋子统一。女生穿裙子时宜穿肉色长筒丝袜。

二、面试中的礼仪

（一）遵时守信

守时是职业道德的一个基本要求，护理专业学生的时间观念更为重要。因此，面试时一定要遵时守信，一般提前15～20分钟到达面试地点，一方面表示求职的诚意，另一方面以便有充足的时间调整好自己紧张的情绪。千万别迟到或违约，不然用人单位可能由此推测你是一个对工作缺乏热情、缺乏责任心的人。

（二）候场礼仪

护理专业的面试往往在招聘医院集体举行。在等待面试期间应遵守纪律和秩序，服从接待人员的统一安排，耐心等候。在等候室，对于接待员要以礼相待，注意细节，不要忘记说"谢谢""请您……"之类的客套话。等候时，不要旁若无人、大声喧哗、接听手机、随心所欲、东张西望、到处走动，给人以浮躁的感觉，进入面试室前要将手机关闭，以免应试时打乱你的思绪。

（三）面试礼仪

1. 入室敲门，"请"后入座

首先，进门时应先敲门，即使房门虚掩，也应礼貌地轻轻叩击两三下，得到允许后，轻轻推门而进，然后顺手将门再轻轻地关上。整个过程要自然流畅，不要弄出大的声音。其次，进入面试室后，先向各位主考人员问好，当对方说"请坐"时，一定要说"谢谢"后方可按指定的位置坐下，并保持良好的坐姿。

2. 仔细聆听，把握分寸

入座后上身正直，微向前倾，目光注视主考官的眼部和脸部以示尊重，双手放在扶手上或交叉于腹前，双腿自然弯曲并拢，双脚平落地面；若是软绵绵的沙发靠椅，也应尽量挺腰坐直，全神贯注面对考官。特别注意：不能两脚交叉，更不可跷二郎腿；不宜做各种小动作，如挤眼、吐舌头、抓耳挠腮、摆弄头发等。当考官在说话的时候，一定要用心地听，注意观察对方的表情、语气、肢体语言，积极思考并及时调整自己的思路。

3. 口齿清晰，语言流畅

一般的应聘应该用普通话对答，要求发音准确，吐字清楚，语速适中，语调不宜过高，声音不能太小。说话时态度诚恳、谦逊，不要滔滔不绝，口若悬河，狂妄自大。切忌任意打断考官的谈话，随意插话，这是极不礼貌的行为。

4. 表情礼仪，合理运用

善于微笑。面试者面对陌生的考官，微笑可以缩短双方的距离，创造良好的面谈气氛。微笑必须真诚、自然、适度、得体。要笑得有分寸，不能哈哈大笑、捧腹大笑。

合理运用目光。注视对方时，目光要自然、柔和、亲切、真诚。双方目光相遇不应慌忙移开，应当顺其自然地对视 1~3 秒钟，然后才缓缓移开，这样显得自然、坦诚，容易取得对方的信任。一遇到对方的目光就躲闪，容易引起对方的猜疑，或被认为是胆怯的表现。注视对方时要注意眨眼的次数，每分钟眨眼 6~8 次为正常。

5. 遇事冷静，机智有谋

面试中求职者除了要回答考官的提问，常常也会遇到被考官提问的机会。通过求职者的提问，可以使考官们看到求职者的应变能力及自控能力，看到求职者的目标、业务能力、看问题的角度及深度等。所以，如果遇到这个环节，一定要抓住机会，给考官留下一个完美的印象。那么，究竟应该问些什么问题呢？首先，一些常识性的问题不要问，诸如"医院有多少员工？"等。类似问题只能显出求职者缺乏准备和无知。其次，以自我为中心的问题少问，如"工资多少？""福利有哪些？""休假有多少天？"等，此类问题显得太急功近利，视野狭隘。应该问与职位相关的问题，比如"这个职位还有其他的要求吗？""我们科室近期的工作目标是什么？"等，这样的问题既能反映出你的敬业精神，也能够反映出求职者的业务水平和思考能力，同时考官们也很乐意回答，这会为求职者的应聘成功奠定坚实的基础。

6. 告别礼仪，保持风度

当考官示意面试结束时，要适时起身告辞，面带微笑地表示谢意，与考官等人道别，离开房间时轻轻带上门。出场时，别忘了向接待人员道谢、告辞。

三、面试后的礼仪

许多大学生求职者只留意面试时的礼仪，而忽略了面试后的礼仪。实际上，面试结束并不意味着求职过程的完结，面试后的礼仪有时会起到意想不到的效果。

（一）表达谢意

面试结束并不意味着求职过程的结束。面试后对招聘单位表示感谢是十分重要的，因为这不仅是礼貌之举，也会使主考官在做决定时对你有印象，增加求职成功的可能性。面试后的两天内，应聘者最好给招聘人员打电话或写邮件表示谢意。感谢电话要简短，最好不要超过 1 分钟。电话里不要询问面试结果。因为这个电话仅仅是为了表现求职者的礼貌和让对方加深对求职者的印象而已。感谢信要简洁，最好不超过一页。感谢信的开头应提及求职者的姓名及基本情况，以及面试的时间，并对主考官表示感谢。中间部分要重申求职者对招聘单位、应聘职位的兴趣，或增加一些对求职成功有用的新内容。结尾可以表示求职者对能得到这份工作的迫切心情，以及为招聘单位的发展壮大做贡献的决心。

（二）如何询问面试结果

面试结束后面试人员将进行讨论和投票，然后把资料送人事部门汇总，交由主管领导审评。求职者在这段时间内一定要耐心等候消息、不要过早打听面试结果。但如果在面试一个月后或超过了主考官许诺的时间还没有收到对方的答复，就应该打电话或写信给招聘单位或主考官询问面试结果。电话询问面试结果应在正常工作日，打电话的时间应尽量避开工作繁忙时间、休息和用餐时间。通话的过程中，声音应清晰、诚恳，音量要适中，时间控制在 2~3 分钟内，不要轻易打断对方的谈话。如遇通话因故暂时中断，应立刻主动给对方拨过去，不能不了了之，或干等对方打来。通话终止时，本着尊重对方的原则，应让对方先挂电话。

（三）如何应对面试结果

面试成功令人欣喜，值得好好放松、庆祝一番。但同时也不要忘了积极做好入职前的准备工作，尽快适应从学生到职场人士角色的转换，做好独立自主、适应新工作环境的心理准备。充分了解工作单位的人文环境和工作流程，工作之前最好能够收集到一份关于自己具体岗位的工作职责资料，进行有针对性的学习，给自己争取工作入职以后的主动权。

倘若面试失败，也不要气馁。这一次失败了，还有下一次，就业机会不止一个。应聘中不可能个个都是成功者，关键是及时总结经验教训，找出失败的原因，并针对这些不足重新做好准备，力争下次应聘成功。

【知识拓展】

医院护士招聘面试常见考官问题：

1. 请你在两分钟内简单地做一下自我介绍。
2. 你怎样看待护士这个职业？你认为怎样才是一名合格的护士？
3. 你为什么选择护理职业？你打算干一辈子吗？
4. 现在社会上很多人认为护士主要的工作就是打针发药。你怎样看待这个问题？
5. 从你的成绩单看你在校的成绩并不是很好，我们为什么要录用你呢？
6. 你被录用以后，如果抽调你去下乡支农，你会做哪些准备工作？
7. 当今社会医疗纠纷成了热点话题，你怎样看待这一问题？
8. 社会上习惯称护士为"小护士"，你有什么看法？
9. 你的专业技术很好，而你的领导对技术操作并不熟悉，却经常叫你按她的要求来做，你会怎么办？
10. 你如何看待个别医务工作者违反规定收受红包？你如遇到这种情况，你会怎么做？
11. 当病人痊愈出院时，往往首先感谢医生，而忽略了护理工作者，你如何看待这个问题？
12. 当新病人入院时，往往对环境陌生，对疾病焦虑。你如何接待新入院的病人？
13. 实习过程中，你给病人注射失败遭到病人的拒绝和抱怨，你如何处理？
14. 作为一名护士，只要有过硬的操作技能，就是一名优秀的护士，你同意此看法吗？为什么？
15. 在你值班的时候，面前出现一个急症病人突然晕倒，你该如何处理？
16. 请你谈谈护理职业道德？
17. 护士应具备哪些素质？

【内容概述】

1. 求职礼仪是求职者在求职过程中与用人单位接待者接触时应表现出来的礼貌行为和仪表形态规范。
2. 求职礼仪的特点：广泛性；时机性；目的性。
3. 书写求职信的注意事项：设计简洁、格式规范；词句精炼、一目了然；实事求是、突出重点；注意篇幅、也可推荐。
4. 面试礼仪要注重面试前的准备、面试中的礼仪和面试后的礼仪。
5. 面试前的准备包括信息资料准备；面试资料准备；做好心理准备；保持最佳的身体状态；培养扎实的专业知识；仪容仪表的准备。
6. 面试中的礼仪包括：遵时守信、候场礼仪、面试礼仪等。
7. 面试礼仪包括入室敲门，"请"后入座；仔细聆听，把握分寸；口齿清晰，语言流畅；表情礼仪，合理运用；遇事冷静，机智有谋；告别礼仪，保持风度。
8. 面试后的礼仪包括表达谢意、如何询问面试结果、如何应对面试结果。

课后巩固练习

一、选择题

1. 下列哪项不是求职礼仪的特点？（　　）
   A. 体现文化素质　　　　　　B. 体现个性特征
   C. 体现道德水准　　　　　　D. 具有广泛性、时机性和目的性特点
   E. 具有不确定性

2. 下列哪项不是常见的求职方式？（　　）
   A. 书面求职　　　　　　　　B. 熟人介绍
   C. 面试求职　　　　　　　　D. 电话求职
   E. 网络求职

3. 求职信包括哪些基本要素和内容？（　　）
   A. 开头部分　　　　　　　　B. 正文部分
   C. 结尾部分　　　　　　　　D. 应聘职位
   E. 个人学习工作经历

4. 外企求职信的表达上应注意哪些礼仪？（　　）
   A. 自信乐观　　　　　　　　B. 诚实守信
   C. 极其谦卑　　　　　　　　D. 合适语种
   E. 简练直接

5. 在求职信中表述自己时，下列哪项不妥？（　　）
   A. 期待在新职位上有继续深造学习的意愿　　B. 与求职岗位有关的荣誉
   C. 全部荣誉　　　　　　　　D. 自己所获得的资格
   E. 自己具备了哪些能力

6. 护理专业毕业生张丽参加学校组织的招聘面试，面试前她做了精心准备，下列哪项不合适？（　　）
   A. 招聘单位相关资料　　　　B. 心理准备
   C. 个人相关的资料准备　　　D. 着标准的护士服
   E. 仪容仪表符合礼仪

7. 护士小王毕业两年多，有了一定的护理临床经验，想到一个更好的医院工作，面试过程中应注意哪些礼仪细节？（　　）
   A. 准时赴约　　　　　　　　B. 礼貌登门
   C. 语言规范　　　　　　　　D. 善于微笑表情
   E. 展示自己特长

二、思考题

据报道,现在一些新毕业的大学生在填写求职简历中出身一栏时,居然填写自己出身金融世家,把有车有房写入简历,而把在大学没丢过钱包算优点。联系方式只留 QQ 号码,而最后署名居然是网名。说到对薪水的要求时,回答是"对薪水没有太高要求,只要够我的爱车加油就行",还宣称,没有实力的单位勿扰。

(1)大学生们到底缺乏哪些求职礼仪?

(2)请为自己书写一份求职信。

参考文献

[1] 赵媛，殷翠，宛淑辉. 护理礼仪[M]. 北京：教育科学出版社，2015.
[2] 刘宇. 护理礼仪[M]. 北京：人民卫生出版社，2008.
[3] 梁伟江. 护理礼仪[M]. 北京：人民卫生出版社，2009.
[4] 刘桂英. 护理礼仪[M]. 北京：人民卫生出版社，2013.
[5] 韩文萍，劲梅. 护理礼仪[M]. 武汉：华中科技大学出版社，2015.
[6] 刘芳印. 护理礼仪[M]. 南京：江苏凤凰科学技术出版社，2013.
[7] 李建峰，王社民，董媛. 实用社交礼仪[M]. 北京：中国时代经济出版社，2009.
[8] 现代礼仪规范编写组. 现代礼仪规范手册[M]. 北京：中国致公出版社，2004.
[9] 冯卫红，曲海英. 护士礼仪与形体训练[M]. 北京：科学出版社，2008.

后 记

在教材完成之际，编者要特别感谢 2015 级护本 1 班的赵珍、周旭、褚进、阿曼尼莎、付湘韵、孙小芳、梁娟、龙丽、周颖、谭芳婷同学，2017 级护本 1 班的邓云燕、石玉玲、顾慧、康静雯、宋湘玲、陈春娥、陈都、魏英美、丁丽娜、卡佳月、毛智芳同学积极参加教材视频的拍摄工作。在拍摄过程中，无论是在仪表、仪容、仪态技能的训练，护患沟通角色扮演，还是在图片的拍摄方面，大家都倾注了大量的心血和汗水。同时要感谢向雅妃完成演示化妆视频工作、2015 级护本 1 班的张静峰同学完成视频的配音工作；2014 级临床医学专业何同达等同学提供的医护礼仪习作；2012 级护本科班的李晏、邝锐敏、曾益等同学提供的礼仪照片；还要感谢湘西自治州人民医院呼吸内科的鲁金铖、吉首市人民医院手术室的黄振兴参与部分礼仪视频、图片的拍摄工作。

在教材的编著过程中，也得到了学校教务处及许多同事的支持和帮助，在此一并致以诚挚的谢意。

感谢所有关心、支持、帮助过此教材建设的良师益友和同学们！

李春梅
2018 年 8 月 30 日